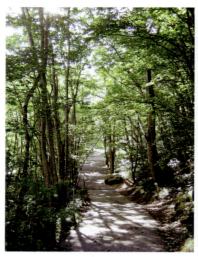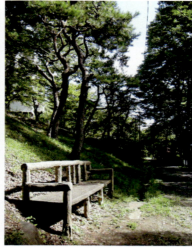

木漏れ日も爽やかな朝の森の小道
（左）と森の散歩道の年代物のベン
チ（右）

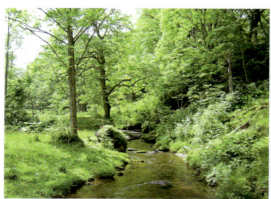

緑の森と小川

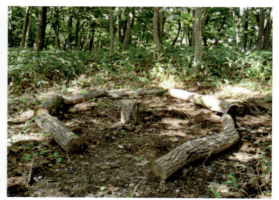

風倒木を利用して作ったベンチ

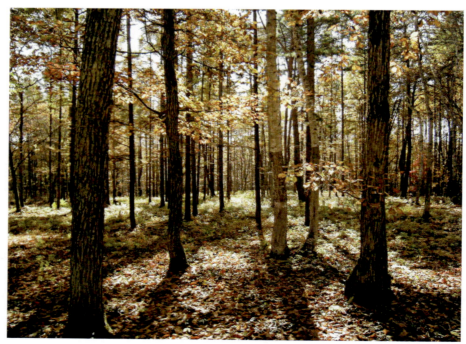

様々な葉色の彩りを楽しむ晩秋の森林

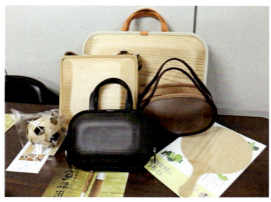

様々な樹木の製品，グッズが開発されている

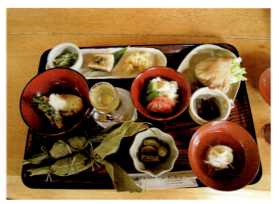

森のどんぐりを食材に使った郷土料理

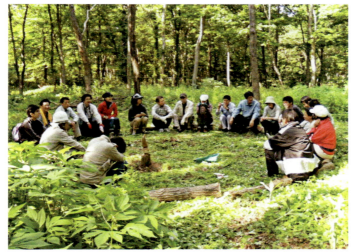

森の中でのグループカウンセリング

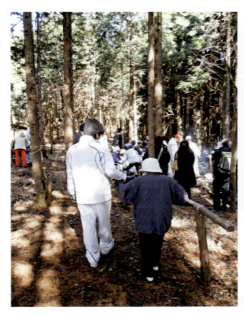

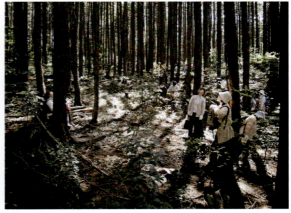

地域の人工林を活用した健康増進活動

病院隣接の放置林を活用したリハビリテーション

森林アメニティ学

森と人の健康科学

上原 巌　清水 裕子
住友 和弘　高山 範理
著

朝倉書店

執筆者

<ruby>上<rt>うえ</rt>原<rt>はら</rt></ruby>　<ruby>巌<rt>いわお</rt></ruby>　　東京農業大学
（第1〜5, 7, 8, 10, 12章）

<ruby>清<rt>し</rt>水<rt>みず</rt>裕<rt>ゆう</rt>子<rt>こ</rt></ruby>　　森林風致計画研究所
（第9章）

<ruby>住<rt>すみ</rt>友<rt>とも</rt>和<rt>かず</rt>弘<rt>ひろ</rt></ruby>　　東北医科薬科大学
（第6章）

<ruby>高<rt>たか</rt>山<rt>やま</rt>範<rt>のり</rt>理<rt>まさ</rt></ruby>　　森林研究・整備機構　森林総合研究所
（第11章）

（　）は担当章

はじめに

　森林の保健休養効果に関する調査研究は数多くなされてきており，その書籍もまた今日までに数多く出版されてきている．しかしながら，そのほとんどが，限定された空間における特定の被験者を対象とした単発の実験結果が多く，いわば「閉じた環境設定」での報告であり，実際の森林を活用した保養・休養・医療面，福祉面，心理面における効果にアプローチしたものは数少ない．特に地域病院，社会福祉施設など，地域医療，地域福祉の現場における具体的な実例研究や事例報告が依然として欠落している．

　そこで本書では，国内外の様々な地域，森林，対象者における実例，事例研究を中心とし，その具体的な効果や手法，また今後の可能性，展望について記述することを大きな特徴とした．

　執筆者は，いずれも森林の保健休養や森林の持つアメニティについて実際に調査研究を行っている研究者であり，具体的な実例経験が豊富である．

　また，全国各地には健全な森林ばかりではなく，手入れ不足の放置林などの不健全な森林も散在し，それらは地域社会における負の環境問題ともなっている．本書では，「保健休養用の特別な森林」を対象とするのではなく，ごく一般的な，また各地のそうした放置林の活用，活用手法についても対象とし，今後の地域の森林，地域社会における新たなパラダイムを提言することも目的とした．

　以上のことから，本書は，各地域の森林を活用した保健休養に関する具体的な事例を，写真，図表，データ，手法とともにまとめ，医療，福祉，教育，心理関係者をはじめ，学生，主婦，一般の方々にも広く手に取っていただきたく，編まれたものである．

　読者諸氏のご指摘，ご意見を仰ぎたい．

2017 年　立夏

執筆者を代表して　上原　巌

目　　次

第1章

森林アメニティ学とは？

「アメニティ」という言葉を今日，日常的に見聞きするようになった．様々な「アメニティ・グッズ」もまた，市場を賑わしている．「アメニティ（amenity）」の本来の意味は，「快適性，心地よさ」である．本章では，本書の冒頭にあたり，そのアメニティを森林環境の視点から多角的に考えてみる．森林環境のもたらすアメニティ，快適性，心地よさにはどんなものがあるだろうか？

1.1　森林環境の持つアメニティの特徴と種類

1.1.1　アメニティとは？

「アメニティ」という言葉がある．「アメニティ・グッズが豊富」，「このホテルはアメニティが充実している」などと今日では，日常的に見聞きするようになった．実際，現在は様々な「アメニティ・グッズ」が市販されている（写真1.1）．

しかしながら，「アメニティ（amenity）」の本来の意味は，「快適性，心地よさ」を指す．

本書では，そのアメニティを森林環境の視点から多角的に考えてみたい．森林環境のもたらすアメニティ，快適性，心地よさにはどんなものがあるのかを考えるのが本書の目的である．

1.1.2　ストレス社会とアメニティ

現代は，「ストレス社会」と呼ばれる．しかし，現代は太古から人工的な生活環境を創出してきた人類の生活の最先端でもある．高層ビルをはじめ，冷暖房の空調設備を持つ今日の居住空間がその代表例である．高い利便性を求めて造り出されたその人工環境では，確かに居心地のよい生活を送ることができる．けれども，私たち人間は自らの造り出した人工空間の中にのみとどまっていると，やがて心身に不調や変調をきたしていくという矛盾を抱えた，一風変わった生き物でもある．その原因には，人工的空間には自然の中にあるような，いわゆる「ゆらぎの構造」や「無作為性」が乏しいこと（武者（1998）），またそもそも人間は自然から生まれた生物であるため，という当然の帰結があげられるだろう．

先に「アメニティ」の言葉をあげた．このアメニティは人為的にもつくり出すことができ，もちろん自然の中にも存在する．そして現在は，このアメニティという事象においても，人工的な生活環境から自然の中にそれを強く求めるという矛盾をはらんだ時代である．

森林の持つアメニティは特に多彩で幅広く，かつ私たちの心身に有効なものが多い．いわば，私たちの生活，健康，はては宗教に至るまでが，森林のアメニティによって支えられているといっても過言ではない．とりわけ私たち日本人の生活は森林の恵

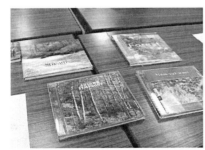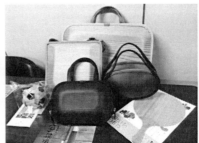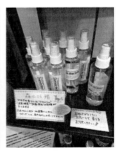

写真1.1　市販されている様々な森林にまつわる「アメニティ・グッズ」
森林のCD，DVD（左）と間伐材でつくられた様々な製品（中）（ともに高知県馬路村），樹木を精油からつくられたアロマスプレー（右）（奈良市）.

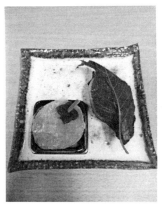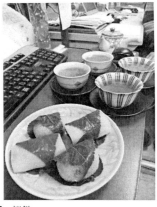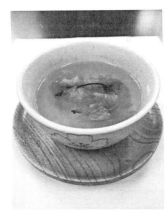

写真 1.2 桜餅　　　　　　　　　　　　　　　　**写真 1.3** 桜を浮かべた桜湯
サクラの香りを楽しみながらいただく.

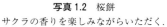

み，アメニティに実は強く密接している.

　例えば，慶事や，生活の節目の行事の際には，赤飯をいただくことがある．その赤飯の上には，ナンテンの葉が添えられる．ナンテンの緑葉は，紅い米飯の上に映えるだけでなく，その葉自体が抗菌作用を持つのである（上原(2010a)）．また，季節の折には，和菓子をいただく．サクラの葉で包んだ桜餅には，オオシマザクラの塩漬けの葉が使われ，桜餅と一緒にその葉もまるごと食べることができる．葉を噛むときのサクッとした触感もさることながら，桜の葉の香りもまた独特，格別なものである．この香りは，塩漬けの桜葉に含まれるクマリンという芳香成分がもとになっている（写真 1.2）．また桜の花を利用した桜湯もある（写真 1.3）.

　このように私たち日本人は，古来より自然，森の恵みを享受してきた．今日では，山あいの小さな村の中に，さらに「限界集落」と呼ばれる，高齢化，過疎化の進んだ地域がみられるが，各地に点在しているそんな小さな山村にこそ，実は現代人の生活習慣，健康を再考，再生できる要素，可能性が残存しているとも考えられる（写真 1.4）（日本森林保健学会(2012)）.

　山村部にみられるような伝統的な森や樹木の恵みの活用ではないが，都市生活においても，実は，森，樹木のもたらす恵み，アメニティは日常的にみられる．写真 1.5 は，フリーマーケットなどでよくみられる樹木の商品である．松ぼっくりや樹木の枝葉が，ここでは生活に潤いを与える物品として販売されている．どれも森林，樹木が身近に存在する山

村部の人々からみれば，ごく普通のものばかりであるが，都市部のクラフト専門店などでは，高価な値段がつき，販売されている場合もある.

　写真 1.6 は，関東のある私鉄駅に置かれているベンチと駅のトイレの写真である．いずれも地元のスギ，ヒノキの間伐材が活用されている．地元材の有効活用だけでなく，これもまたアメニティ利用の一例といえる.

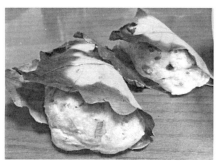
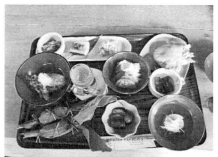

写真 1.4　過疎の山村に伝承する郷土料理
柏葉焼（上）：野菜を刻んで入れた味噌餅をカシワの葉で包み焼いたもの．かつての山仕事の携行食であった（長野県北相木村）．ドングリを使った郷土料理（下）：植物繊維が多く，低塩分，低カロリーである（長野県王滝村）.

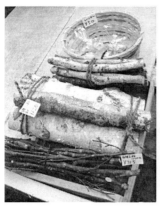 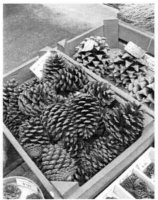 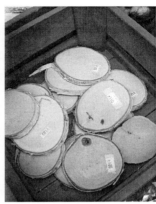

写真 1.5　まちのフリーマーケットなどでよくみられる樹木の売り物
東京都渋谷区.

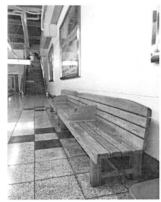 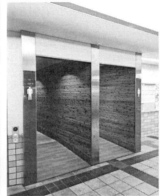 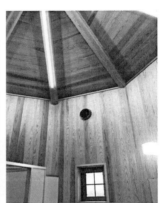

写真 1.6　地元の間伐材を使ったベンチやトイレ
埼玉県飯能駅（2016 年 11 月撮影）.

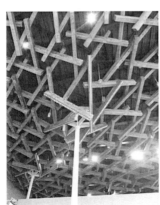 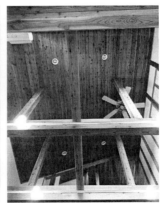

写真 1.7　間伐材の集成材を使った天井
大学食堂（左）と民家（右）.

　写真 1.7 は，間伐材の集成材を使った天井装飾の写真である．いずれも木材独自の木目や節などをそのまま活かすことによって，「自然」の雰囲気を醸し出している．

　写真 1.8 は，東京都内のカフェの様子である．店内は木材がふんだんに使われ，中には，植物，みどりを店内空間の演出に利用しているカフェもみられる．「快適性，心地よさ」の演出の要素に，樹木，

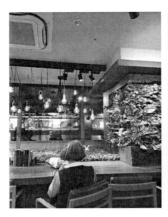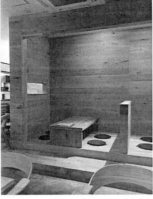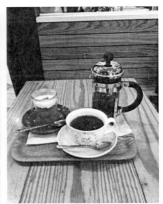

写真 1.8　東京都内のカフェ
木材がふんだんに使われている.

木材が使われている. これらの様子をみても, いか
に現代人が森林, 樹木のアメニティを基本的に必要
としているかがうかがえる.

　そしてもちろん, 森林環境の持つ風景そのものも
大きなアメニティである（写真1.9）. 森林, 樹木の
風景画, 写真集などの芸術作品は古くから数多い.

1.1.3　健康と森林

　現代は, 「健康ブーム」でもある. 運動, 食事,
睡眠にいたるまで, 様々な健康づくり, 健康増進の
情報が巷にはあふれている. では, 保健休養の環境
としての森林にはどのような特徴があるだろうか.

　森林は, 様々な生命体が集まり, 形づくっている
世界, 環境空間である. その森林では, 鳥や虫など
色々な生き物たちの鳴き声はしているものの, 当然
ながらわれわれ人間の話し言葉はない. BGM もな
い. 森林は, 言葉のない世界である. それは今日の
情報の氾濫した騒々しい都市生活からは, 異次元の
世界であり, 日常生活からの「転地効果」ももたら
されることだろう.

　森林では時間の流れがゆっくりしている. 秒刻み
で動く都市部の人工環境と比べて, その落ち着いた
時間の流れは現代人にとって何よりも癒されるだろ
う. また, 森林の形成・成立には長い時間がかか
り, その地域, 土地柄の歴史性や, 気候風土も色濃
く反映している. 長期間にわたって形づくられた森
林風景には威厳で荘重な雰囲気が漂い, 心身を引き
締める作用をもたらすこともある.

　また, 森林には, 夏は涼しく, 冬はあたたかいと

いった温度調節機能があり, 直接の紫外線を防いだ
樹冠下では, 快適な散策ができる場が提供される.
森林内には, アップダウンをはじめ多様な地形があ
り, その起伏を歩くことは, 知らず知らずのうちに
地形療法（Terrainkur）や運動療法（Bewegungs-
therapie）やリハビリテーションの作用をもたらす
（Reimann und Brock(1991)）.

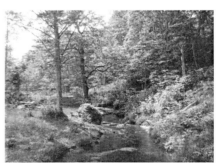

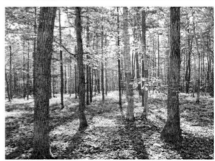

写真 1.9　森林の風景
森林の風景そのものが, 一幅の芸術作品である（岩手県岩泉
町（上）, 長野県戸隠村（下））.

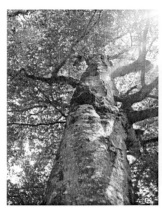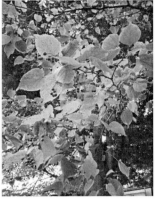

写真 1.10　森の中に聳えるブナの大木（左）と菩提樹（右）

1.1.4　ヒーリング

　このように考えると，森林にはその環境に特徴的な保健休養効果があることが認識できる．しかしながら，どんなに小さな森林であっても，その森林環境は一様ではない．同時にわれわれ人間も一様ではない．その森林は，ある人を，ある状況下においてそのストレスを軽減する場となるかもしれないが，別のある人にとっては，ストレスをむしろ高める場となるかも知れない．この点においてよく使われる「科学的手法」もまた，いまなお発展途上の段階にあるといってよい．

　「ヒーリング（癒し）」という言葉もまた，アメニティ，ストレス，健康などの言葉と並んで，よく見聞きするようになった．「ヒーリング・ミュージック」，「あの人は癒し系」などの言葉を日常会話の中でも時折見聞きする．森林，樹木もまた，そのヒーリングの象徴，イメージとして扱われることが多々ある．欧米では，「神―自然・森林―人間」というつながりを持ち，樹木はそのヒーリング・イメージ，シンボルとして神話の中にも位置付けられている．人間は，創造主によって形成され，またその人間のために恵みの自然が神から施された．したがって，その自然の中で，自らの存在のバランスをはかるのだという考え方があり，現代のリゾート地などにもその継承が垣間見える（写真1.10）（上原（2011a））．

　ゲルマン文化，ケルト文化ともに，ブナ（Buche）は「森の母」のイメージを持ち，祭祀にも使われ，古くは文字を刻むのにその材が使われ，Buch（本）の語源にもなった．

　菩提樹は，その葉がハート形であることから，ゲルマン神話の中では，「愛の木」とされる．

　日本においては，山・森の神をはじめ，樹木の神，ご神木などがある．日本の森や樹木の神には，

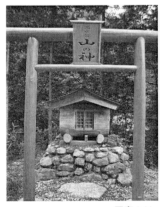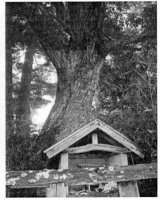

写真 1.11　日本の神々
山の神（左，奈良県川上村）とご神木（右，長野県飯田市）.

五穀豊穣をはじめとした収穫や生活，暮らしを加護，あるいはコントロールする存在としての意味合いが強く感じられる．たいてい里山の小高い一角や，山の奥地にそれらの神は鎮座している（写真1.11）.

現代の都市生活はこれまでの時代よりもさらに忙しく，騒々しい世界である．そんな都市環境を離れ，世俗的な物事からは距離を置いて，静かな森の中で過ごす．そして，「自分自身の中にある本来の自然」を見つめ，自分本来の生きるペースを取り戻していく．このように，日常の生活とは一線を画した，ヒーリング，癒しの場としての森林の存在意義がさらに高まっているといえるだろう．

1.1.5 森林のアメニティとは？

森林のアメニティとは，その森林の風景，色彩，音，地形，土壌，空気，芳香物質，気温，湿度，産出される木材，山菜などのすべてを包括するものである．広義には，森林生態系そのものが森林アメニティであるとも換言でき，森林アメニティは森林の豊かさを示す指標の1つであるともいえる．前項で述べたように，山村部，都市部を問わず，森林，樹木のアメニティの重要度が高い今日において，その指標度は大きな意義を持つものといえよう．そして，「森林アメニティ学」とは，これら森林が持ち，もたらす様々な要素についての学問体系である．

森林のアメニティは，都市化の進んだ現代生活においては，人が森林に出かけて保健休養および健康増進を図ったり，森林と人間との良い関係を取り戻したりすることであるともいえる．その森林は，雄大で荘厳な森林をはじめ，身近に存在する里山，雑木林，地域に今なお残る鎮守の杜，そして各地の手入れ不足の放置林など，有名，無名を問わない．当地の森林のもとに自分の心身を委ね，日頃の生活や自分自身を静かにゆっくりと振り返り，自己の生命力，自己治癒力を恢復させていくいとなみである．現在全国各地には「病んでいる」森林があるが，その森林を手入れし，保育作業を行い，森林の健康を恢復させていく．その作業自体が作業療法，心身のリハビリテーションの1つとなる（写真1.12）（上原（2012a））.

森林のアメニティは，本来，このように多岐にわたり，個々の目的，体力，希望などに応じて，享受

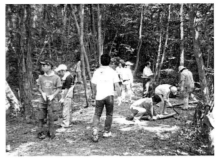
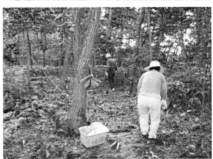

写真1.12 地域の森林における保育作業を作業療法として取り込んだ事例
神戸市の社会福祉施設（上）と苫小牧市の地域病院（下）.

できる森林の恵みのことである．

1.1.6 森林アメニティの事例

それでは，現在，各地で実践されている森林のアメニティには，具体的にどのような形態のものがあるのだろうか？

まず，福祉，医療，心理の分野における森林のアメニティである．これらは，地域の社会福祉施設や病院等において，その周辺の身近な里山や山林，放置林に働きかけ，あるいは再生を試みながら，同時にその活動を作業療法，リハビリテーションとして行い，そうした活動環境内でカウンセリングやグループ交流を行っていくタイプのものである．具体的な事例としては，疾患の治療の一環として，また障害者の療育活動の一環として，森林散策や森林での作業活動を展開しているところが各地にみられる．認知症患者の回想法として森林散策を取り入れている山間部の診療所や，地域の高血圧症の高齢者の患者を対象にして森林散策を取り入れている地域病院，リハビリテーションの一環として野外散策を取り入れている温泉病院，病院周辺の広葉樹二次林，針葉樹の放置林を患者と整備しながら，森林の

アメニティを享受している地域病院などがみられる（写真1.13）（上原（2009，2011a，2012a））。

　次に，地域住民の健康増進の場としての森林アメニティがあげられる。各地域の公民館活動などを中心として，地域の高齢者が定期的，継続的に地域の里山を中心とした森林散策を行っている事例や，働き盛りの会社員や教員，公務員の保健活動の一環としてのこころみ，また一般市民を対象とし，私有林を活用した作業療法と森林散策，リラクセーションを併せ持った活動などの事例が報告されている（写真1.14）（上原（2009，2012a））。

　そして，エコ・ツーリズムなどの生態系サービス，自然保養地などにみられる森林のアメニティである。各地に残る貴重な，また特徴的な森林環境を中心にしたサービスやビジネス，清澄で保養に適した環境条件や人材およびハードともに滞在基盤の整った保養地経営，そして，かつての富士見高原療養所などのサナトリウムや海浜保養所などの保養，療養面でのアメニティである（写真1.15）。

1.1.7　森林アメニティの今後の展望「地森地健」

　これまで述べてきたこと以外にも，現在わが国に

は放置された森林や里山，休耕田などが各地に散在しており，それらの森林にもまた，地域住民の健康づくりや福祉活動，そして医療利用の一環として再生する可能性が潜在している。特に医療，福祉分野の視点においては，地域の身近な森林での活動を核として，地域コミュニティを再形成していくことが今後の新たな医療・福祉や，保健休養の1つの形態，パラダイムにもなり得る可能性を持っている。「地産地消」という言葉があるが，「地域の健康づくりは，地域の森林で：地森地健」という時代がこれから到来するかも知れない。実際，身近な森林公園や里山などを活用した市民の健康づくりなどのこころみはすでに各地で始まっている（写真1.16）（上原（2009，2012a，2017））。

　身近な森林で住民自らが自主的に楽しめる生活がこれから少しずつ市民自身の手によって全国で萌芽していくことが期待される。

1.2　森林の保健休養機能の数値化の手法

　森林の保健休養効果については，生理的研究をはじめ，心理的，社会学的な側面からなど，多角的な

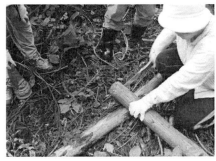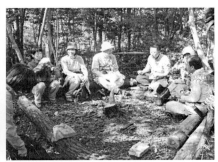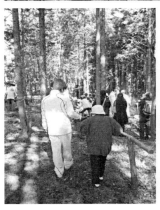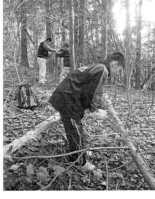

写真1.13　地域における森林を活用した社会福祉施設，地域病院の取組
間伐木を使った作業療法（飯山市の社会福祉施設），放置林を手入れしての空間づくり（中，福井県高浜町），放置林を活用したリハビリテーション（左下，霧島市の地域病院），放置林を活用した療育活動（右下，柳川市の社会福祉施設）。

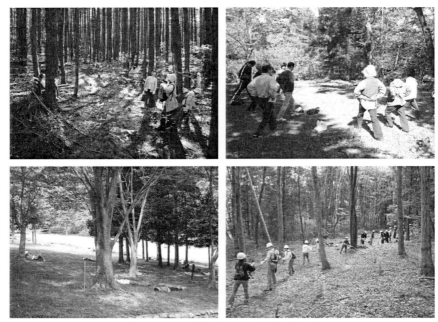

写真 1.14　地域の森林を活用した健康増進の取組

地域の身近なスギ，ヒノキ人工林を活用した健康増進活動（左上，日高市），地域の森林公園を活用した中学校教員の保健活動（右上，山梨県北杜市），郊外の森林公園を活用した企業における保健活動（左下，奈良市），森林の整備活動と保健休養活動をミックスした活動（右下，秩父市）.

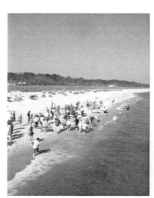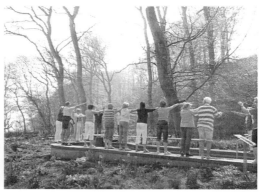

写真 1.15　海浜保養地のドイツ・ゲーレン市

海浜保養地と内陸の保健休養林の2つの環境を兼ね備えている．右は，森の中に設定された歩行水槽に入る前に準備体操する保養客.

アプローチからの研究がなされてきている．しかしながら，その「効果」の評価方法については，それぞれの領域における評価が散逸的になされており，いまだに包括的な評価方法となっていない.

　評価手法については本書第11章で詳細に述べているが，本節でも概略的にふりかえってみたい.

1.2.1 既往研究

　森林の保健休養の効果に関する既往研究では，森林環境における芳香や，音環境に対する身体反応の研究をはじめ，気分の変化，意識調査など，また生活習慣病予防のこころみや，心理的な休養効果，カウンセリング，子どもを対象とした森林での活動効果に関する調査・研究など，様々な調査・研究が今日まで行われてきている．それらは，大別すると，生理的研究，心理的研究，意識調査の3つに分けることができそうである.

　生理機能関連の調査研究では，被験者の唾液アミ

ラーゼや，コルチゾールなどのストレス反映物質の変化の研究をはじめ，ナチュラルキラー（NK）細胞，免疫グロブリンなどの免疫系の研究，また血糖値，コレステロール，血清トリグリセライド，リン脂質などの血液関係の研究や，血圧，心拍数，心電図，脳波測定，自律神経の測定などをツールとした調査研究が行われてきている．森林浴と室内運動器具を使っての運動前血清トリグリセライド，リン脂質の変化を調べる研究などが行われてきている．

次に心理的な研究では，主に気分プロフィール検査である POMS（profile of mood states）や気分評価表（坂野ほか（1994））などを用いた，被験者の気分の変化についての調査研究が多い．

その他にも，障害者療育分野において，身体，知的，精神，発達などのそれぞれの障害を抱えた対象者の障害行動頻度の変化や，コミュニケーションの変容などについての実践研究が行われている．医療分野においては，PTSD（心的外傷後ストレス障害）や認知症，統合失調症などを抱えた患者の行動変化，コミュニケーション変化についての臨床研究などが行われてきている（森本ほか（2006），高山（2012），上原（2010c，2013））．

また，日本においては，十数名の少人数グループを対象とした調査研究が圧倒的に多いのに対し，欧米においては，地域住民を対象とした広域的な調査研究が多い（Nilsson *et al.*（2010））．

1.2.2　森林アメニティを考える上での大きな課題：多様性，複層性，個人差

しかしながら，この保健休養効果の研究において，最も大きな課題は，森林という環境の持つ多様性，および人的環境の多様性によって，その「効果」の単純な測定や比較研究が困難であるということである．端的に「森林」といっても，その実態や条件は千差万別であり，当然ながらひとくくりにはできない．「どの森林がより優れている」といった単純な比較を行うことも容易ではなく，各被験者の持つ個人差，特性についてもそれは同様である．

森林では，下層の植生から各立木の枝張り，樹冠の多層構造，林間の奥行き，風景，色彩といった視覚的な要素をはじめ，林内の芳香，風，葉擦れの音や小川のせせらぎ，土や落ち葉の感触，動物たちの動きや鳴き声などのいくつもの多様な要素が重層的，複層的に存在しており，その組み合わせだけでも膨大なものであるが，さらにそこで過ごす人の個人差，特性を考慮し，組み合わせると，さらに天文学的な数字となろう．これらの諸条件を考えてみても，単純に「森林の保健休養効果の測定」を行うことが困難であるのは自明である．

例えば，よく訊ねられる質問の１つに，「森林が健康に良いと云われますが，森林の一体何が健康に良い作用をもたらしているのですか？」という問いがある．この最も素朴な疑問に答える際，「それは森林にはフィトンチッドがあるから」，「みどりが目に優しいから」などと一言の的確な回答で済ませることは難しく，真摯な人ほど，前述した森林の持つ

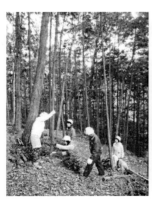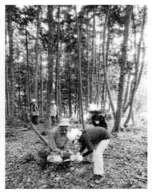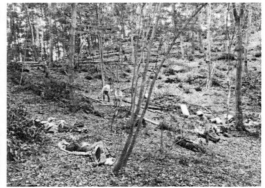

写真 1.16　地域の森林を活用した健康増進の取組
地域の森林を整備し，休養空間をつくり，定期的に活動・休養する（青梅市）．

各要素を1つ1つ羅列して答えることとなり，「それでは，結局森林の何が効いているのかわからないのですね」という感想につながることだろう．とどのつまり，一言で明快に，森林の保健休養効果の「理由」，「根拠」を説明することは現在においても依然として極めて難しい事象なのである．

1.2.3 評価における課題

そして，さらに「効果」そのものの評価においても大きな課題が存在する．そのなされた評価が本当に森林の保健休養効果を反映し，表しているのか，という課題である．

現在，「評価」には様々なものがあるが，どのような尺度を使っているかということがまずは大切なポイントである．

評価は，客観的な評価と主観的な評価の二種類に大別される．

主観的な評価は，あくまでも被験者の主観による，いわば自由意思による評価であるから，その被験者の評価をそのまま信頼して扱うことが前提である．被験者自身の意思では操作できない「客観的な数値データ」とは異なることから，主観的な評価は一般に低くみられることが多く，逆に測定機器などによって導き出された数値の場合はそのまま信頼されることが多い．けれども，測定機器に反映されない「効果」の要素も多々あり，主観的な評価の方がむしろより「的確」に示されている場合もある．例えば，被験者の感じる「なつかしさ」や「やすらぎ」，美意識，愛着，感動などを測定機器で的確に把握することは不可能である．また，被験者が「評価」を行う場合，そこには様々な要素が影響していることも見逃せないポイントである．評価者個人が持つ森林，樹木に対する嗜好性をはじめ，持ち前の感性，過去の個人的経験，森林を評価することに対しての能動性，さらには評価に際して謝礼金や，快適な宿泊施設，食事などを提供された場合には，それらが評価にバイアスを及ぼすことは言及するまでもないだろう．

次に，客観的な評価では，現在様々な測定機器が使用され，その測定数値が評価値として提示されている．2017年現在，よく使用されている簡便な測定尺度としては，唾液アミラーゼ測定（写真1.17）

やコルチゾールなどがある．

都市部の交通量の多い場所に，被験者が一定時間座ってそれらの数値を計測し，それと比較する環境として静かな森林が選ばれ，そこで座って過ごしたときの値を計測する対照実験がよく行われる．一般にも分かりやすい単純な二対比較の実験の手法であり（写真1.18），その結果から，「都市部での環境の数値と比較して，この森林内ではストレス値が低下したことが認められた．したがって，"科学的"に，この森林には"癒しの効果"がある」と評価されることがあるが，この点においても，その数値が，「その森林の持つ効果」としての数値であると単純には言い切ることができない部分がいくつか存在する．空気が悪く，絶えず騒音があり，視覚的にもめまぐるしく，人の往来の多い都市部の場所において，プライバシー的にも人目にさらされながら一定時間座っていなければならないということ自体がストレスを持ち，一方，静寂さをはじめ，空気もよく，人目も少なく，落ち着いて座っていることができるという森林内の環境条件とでは，実験条件の比較設定ギャップが基本的に大きい．森林の効果というよりも，「騒音」，「悪い空気」，「プライバシーのなさ」と「静寂」，「清澄な空気」，「プライバシー」という要素の組み合わせによって導かれた結果であるともいえる．また，「二対比較」の実験から「森林の効果」と簡便に提示できないこともある．こころみに，その「都市部」の環境として，爽やかな風が吹き，見晴らしの良いビルの屋上やテラス，または気持ちよく過ごせることのできる街路カフェなどとの比較であれば，どうだろうか．さらに，二対比較ではなく，美しい海辺や，爽やかな高原の草原，

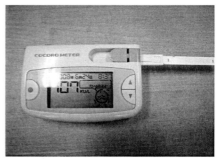

写真 1.17　簡便な生理的データ測定に用いられることが多い唾液アミラーゼ測定器

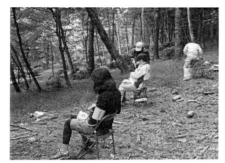

写真 1.18　森林環境における生理的データ測定の風景

温泉地など，複数の自然環境設定での比較であれば
どうだろうか．当の森林で過ごすよりも良好な数値
が得られる可能性がいずれの場合もあるのではない
だろうか．

　また，森林にも様々な場所がある．照度が低く，
湿度が高く，見通しも悪く，ハエや蚊が数多く飛ぶ
鬱蒼とした林内であったら，どうであろうか．先の
主観的評価同様に，客観的とされるその測定数値に
も，被験者の森林に対する嗜好性や能動性が少なか
らず影響を与えることも考えられる．

　そして，何よりも人の持つ個人差は大きい．万人
にとって保健休養効果が認められ，なおかつその保
健休養効果に再現性のある森林環境といったものは
まずもって存在しえないのではないだろうか．

　また，もしその森林が万人にとっての保健休養を
もたらす場所であり，「癒しの場所」であるならば，
森林・林業職に就いている人は，ほかの誰よりも森
林に接し，滞在する時間が長い．しかしながら，そ
れらの人のストレスが一様に下がり，健康度が高い
かと問えば，決してそのような結果は得られていな
い．

　このように一考してみても，森林の保健休養の効
果を測定するには，その森林環境と被験者がそれぞ
れ多様な条件を有することから，単純には行うこと
ができないことが再確認できよう．

1.2.4　森林の保健休養効果の評価モデル

　ここまで述べてきたように，森林の持つ保健休養
機能の評価は，一筋縄ではくくれない面が多分にあ
る．

　しかしながら，本項では，前述してきた困難性，
不完全性を前提としながらも，あえて森林の保健休
養効果の評価手法の1モデルを提示してみたい．

　そのモデルは，森林環境，人的環境，評価尺度の
3つのカテゴリーから成立する．

（1）　森林環境

　まずは，その当地の森林自体の条件・要素であ
る．できうる限り緻密に森林の持つ多面性を把握す
るとしたら，季節，気候，気象（天候，気温，湿
度，風力，大気の清浄度など），標高などにはじま
り，日時の経過に伴う変化，人工林か天然林か，植
栽林か天然更新か，林分密度，林内照度，林相の色
彩，林間の奥行き感，林地の地形，斜度，樹種，樹
形，樹高，枝下高，胸高直径，整備状況（下刈り，
除伐，間伐，ツル切り，枝打ちなど），林齢，樹齢，
下層植生，音環境，林床の感触，林内生物などの各
要点を1つ1つデータとして，マトリックス的に押
さえていく必要がある（写真1.19）．

　しかしながら，その評価ポイントの設定もまた難
しい．例えば，湿度という要素1つをとってみて
も，林内は多湿，あるいは乾燥などの場合が考えら
れ，湿度が高めな方が良好な来訪者もいるし，低湿

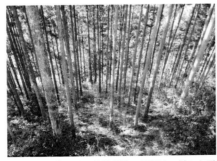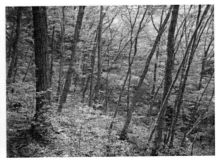

写真 1.19　森林環境の把握は，様々な要素をマトリックス的に把握する必要がある
スギ・ヒノキの人工林（左），落葉広葉樹二次林（右）（ともに東京都奥多摩町）．

度な方が過ごしやすい来訪者もいるからである．し
たがって，一概に，一方向に評価ポイントの高低を
定めることはできない．

けれども，その土地の大気の清浄度，大気浮遊物
質（SPMなど）の多寡などを数値測定することは
可能である．

ここでは，それらの矛盾点をあえてそのまま含有
しながら，気候，気象，季節などのその土地の自然
条件を X 軸に，地形，樹種などの要素を Y 軸に，
そして，人為的にコントロールが可能な森林保育状
況を Z 軸に設定し，三次元的に森林環境を評価す
る方法を提示する（図1.1）．

（2）　人的環境

次の評価は，保健休養に関わる人的な要素につい
てである．これは保健休養を享受する対象者のみな
らず，それに関わる人的環境も指す．個人のパーソ
ナリティをはじめ，体調，気分，身体能力，森林の
経験，嗜好，日頃の生活習慣，そして保健休養に対
するニーズなどの要素を対象者は有している．

一方，その対象者に保健休養の提供者，支援者が
関与するとした場合，やはりその関与者のパーソナ
リティをはじめ，専門性，コミュニケーション能
力，保健休養プログラムの立案およびその提供状況
はもちろん，外見，声，話し方，雰囲気などの要素
も対象者の快，不快を左右する条件として考えられ
る．さらには，その場にいるその他の人々が与える
雰囲気，人数，発する音なども当然ながら，対象者
の心理，生理の双方に影響を及ぼすことだろう．そ
して，その保養プログラムがどのような内容のもの

であり，対象者の希望，ニーズにどの程度合致でき
たかという観点が肝要である．

したがって，ここでは，対象者を X 軸，関与
者・関係者を Y 軸，プログラムの内容とその合致
度を Z 軸に設定する評価尺度をもうけてみた．

（3）　測定尺度

3つめは，測定の尺度である．これまで，森林の
保健休養効果を測定する尺度，手法がいくつも試み
られてきていることは前述した．ここでは，それら
の手法をまとめ，身体・生理尺度（脳波，脈拍，唾
液アミラーゼ，ストレスホルモン，血糖値，BMI
など），第三者による対象者の行動，習慣，表情，
言葉の変化などの評価，そして対象者自身の主観的
評価の3つにまとめ，その三要素で X，Y，Z の座
標軸をつくることを提案する．

（4）　総合評価

ここまで述べた森林環境，人的環境，測定尺度の
3つをそれぞれ，X 軸，Y 軸，Z 軸に設定し，それ
ぞれの評価ポイントの座標から，総合評価を決定す
る．例えば，森林環境が好適なポイント数であって
も，人的環境が低いポイントであることもあるし，
測定尺度が低い場合もあるだろう．

これまでは，唾液アミラーゼの数値の増減や，気
分評価の数値で，保健休養の効果が推し量られ，判
断されることが多かったが，この3ステップによる
三次元評価の方法を用いると，それぞれの尺度，領
域，事象のどれに偏りがみられるかを判断すること
ができる．また，座標軸，ベクトルを使用すること
により，線形代数，線形モデルを提示することもで

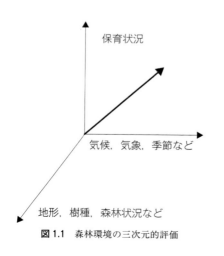

図1.1　森林環境の三次元的評価

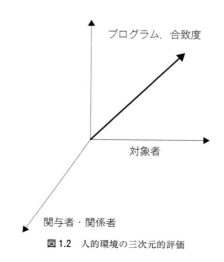

図1.2　人的環境の三次元的評価

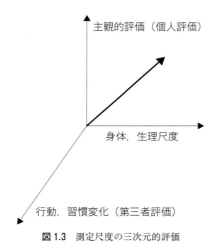

図1.3　測定尺度の三次元的評価

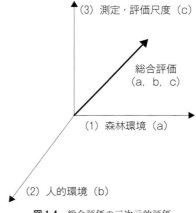

図1.4　総合評価の三次元的評価

きる.

(5)　3ステップの三次元的評価の可能性

　自然環境と人的環境を考察する複合的な評価は,欧米においてはすでに実施されているところがある.ドイツの自然保護地の認定では,その土地の気候,気象条件,湿度の高低,日照率,空気の清浄度,保養環境要因の測定をはじめ,確かな保養・滞在施設,保養の専門資格を持った人材環境,そして保養効果を示し,保養地として問題がないことを最低10年以上の期間にわたって証明することを必要とする保養地条件を持つケースがみられる.

　それに対して,わが国においては,近年各地でつくられるようになったインスタント的な新規保養地の中には,そのような気候,気象条件,空気の清浄度などの基礎的な要素はもちろん,保養地としての確かな実行能力も問わないまま,「科学的」に「認定」,「認証」をされているところも垣間見られはしないだろうか.

　今一度,原点に立ち返り,確かな評価を行うことがそのような保養地においてこそ,重要なことであろう.

　この3ステップの三次元的評価モデルはその一助ともなりうるだろう.

　本項では,森林環境,人的環境,測定尺度の3つの要素・尺度から,森林の保健休養効果の評価を行う方法を提案した.

　多様性,複層性を持つ森林の環境,およびその効果の評価にもやはり多様性,複層性を持つことが必要とされる.本モデルはその端緒となるだろうか.読者諸氏の有力なモデル構築をさらに期待したい.

〔上原　巌〕

◎課題◎

(1)　森林のアメニティには,都市と地域によってそのニーズにはどんな差異があるだろうか？また,国によって,森林のアメニティにはどのような差異があるだろうか？

(2)　森林のアメニティをめぐって,現在どのような科学的または社会学的な問題,課題があるだろうか？また,森林のアメニティにおける未解決問題にはどのようなものがあるだろうか？

第2章

地域福祉における森林保健活動

「地域の時代」といわれるようになってから久しいが，地方だけでなく，全国区の選挙の際にも「地域の時代」，「地域創生」，「地域福祉」などの言葉が連呼，多用される．しかしながら，その実態や具体的な姿はどのような現状下にあるのだろうか．地域における福祉では，障害者，高齢者，子どもなど，社会的な弱者が主な対象となっている．本章では，その地域福祉における森林利用：「森林保健活動」の様々な各地の事例をあげ，福祉の切り口からの森林のアメニティを考える．

2.1　障害者福祉と森林の利用

2.1.1　療育について

「療育（treatment）」という言葉がある．治療の「療」と教育の「育」を組み合わせてできた言葉であるが，「療育」とは，「身体および知的，精神発達障害児や病弱児に対する医学的治療，保育，教育を含む生活活動全体のこと」を指す（五十嵐ほか（1984））．

療育は，障害児教育の発展と変遷とともに生まれた概念である．障害の種類や軽重，年齢などによって，療育における治療，保育，教育のそれぞれのはたらきの比重は異なり，知的障害や精神発達障害のように，医学的にもその発症原因や治療方法がいまだに確定していない障害については，保育や教育活動を主軸としてその症状を軽減，あるいは克服していく方法が取られることが一般的とされている．

療育環境の重要性もまた，その障害の内容やレベルによって高くなるものと考えられており（Carter（1995）），現在の障害者の療育活動は室内療育と野外療育の2つに大きく分けられている．野外療育には森林療法，園芸療法に代表されるような作業活動と，自然散策やキャンプ活動に代表されるような野外レクリエーションが含まれる．

野外における活動の療育的意義については，野外・自然環境の中で活動することによって自ら心身のリハビリテーションを行い，自己治癒力を高め，障害のために内面に向きがちな意識を外部に向けていくことがあげられている（茂木（1990））．Carter（1995）は，障害者の野外活動には障害の内容やレベルによって様々なアプローチ方法や段階があることを示し，障害者や高齢者の身体的および精神的な健康向上へのツールとしての農林業活動の「癒し」の効果（下村（1998），上原（2001a））や，自然環境を利用した福祉施設の活動の可能性なども提言されてきている（中川（1998））．また，国内外には，園芸や森林作業，野外レクリエーションなどの野外療育プログラムを実践している知的障害者療育施設も多い（瀧（1997））．しかしながら，野外療育活動の意義に関する報告は少なく，いまなお事例収集の段階にあるものと思われる（Kaplan(1993)，Chang(1998)）．

2.2　森林療育

野外療育の中でも，地域の森林環境を活用した療育活動を「森林療育」と呼ぶ（上原(1999a)）．これまで報告されてきた森林療育の活動内容としては，森林散策をはじめ，森林環境におけるレクリエーション活動，シイタケ原木の生産・運搬，間伐丸太や粗朶の搬出，枝打ちや下刈りなどの保育作業，グループでの植樹活動などの作業活動が主であり，それらは「歩く」，「見つける」，「持つ」，「運ぶ」，「受け取る」などの単純明快で，特別なコツや技術を必要としないものが多い（写真2.1）．これらの森林療育の活動を長期間にわたって行った結果，歩行能力・作業能力・認知判断能力などの「身体能力」をはじめ，会話理解度・コミュニケーション意欲・意志伝達能力などの「コミュニケーション能力」，暴発行為や異常行動の減少・表情，感情面での落ち着きなどの「感情安定度」，生活リズム・飲食コント

ロール・自発的行動などの「基本的生活能力」など
において向上的な変化が認められたことが各事例に
共通して報告されている．また，同時に，それらの
報告では，特別な森林をあえて造成，設定，準備し
たのではなく，各事例とも身近にある森林を活用し
ての活動が行われている．これらのことから，どの
ような森林であっても，そこに携わる実行者の創意
と工夫によって療育環境となり得ることも提示され
てきている．

　福祉の分野では，今後も「ノーマライゼーショ
ン」などの施策がさらに拡大され，展開されていく
ものと予想されており，特に欧米では特定の障害者
施設に「収容する福祉」から地域住民と「共生する
福祉」への転換政策もすでに進んでいる（写真
2.2）．わが国においても自然・森林での活動を核と
して，地域コミュニティと関わっていくことは今後
の新たな福祉活動の一形態にもなり得る可能性を有
しているといえる（写真 2.3）．

2.3　福祉分野における実際

　地域の社会福祉施設などにおける実践事例では，
その周辺の身近な里山や山林，放置林に働きかけ，
あるいは再生を試みながら，同時にその活動を作業
療法，リハビリテーションとして行い，そうした活
動環境内で作業能力やコミュニケーション能力を高
めていくタイプのものが多い．こうした活動は，福
祉や医療，心理，教育などの専門性，専門職を持っ
た人材が，森林関係者と協働で進め，身近な森林に
働きかけ，森林の恢復(かいふく)と人間性の恢復とを共に行っ
ていく姿勢である．共に作業や散策を定期的に行う
ことによって，そのグループのコミュニケーション
が促進されるだけでなく，地域内での人と人のつな
がり，コミュニティ形成にも波及し，現代の生活で
疎遠となっている森林と人間とのコミュニケーショ
ンもまた再生，促進され得る可能性を持っている．
　実践的な事例では，地域の社会福祉施設などにお
ける知的障害および発達障害などを抱えた人々が，
長期的，かつ定期的に地域の里山・山林に出かけ，
散策や丸太運搬などの作業活動に取り組んだ結果，
パニックや障害行動が減少し，精神面や感情面にも
安定化がみられ，コミュニケーションが活発になっ

たなどのことがこれまで国内外で報告されている
（上原(2001a)）．特にコミュニケーションの変容で
は，アスペルガー障害（高機能性自閉症）を抱えた
クライアントを対象とした事例においても，森林散
策をしながらカウンセリングを定期的に行った結
果，自閉性の緩和や，コミュニケーション能力が向
上したことが報告されている（Uehara *et al.*(1999)）.

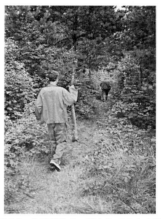

写真 2.1　作業療法の一環としての丸太運搬
スウェーデン・ルント市の自閉症療育施設.

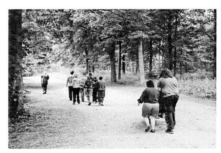

写真 2.2　森林公園を散策する知的障害者施設の利用者
イギリス・ウェンドーバー町.

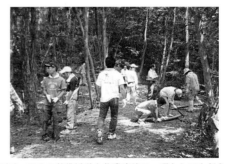

写真 2.3　里山の整備活動も作業療法の一環としても行うこと
ができる
神戸市郊外の社会福祉施設.

また，これらの療育活動はそれぞれの地域の里山の再生活動を福祉と関連付けて行われていることも特徴的である．森林管理上の観点から見ても，枝打ち，除伐などの森林の保育作業を作業療法の一環として取り込むことができることも魅力の 1 つであるといえる．

2.4　日本における障害者の定義・分類

現在の日本において「障害者」とは，身体障害，知的障害または精神障害があるため，継続的に日常生活または社会生活に相当な制限を受ける者をいう，と定義されている（障害者基本法(1970)）．

さらに「身体障害者」とは，①視覚障害，②聴覚または平衡機能の障害，③音声機能，言語機能または咀嚼機能の障害，④肢体不自由，⑤内部障害を持つ者を，「精神障害者」とは，統合失調症，精神作用物質による急性中毒またはその依存症，知的障害，精神病質その他の精神疾患を有する者をいう，とされている．

また，2004 年にできた「発達障害者支援法」では，「発達障害」とは，自閉症，アスペルガー症候群その他の広汎性発達障害，学習障害，注意欠陥多動性障害その他これに類する脳機能の障害であって，その症状が通常低年齢において発現するものとして政令で定めるものをいう，とされている．

2012 年現在，日本の身体障害者は，366.3 万人，知的障害者は 54.7 万人，精神障害者は 320.1 万人とされている（厚生労働省(2013)）．

本章では，これら障害者と地域の森林との結び付きによる福祉利用事例についてを中心に報告する．

2.5　森林療育活動の事例

2.5.1　住宅地隣接の二次林再生と森林療育活動の融合のこころみ

全国各地で一般市民による里山再生のボランティア活動が行われるようになり，福祉的な活動や利用のこころみも始められている（上原(1999a，2006a)）．しかしながら，都市近郊や住宅地に位置した里山などにおける地域住民が参画した福祉活動の事例はまだあまり報告されていない．そこで本項では，神戸市郊外の新興住宅地に残存していた二次林において，同林に隣接した社会福祉施設利用者，職員と地域住民が協働作業を展開しながら森林療法を行った事例を報告する．

(1)　調査対象地と森林療育活動の内容

対象地となったのは，神戸市の新興住宅地に隣接する私有林と社会福祉施設である．私有林の面積は約 4.5 ha，主な構成樹種は，上層部が，アカマツ，コナラ，アベマキなど，下層部がソヨゴ，リョウブ，ネジキ，ヒサカキ，ヤマツツジ，アカメガシワなどであった．かつての薪炭林の二次林であり，アカマツ，アベマキでは胸高直径 30 cm 以上の大径木や樹高 20 m 前後の高木も散在していた．同林は同町の新興住宅地を管理する不動産会社が所有していたが，2005 年に同地区の社会福祉法人に，同法人における福祉利用と地域住民の保健休養を目的に無償で譲渡された．なお，同法人では，知的，発達，精神障害の各障害者の生活支援デイサービスおよび菓子箱生産などの授産事業を行っている．

同施設における森林療育の活動は，2005 年 3 月

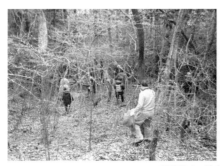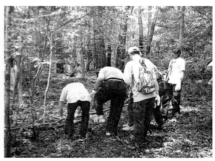

写真 2.4　林内の清掃の様子
ゴミ拾い（左，2005 年 3 月）と，障害者と地域ボランティアの協働による枯損木の除去作業（右，2005 年 5 月）．

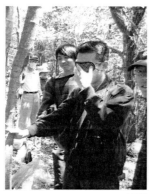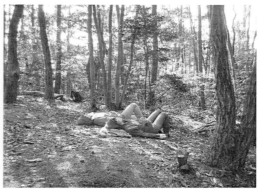

写真 2.5 林内でのレクリエーション
林内でのネイチャーゲーム（左，2005 年 4 月）とリラクセーション（右，2005 年 11 月）.

より毎月 1 回，休日の午前中 2 時間を使って行われた．当初は，ごみ拾い，枯損木の除去，下層木の除伐，アカマツ，コナラの間伐，伐倒木の玉切り，運搬作業，散策道の整備などが中心に行われた（写真 2.4）．特に林内，林床照度を高め，林間の見通しを良好にし，風致・休養効果を高めることが森林作業の目的であった．林の整備，再生活動の進度に伴ない，同年 5 月以降は，林内でのレクリエーションやネイチャーゲーム，リラクセーションなども平行して行われるようになった（写真 2.5）．主な参加者は，社会福祉施設利用者（知的，発達，精神障害者）のほか，施設職員，地元の学校教員，住宅地在住の障害者とその保護者，ヘルパー，地域住民のボランティア，大学生，森林インストラクターなどで，年齢も幼児から高齢者までと幅広く，様々であった．各活動は参加者の中からボランティアが，毎回インストラクターや講師を担当し，この活動は 2005 年 12 月まで続けられた．

社会福祉法人利用者の知的障害者，発達障害者，精神障害者を対象とし，森林療育の活動前後に，坂野ほか（1994）による気分調査票を用いて，障害者で回答が可能な参加者に気分評価を行ってもらった．さらに，2005 年 4，5 月については，「ワークショップを体験する前と比べて」と口頭で説明した上で，「悩みや問題は緩和しましたか」，「体の調子は良くなりましたか」，「森林への意識は高まりましたか」，「話し合いは和やかにできましたか」，「チームワークは高まりましたか」，「自分自身を受け入れられるようになりましたか」の 6 つの観点について，プラス方向とマイナス方向の 2 対評価，計 8 段

階のスケールを用いて，ワークショップ活動前後における自己評価を，活動に参加し，回答可能な参加者に任意で行ってもらった．

2006 年 4 月からは，知的障害，精神障害者のみを対象とした森林療育活動を行った．プログラムの内容は，林内に散在する丸太や枝のリレー，除伐作業，林床でのリラクセーション，体操，森林散策などであった（写真 2.6）．

(2) 森林療育活動の効果

ワークショップ前後の参加者の気分変化を，1 年間を通して調査してみたが，活動参加者が毎回不定であったことと，活動内容も動的な活動（散策，作業など）と静的な活動（リラクセーションなど）も混合で毎回異なったため，一概に比較や評価判断を行うことはできなかったものの，「緊張と興奮」，「抑うつ感」，「疲労感」，「不安感」などが緩和され，爽快感が高まる傾向が常に示される結果となった．特に爽快感の向上や，不安感の減少が著しく認めら

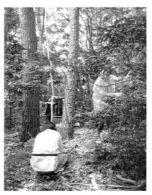

写真 2.6 障害者対象の森林療法プログラム実施中の様子
2006 年 6 月．

れている.

ここでは, 2005年6月4日に実施した活動の結果を1例として取り上げ, 図2.1に示す.

当日の活動内容は, 近隣の地下鉄駅から社会福祉施設まで約30分の森林ハイキングコースを歩いた後, 森林内にて間伐, 除伐木を玉切り作業を行い, コースター, ネームプレートの作成作業を林内で行った. 爽快感の向上や抑うつ感, 不安感の減少が示される結果となった（有意差 $p < 0.01$）. 興奮と緊張, 疲労感の評価にも減少が認められたが, 有意差は認められなかった. （有効回答 $n = 28$）

活動を通しての施設の利用者の反応では, 知的, 精神の双方の障害者の方々がともに定期的な活動場所の1つとして里山を認識するようになり, それまで活動経験のなかった利用者であっても, 整備の進行に伴い, 森林を気軽に親しむ生活習慣も生まれてきていることが利用者の言動からうかがえた.

参加した多動傾向の児童の場合には, 森の中では親に対する愛着依存度（おんぶ, 抱っこなど）が減り, 自立して, また遊びに集中している様子が観察された.

整備に当たった地域ボランティアの参加者の変化としては, 地域の自然・資源としての認識度や親近感が高まり, また過去の自然体験の想起や, 活動を通しての自己の再認識, 障害者や福祉活動に対する新たな認識を持つようになった傾向などが各活動後の感想からうかがえた.

(3) 定期的な森林活動による変容

2006年4月からは, 知的障害, 発達障害, 精神障害者を対象とした森林活動が毎月2回行われた.

プログラムの内容は, 対人コミュニケーションの

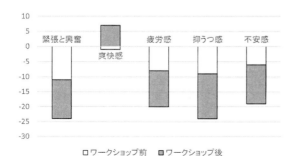

図2.1 2005年6月実施のワークショップ前後の参加者の気分変化の平均値

賦活化を図るために林内に散在する丸太や枝を集めたり, 除伐作業などを行ったりの作業療法, 林床でのリラクセーションによる自律神経のバランス回復, ストレッチ, 森林散策などであった. 活動は毎回7名の特定メンバーによる少人数で行われた. 活動の実施中は参加者の行動, コミュニケーションの様子などを観察し, 活動後に, 活動に参加した2人の施設職員と共同で, ワークショップ中の参加者の行動やコミュニケーションについて考察を行った.

参加者の変化としては, 知的, 発達障害者の場合には, ①多動傾向の減少, ②異常行動の減少, ③作業に対する集中時間の増加, ④コミュニケーションの促進, ⑤感情の安定化, ⑥感情の表出化, ⑦興味・関心の拡大, ⑧依存度の減少などの変容がうかがえ, 施設での日頃の日常行動において多動傾向や, 自分の顔を叩くなどの異常行動の多かった対象者の多動, 異常行動が減少し, 落ち着いた行動を取ることができるようになる傾向が特に認められた.

精神障害者の場合には, ①感情の安定化, ②自己内面の表現, ③自律性の涵養（かんよう）, ④自己肯定感の向上, ⑤能動的なコミュニケーションの発現, ⑥生活パターンの一環としての森林活動の定着, ⑦感性の回復, ⑧固執性の減少などが活動を通しての言動の変容からうかがえた.

各障害者共に他者とのコミュニケーションが促進され, 二次林の整備の進行と共に, 多動や異常行動を取ることが減少し, 林内では落ち着いて過ごす姿が観察されている. 除伐作業などでは, 開始当初は不得手だった手鋸（てのこ）の操作などにも次第に習熟し, 伐倒や玉切り作業を最後までやり通し, その達成後は大きな喜びを表現したりする姿がみられるようになった. 林分の整備に伴って, 森林環境の持つアメニティ効果がより発揮されるようになっていったことも, 対象者に変容をもたらした要因として推察された.

(4) 福祉施設と地域住民との協働による森林整備と新たなコミュニティの形成

今回の事例を通して, 身近な里山や二次林も, 適切な手入れを行うことにより, レクリエーションはもとより, リラクセーションや作業療法の場として活用できることが示された. また, 森林整備に加えて福祉利用という目標も付加した活動からは, 具体

的な目標設定がしやすく，多様な人材が集まることも示された．前述した各利用者だけでなく，地域住民にもまた，①地域の森林・自然に対する認識度の向上，②森林に対する親近感の向上，③過去の体験の想起，④自己の再認識，⑤福祉活動への肯定感，⑥森林が精神的なよりどころとなった，などの変容が参加者の感想からうかがえた．

こうした活動の運営における課題点としては，参加者の安全確保を筆頭に，グループの共通目的とそれを実現するための手法を見出すこと，参加者の嗜好，能力などとのバランスを図っていくこと，それらに対応できる人材の確保などがあげられる．

軽度のうつ病や，適応障害の治療に簡単な作業療法が行われることがあるが（山根(2004)），身体運動と同時に目に見える成果の活動を重ねていくことによって，心身を活性化する作業療法は，森林環境下でさらにその効果が変容することも考えられる．

また，本事例は，住宅地，社会福祉施設，二次林の3つの要素が重なり合い，保健休養効果をもたらした事例であるが（図2.2），このことは今後の新たな地域コミュニティ形成を生む可能性も持っているといえよう．

2.5.2 地域の森林公園を活用した森林療育活動

前項では，住宅街隣接の森林を活用した森林療育活動の事例を報告したが，森林公園を活用した事例を次に報告する．一般に伐採や作業活動を伴う活動を森林公園で行うことには制限があるが，本項では，山梨県の公立公園において，地域の障害者福祉施設の利用者が定期的に作業を伴う療育活動を行っ

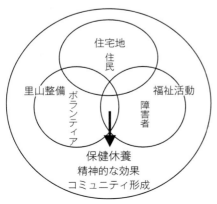

図2.2 本事例における森林療育活動の特徴

た事例を報告する．

(1) 山梨県立森林公園「武田の杜」の概要と対象者の概要

山梨県立森林公園の「武田の杜」は，1973年に開設され，総面積は2500 ha，標高300〜1000 mに位置しており，樹木見本園やキャンプサイト，総延長40 kmの散策路が整備されている．

本事例の森林療育活動の対象者は，武田の杜から約1.5 km離れた場所に位置する知的障害者授産施設「くぬぎの森」の利用者で，主な障害は，知的，発達障害などである．

くぬぎの森は，1980年（昭和55年）創立で，主な授産事業は，封筒づくり，クリーニング，パン製造である．

2008年11月より毎月1回，2009年1月からは毎月2回，くぬぎの森の利用者が武田の杜を訪れ，間伐，玉伐り，運搬，シイタケ原木の駒打ちなどの作業のほか，森林散策，落ち葉を使ったリラクセーションなどを行った（写真2.7）．

森林療育に参加した利用者は，男女5人ずつ，平均年齢は26.6歳（±8.0）であった．その参加者の作業面，コミュニケーション面，精神面，自律・集団行動，身体生活面の5つの観点において3段階評価により数値化し，考察を行った．

活動には，毎回8〜10人程度の利用者が参加し，公園職員，施設職員，ボランティアによる2〜4人のスタッフが同行した．

(2) 森林公園を活用した療育活動の効果

武田の杜における療育活動を通して，利用者には，作業面，コミュニケーション面，生活習慣などの尺度で変化がみられた．しかしながら，その個人差は大きく，個人別の評価のバランスも様々であった．図2.3〜2.7にその評価の変化を示し，表2.1に評価カテゴリー間の相関係数を示す．

カテゴリー間の相関では，作業面と精神面，精神面と自律・集団行動との2つのカテゴリー間に特に高い相関がみられ，作業，精神，自律・集団行動に密接な相互影響があることが示された．

だが，活動中の利用者には，室内での通常の生活ではみられない豊かな表情の変化や，鋸や道具を使った作業に対する能動性がみられる場面があり，活動中には感情の高揚もうかがえた．また，活動を

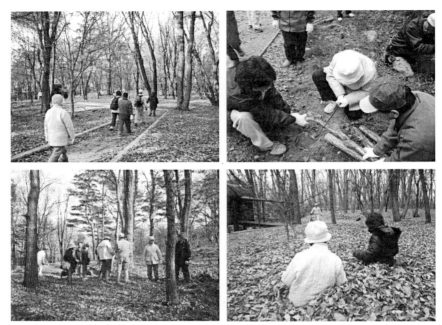

写真 2.7　武田の杜での森林療育
散策（左上），シイタケ原木づくり（右上），丸太運搬リレー（左下），落ち葉のプール（右下）．

重ねるうちに，日常的にも積極的に歩くようになるなどの生活習慣の変化や，作業中，活動中の利用者相互のコミュニケーションの活性化，障害面における変化としては，多動性，固執性の緩和や感情の安定化などがうかがえた．

活動を行うことによって利用者に新たに発見できた面としては，新しい活動，作業に対して関心を持ち，能動的な姿勢を示す利用者がいること，授産施設で働いている利用者にとっては，通常の施設から離れ，息抜きや気分転換を図ることができる時間にもなったことなどが今回明らかになった．

また，活動における課題として，障害者の療育活動に対して不慣れな受け入れ側の体制をはじめ，

個々の利用者の障害および希望に即したプログラムの設定が難しかったことがあげられる．

しかし，本事例は，公的な森林公園を社会福祉施設（知的障害者施設）が活用した実践であり，森林公園職員と社会福祉職の連携のこころみであった点に特徴がある．活動の滑り出しの際には，公的なサポートやコーディネート，専門家の指導などが必要となるが，今後の各地における地域福祉の問題などをふまえ，このような地域の公的共有空間である森林公園を活用した福祉活動の可能性も示されたものといえる．

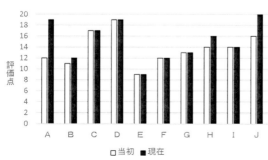

図 2.3　作業面での評価の変化

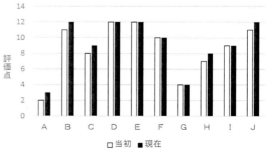

図 2.4　コミュニケーションでの評価の変化

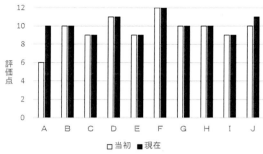

図 2.5 精神面での評価の変化

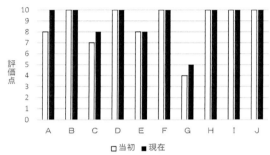

図 2.6 自律・集団行動での評価の変化

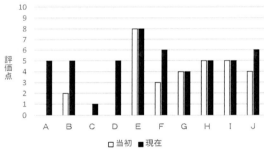

図 2.7 身体・生活面での評価の変化

2.5.3 地域の福祉作業所における森林療育導入のこころみ

ここまで住宅隣接の森林，および森林公園活用の事例を報告したが，次に市街地の福祉作業所において，地域の放置林および森林公園を活用しながら療育活動に取り組んだこころみを報告する．

(1) 福祉作業所「宝箱」と療育活動実施の山林

福祉作業所「宝箱」は，福岡県柳川市の市街地に位置している．同作業所は，1987 年（昭和 62 年）に開設され，主に知的障害者，身体障害者が働いている．お菓子づくりを主とした自立生活支援が主たる目的であり，2013 年 3 月現在，利用者 28 人，職員 13 人の体制で，勤務は毎日 10：00〜15：00 の間である．

同作業所内では 2009 年に森林での療育活動を取り入れることを決定し，同年その研修会を開き，地域の放置林の調査を行い，森林療育活動導入にあたっての検討を行った．

療育活動が行われることになったのはヒノキの放置林である．林分は標高約 400 m に位置する地域財産区で，ヒノキ林の平均樹高は約 12 m，平均 DBH（胸高直径）は 18 cm であった．

活動は主に，散策，間伐と搬出作業，薪材，腐葉土生産，林床の居場所づくりなどで（写真 2.8），2010 年春より毎週 1 回，1〜2 時間程度実施された．

図 2.8 に森林療育に参加した 10 人の利用者の，森林療育導入前後の評価の変化を示す．

各評価において，向上が認められたが，作業面と身体・生活面では，有意差が認められた（t 検定，$p < 0.01$）．

森林作業の療育上の利点としては，①森林の中では，周囲の目を気にせず行動できる，②作業所内では知り得なかった各利用者の個性，意志を発見した，③利用者との場の共有ができ，職員との関係が深まった，④利用者の発言，コミュニケーションが積極的になった，⑤利用者の表情が豊かになった，の 5 つがあげられ，逆に森林作業での不利点としては，①活動に伴うリスクが常にある（転倒，道具によるケガなど），②行方不明者が出たことがあった，③目的，作業内容が利用者に理解しにくい，などがあげられた．

表 2.1 評価カテゴリー相互間の相関係数

	コミュニケーション	精神面	自律・集団行動	身体・生活面
作業面	0.132	0.956	0.234	0.478
コミュニケーション		0.415	0.301	0.156
精神面			0.752	0.541
自律・集団行動				0.268
身体・生活面				

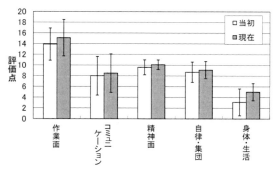

図 2.8　森林療育導入前後の 10 人の利用者の各評価の変化

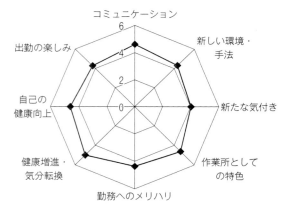

図 2.9　森林療育導入に対する職員の評価結果

　次に，職員対象に行った森林療育導入に対する評価アンケートの結果を図 2.9 に示す．

　導入のメリットとしては，①「森の中の作業所」という新たな目標ができた，②仕事からの解放感がある，③自分自身の心の健康づくりもできる，④利用者とより濃密に向き合えるようになった，⑤職場のイライラ感が減少した，⑥職員自身も楽しむことができる，⑦自然に興味をもてるようになった，⑧休日にも自然に出かけるようになった，などがあげられた．

　逆にデメリットとしては，①危機管理問題が常にある，②利用者への注意が不足がちである，③自然，樹木，植物に関する自分の知識が不足している，④放置林の整備の方法，目安がわからない，⑤森林での過ごし方がわからない，⑥利用者自身の感想が不明である，⑦作業所では約 3 割程度の参加にとどまっている，などがあげられた．

　以上，本事例をまとめると，身近な放置林を市街

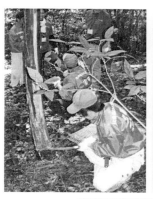
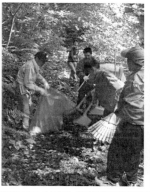
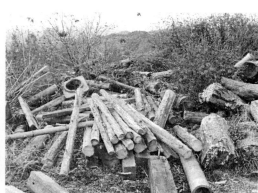
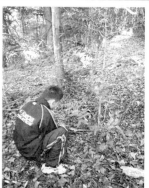
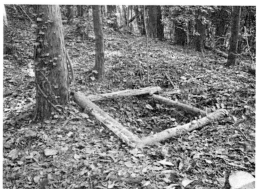

写真 2.8　福祉作業所内での療育活動
除伐作業（左上），落葉集め，腐葉土づくり（中上），薪材集め（右上），林床での居場所づくり（間伐材利用）（下）．

地の作業所が活用した事例であり，放置林活用にあたっては，森林調査→整備計画→実践→評価→フィードバックというフローで行い，その結果，利用者，職員ともに，気分転換ができ，日常生活にも好適な変化が得られたことが示された.

今後は，障害別，個人差によるプログラム設定や，森林療育実施におけるメリット，デメリットの調整をし，地域作業所としての特色をPRしていくことなどが課題としてあげられている．また，そのためには，森林専門の人材のサポートが必要とされ，福祉分野と森林分野双方の人材のコラボレーションが不可欠であることが再提示された.

2.5.4 視覚障害者の人との森林散策

前項まで，知的，精神障害者と地域の森林の福祉利用についての事例を報告してきたが，本項では，身体障害者のうち，現在わが国において約31万人いるとされる視覚障害者の森林利用の事例について報告する.

(1) 宮城県環境生活部自然保護課の取組

本項で報告する視覚障害者の森林体験のこころみは，宮城県自然保護課によって2005年から企画，運営された事業であり，2006年秋，2009年秋にそれぞれ体験会が行われた.

(2) 宮城県立七ツ森森林公園での活動

七ツ森森林公園は，宮城県のほぼ中央に位置する森林公園である．「七ツ森」は侵食によって削られてできた，その名の通りに七つの丘陵がある場所であり，森林公園は，その鞍部に位置している．面積は約140 haであり，植生はブナやミズナラの冷温帯とシイやカシの暖温帯のはざまの植生がみられる.

この森林公園において，視覚障害者を対象に森林体験の公募がなされ，そのタイトルは「紅葉を楽しむツアー」であった.

当日は約40人の参加者があり，視覚障害のレベルも全盲であり，明るさもすでに知覚できないという人が多く，60歳以上の参加者も多かった．宮城県庁を集合場所とし，大型バスで七ツ森森林公園に移動した．体験会には，地元の仙台西高校の生徒が行動介助のボランティアとして参加者一人一人に付き添い，行動をサポートした．体験会前には，同校

理科教諭の大沼恵美子教諭が視覚障害者の人との接し方，介助の方法，マナーなどの基本的なことをあらかじめ講習した.

体験会でのプログラムの内容は，①樹木の葉の香りを楽しむ（バスの移動中：写真2.9上段左），②アップダウンのある森林散策路を歩く（写真2.9上段中，右），③森林の様々なものに触れる（写真2.9中段），④落ち葉，野生動物のフン，おがくずの香りなどを嗅ぐ（写真2.9下段），⑤樹木の高さを体感する（写真2.10上段），⑥伐採木からのコースター，シイタケ原木づくり（写真2.10下段左），⑦川の音を聴く（写真2.10下段右），など，森林や樹木の多様性を体感する要素が織り込まれていた.

(3) 宮城県立公園「万葉の杜」での活動

2009年秋には，宮城県視覚障害者福祉協会主催，宮城県環境生活部自然保護課共済による視覚障害者の人たちとの森林散策が行われた．視覚障害者19人，講師・ボランティア43人の会であった.

会場となった「万葉の杜」は，1955年（昭和30年）に全国植樹祭が行われた場所であり，当日の参加者は全員仙台駅に集合し，貸切バスに乗車して万葉の杜に出かけた.

森林散策は，8人程度の小さなグループに分かれ，今回は仙台第三高等学校の生徒が，マンツーマンで参加者に付き添い，樹木や草花の感触や香りなどは各グループのインストラクターが紹介した．散策では，七ツ森での体験会同様に，感触や嗅覚を使った内容が多用され，各種ドングリや，中国産の「イガのない栗」，また林床の草本，コケ類，薬草などが案内・紹介されながら（写真2.11），2時間半ほど行われた.

参加者は，前述の七ツ森森林公園での散策時と同様に周囲の環境，特に音に敏く，森林公園外から届く自動車の音や，幹線道路の騒音などにも敏感に反応していた.

(4) 参加者の反応と感想

七ツ森森林公園，万葉の杜，それぞれの森林散策の参加者からは，共通して，「日頃来ることができないところに来ることができた」，「日頃外出できない気持ちをリフレッシュすることができた」，「気持ちが落ち着いて，森林浴の効果が実感できたような気がする」などの感想を得た.

同時に，参加者からの意見としては，「健常者の方はすぐにバリアフリーだ，ユニバーサルデザインだ，と言われますが，当の視覚障害者の私達はまるごとの森林や自然に連れて行ってもらいたいと思っているのです．泥んこになったり，転んだりすることも十分覚悟をして楽しみに参加してきているのですから，どうぞまるごとの山や森にそのまま案内してください」，「私が視覚障害を持っているということで，遠慮をされて，色や形，景色などの説明を省かれているかもしれませんが，私達は頭の中でその言葉からイマジネーションを膨らませて森歩きをさらに楽しむことができるのですから，色も形もどう

ぞ遠慮なく説明をしてください」などの指摘を得た．

　森林散策を実施し，今後視覚障害者を対象とした散策会を実施する場合は，基本的な安全確保はもちろん大切であるが，①森林環境の説明を詳しく行う，②説明やインストラクションにちょっとした工夫を行う

（例）散策途中で進路をふさぐ小枝や灌木，ササ類などの障害物があった場合，それらをあらかじめ除去するのではなく，「ここに枝があります」と参加者の手を取り，その枝を参加者の手を添えて除けるなどのインストラクションの方法である．

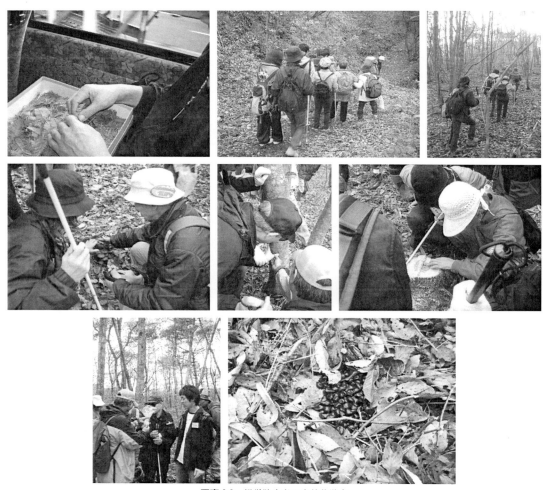

写真2.9　視覚障害者の森林体験会

森林公園にむかう途中のバス車内でメタセコイアの葉の香りや感触を楽しむ参加者（上段左）．アップダウンのある森林散策路を歩く．足元の落ち葉の感触も楽しむ（上段中，右）．森林の様々なものに触れる（林床のキノコ（中段左）．樹皮に残ったクマの爪痕（中段中）．伐採したばかりのコナラの伐り株の年輪を数える（中段右））．偶然見つけた林床のシカのフンのにおいをかぐ（下段）．

③障害ということに必要以上にとらわれることなく，可能な限り，森林環境をそのまま体験してもらうなどがポイントであることも示された．

ある障害を有している場合，その障害を補完するためにほかの機能が鋭敏になることはもとから知られているが，森林環境においては，特に聴覚，嗅覚，触覚などの感覚が鋭敏になることも両参加者の様子からうかがえる．

視覚障害者の方は普段の生活でも外出が制限されている方が多い．本項の事例のような森林体験の企画は今後も各地でその実施が拡大されることを願う．その際，バリアフリー，ユニバーサルデザインなどの設定が必要な場合もあるが，まずは人材と，プログラム・ソフト，インストラクションの工夫によるコミュニケーションなどがあれば，ある程度の実施は可能であり，それらをブラッシュアップすることが目指されるべきであろう．

2.5.5 地域の森林を活用した高齢者の事例

前項まで，知的障害，精神障害，身体障害の各障害者を対象にした事例を報告してきたが，本項では，地域の高齢者を対象とした事例を報告する．

事例地である日高市は，埼玉県南西部にあり，首都圏から約 50 km に位置し，市の東部はなだらかな入間台地があり，かつての武蔵野の面影もまだ各地に残っている地域である．市の西側は秩父山地と高麗丘陵であり，標高 200〜300 m ほどの丘陵・山岳地帯となっており，2012 年現在，市の人口は58000 人ほどである（写真 2.12）．

地域の歴史としては，高麗川，高麗駅，高麗神社など，「高麗」の名称が残り，かつて 8 世紀の時代に大陸の高句麗との文化的な往来があったことを示している．

この日高市における武蔵台公民館において，定期的な森林散策による健康づくりの市民講座が，同市における健康維持促進事業として 2008 年から始まり，同市内の森林を活用した定期的な散策が行われることになった

武蔵台は，その名のとおり，武蔵野の丘陵地帯であり，地域には，日和田山などがあり，ハイキングコースがある．また，武蔵台は丘陵地を削っての住宅地が造成されているところでもあり，「住宅地か

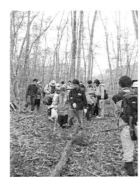
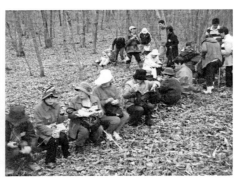
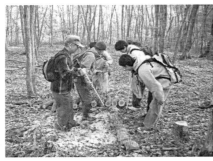
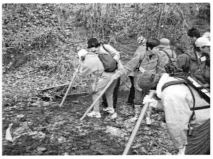

写真 2.10 視覚障害者の森林体験会
コナラの木を一本伐採し，その根元から梢までを歩き，樹高を体感する．また，伐採したその木に腰掛け，全員で長さを実感する（上段）．伐採木からのコースターとシイタケ原木づくり（下段左）．小川の音を聴く（下段右）．

ら歩いていける森林」という環境条件を利用して，住宅地に住む人々の健康づくりが行われることになった．武蔵台公民館では，地域の住民を対象に公募を行い，初年度定員20人の参加者がまもなく集まった．内訳は女性の参加者が9割を占め，参加者の年齢は57歳から84歳で，60代後半がほとんどであった．定期的な散策は，毎月1〜2回，午後1〜3時までの2時間行われた．

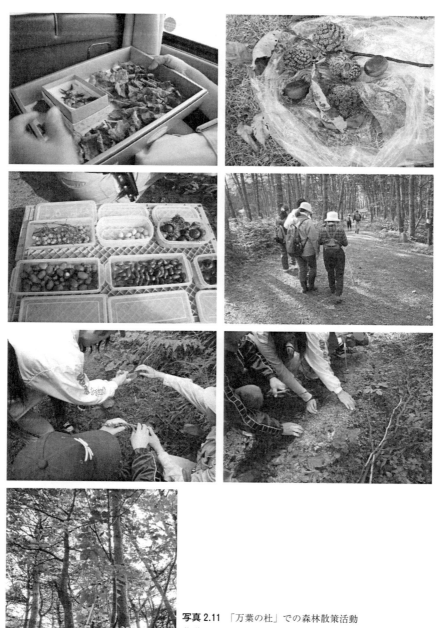

写真 2.11　「万葉の杜」での森林散策活動
移動のバスの中で，カツラとサンショウの葉の香りを楽しむ（1段目左）．イガのない中国産のクリ（1段目右）．感触を味わうためのクヌギ，コナラ，ミズナラ，クリ，ギンナンなどの様々な木の実（2段目左）．マンツーマンでのガイドウォーキング（2段目右）．散策路脇の木本，草本植物，蘚苔類に触れる（3段目）．白杖を使って背の高い樹木に触れる（4段目）．

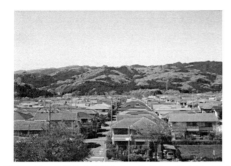

写真 2.12 武蔵台公民館からの日高市の住宅街の眺め

森林散策は，日高市の住宅街から地域のスギ，ヒノキなどの森林に入り，そこから尾根上に歩くコースが取られた．森林散策の目的の1つ目は森林を歩くことによって，高血圧や肥満予防などを行うこと，2つ目の目的は，住宅街の独居老人の引きこもりや寝たきりの予防としてのこころみであった．散策の前後には，体脂肪率の測定や，血圧測定が行われ，市作成の健康手帳に毎回記入が行われた（写真2.13）．

散策では，日頃暮らしている住宅街を眺め，薬用植物の紹介や，地域の森林の歴史，その土地の潜在植生などが紹介された（写真2.14）．

森林散策の参加者からは，「身近な森林でも健康増進を行うことができるということがよくわかった」，「参加前に思っていたよりも，森林散策は気持ちが良くなるものであることがわかった」，「もう森歩きなどは無理かなと思っていたが，毎回参加でき，体調も良くなったような気がする」，などの感想が寄せられ，具体的な効果としては，森林散策をするようになってから普段の最高血圧が160〜180 mmHg だった人が120〜130 mmHg に低下した，肥満傾向だった体重が減ったなどがあった．

また，今後につながる意見として，「森林散策に参加できるような，健康づくりに対しての意識を持っている人は良いが，自宅に引きこもり，悪い体調を抱えながら過ごしているような，もっと森林療法を必要としている方がおり，そのような人にはどのように参加をしてもらえばよいか」，「武蔵台公民館だけなく，広域の公民館活動でも取り組むべきでは」，「地域全体の健康づくりの取り組みということで推進をしてみたら」，などの意見，希望が寄せられた．

高齢化は，地域や山村部だけでなく，都市部も含めた全国で広がり，進行している現象である．また，この高齢化現象は，日本だけでなく，海外においても，先進国を中心に数多くみられている社会的現象でもある．

人口の四分の一から三分の一が65歳以上の「高齢者」となる近未来においては，経済的な問題をはじめ，健康，保険の問題など，日々の生活への不安が基本的に存在する．そうした生活上の不安の中でも健康面に対する不安は強く，年齢をおうごとにその関心は高まる傾向がある．そしてその健康づくり，健康増進の1つの場，1つの選択肢として，各地における森林環境の利用が可能性を持っている．

本項の日高市の事例は，住宅街周辺に存在する何の変哲もないスギ，ヒノキ人工林を中心とした森林環境を定期的な散策，休養などの健康づくりの場として活用した事例である．今後の高齢化社会における森林利用の1つのモデルといえよう．

2.6 地域福祉における森林利用での留意点

前項まで，各地における地域の森林を活用した福祉利用の事例について報告したが，最後に，その福祉利用をすすめる上での留意点についても考察をし

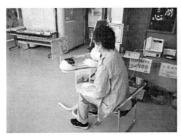
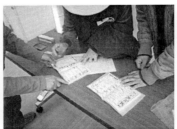
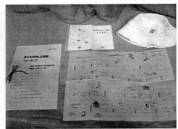

写真 2.13 散策前後の血圧をチェック
毎回の森林散策時に，保健師さんがチェック（左，中）．日高市オリジナルの健康手帳（右）．

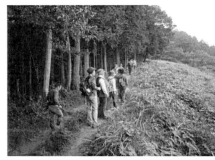
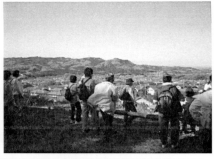
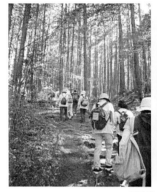
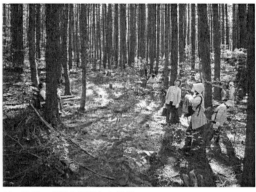

写真 2.14　地域の森林を活用した散策

丘陵地から，自分の住むまちや飯能地域の周辺の山々を眺める（上）．地域のヒノキ林内の散策と休憩の様子（下）．

てみたい．

2.6.1　人材面：介助者に必要な資質，留意点

　地域における福祉利用をすすめる上で，まず必要とされるのは，人材，人的環境である．換言すれば，地域における森林の樹種や林相よりも，森林と福祉の仲立ちを行う人材の資質がこの分野における成否を大きく左右することになる．

　その仲立ち者，介助者として必要とされるのは，①人間および障害に関する基本的な知識，②地域の森林，樹木，植物の知識，③福祉活動における企画力，実践能力，評価能力，④コミュニケーション能力，⑤感性などである．

　福祉とはまさに人と人との関係をつなぐいとなみであるから，人間に対する基本的な知識と技術，特に障害に関する知識・技術を有していることが基本である．

　次に，地域の森林，樹木，植物の知識を持ち，地域福祉の場面において，対象者のニーズに応じ，企画，実践，そして評価できるアビリティを持ち，障害者のみならず，様々な部署，関係者と折衝できる

コミュニケーション能力を有し，対象者の思いに的確に対応，こたえられる感性を併せ持つことである．

　しかしながら，これらの各条件を同時に有している人材を確保する，あるいは育成することは，森林，人間ともに多様性を持つため，はなはだ困難であるといえる．そこで可及的，実際的には，福祉，森林のそれぞれの専門性を持った人材がコラボレーションし，協働することが現実的であろう．

　その実践上の留意点について次に述べる．

2.6.2　地域福祉に地域の森林を利用する意義

　森林を愛し，森林に触れたい，森林の環境の中で時を過ごしたいという願いは，多くの人間の抱くニーズであり，それは高齢者，障害者，健常者，幼児を問わない．

　森林環境では，室内環境と比べて様々な森林のアメニティも感受，体感しながらの活動やレクリエーション，作業療法，リハビリテーションを行うことができることは本章で述べてきたとおりであるが，視覚障害者の事例における参加者自身からの感想にも垣間見えたように，日頃の限定された人工的生活

空間から自然環境の中への転地効果をも併せ持っていることも特徴である．

　各障害者を対象としたプログラムの実行の場合，どの障害者に対しても，残存している機能を利用者自身が覚醒し，引き出し，心身のリハビリテーションをしていくことができるような計画性の上に立案するとともに，ある程度のユニバーサルデザインの環境的な配慮を行うことの2点が大切である．また，活動は障害の軽重なども考慮しながら，1活動（セッション）は30分から1時間を目安に始めるのが良案であると考えられる．1時間を超過すると，身体的にも疲労が感じられるようになり，抵抗力の弱い参加者や森林に不慣れな参加者の場合，後で発熱や体調不良をもたらすこともあるので，注意と配慮が必要であり，障害に伴う精神的ストレスなども考慮したケアが必要とされる．

2.6.3　プログラム実行上の各障害者別の留意点
（1）　身体障害者
①視覚障害者

　視覚障害者が対象の場合，聴覚（鳥の声や葉擦れの音など）や樹皮，葉，水，風，林床植生などから，触覚と身体感覚を中心としたプログラムの作成が肝要である．また，介助者には，適切な誘導配慮と同時に，風景や植生，地域の歴史などの説明能力も必要とされる．

②聴覚障害者

　聴覚障害者が対象の場合，まずは木漏れ日や緑の多層風景などの視覚や，味覚（木の実，山菜），そして上記の視覚障害者同様に，身体感覚を体験できるプログラムをつくり，それらを媒介にしてコミュニケーションを図っていくことが肝要であると考えられる．

③四肢麻痺（車椅子の人を含む）

　四肢麻痺の人が対象の場合，上記の2つを融合したプログラムと，対象者への「語りかけ」が特に大切となる．

（2）　知的障害者

　知的障害者が対象の場合，単純明快，視覚的に明確なプログラム（歩く，持つ，運ぶ，集める，目指す，眺める，など）をつくっていくことが肝要である．また，自閉傾向のある利用者の場合には，上記

の身体障害者の環境設定のほかにも，さらにゆったりとした空間と，身体全体が覆われるような空間の双方の環境設定が好適と思われる．また，単調な林相よりも多層林相の方が活動にもバラエティがあり，マンネリズムや飽きが生じにくい．

（3）　高次脳機能障害者

　一般に外見から障害を見極めるのは困難な場合が多く，またクライエント本人も障害を自覚できないケースもある．半側空間無視や身体失認，地誌的障害，注意障害，遂行機能障害，行動・情緒障害などの特有の障害をサポート・ケアするため，対象者に対する事前アセスメントが重要になる．また，環境としては，上記の各障害を考慮した設定が必要とされる．プログラムにはやはり単純明快な内容（歩く，持つ，つかむ，集める，運ぶ，目指す，眺めるなど）の設定を心がけることが望ましい．

2.6.4　実施計画の進め方

　実施計画をすすめていく上では，次の①～④の4ステップで計画を進めると，対象者にとっても分かりやすく，参加しやすいと思われる．

①アセスメントを行う

　対象者の性別，年齢，特徴（身体的，精神的，社会的），日常生活（ADL），森林活動経験の有無，生育歴，既往症・アレルギー，嗜好，その他についてあらかじめアセスメントを行い，より円滑で効果的な森林療法のプログラムの基盤を準備する．

②目標を立てる

　目指す目標（短期・中期・長期）をつくる．その際，専門医，嘱託医，作業療法士，理学療法士，カウンセラーなどの各医療・福祉専門職の人とも必ず連携を取り，最善の目標を定める．

③具体的な方法を考える

　具体的な内容として，作業，散策，レクリエーション，リハビリテーション，カウンセリング，リラクセーション，あるいはこれらの混合プログラムなどの方法を立案する．その際，活動場所（樹種，植生，勾配，移動距離，散策路の状況，自宅からのアクセスなど），使用する道具，補助具，実行体制（マンツーマン，グループ活動），協力体制（森林所有者・管理者，森林組合，対象者に対する留意点，工夫なども同時に考慮する．

④実行後の評価

　プログラムの実行後には必ず，評価・反省を行う．具体的に得られた，あるいは得られなかった効果やプログラムの内容，実行体制，設定環境などでも，次回への課題をまとめ，フィードバックを行っていく．森林体験の効果として，身体的，精神的，社会的，日常生活における変化などを記録する．

2.6.5　具体的なプログラムの進め方の提案

①高齢者プログラム（痴呆症状を含む）

　医療機関，福祉施設との連携を図り，施設・病院生活や日常生活におけるADL（自立的生活能力）の向上を図ることを第一目的とする．リハビリテーションについては基本的に距離によって体重別の歩行消費カロリーが計算された歩行コースを設定し，植生や空間の拡幅を加味していく．また，家の中での生活が中心になりひきこもりがちな高齢者が戸外・森林に出かけることによる社会性の涵養なども目的とする．

　プログラムのコースは，高齢者が慣れ親しんだ地元の森林環境を中心に設定し，プログラムの内容は，散策しながら過去を想起し，会話を進めていく「回想法」の手法や，山菜採り，キノコの判別などによる高齢者自身の経験の表出，認知機能のリハビリテーション，前述した歩行距離の目標設定による歩行リハビリテーション，生活習慣病予防などを中心に作成する．

　期待される効果としては，転倒予防トレーニングのリハビリテーションをはじめ，季節を通じた森林の風致作用による五官機能の覚醒，認知・判断能力のリハビリテーション効果を得ることなどがあげられる．

②障害者対象のプログラム

　知的障害者を対象としたプログラムの具体的な事例としては，長野県や栃木県などの複数の知的障害者療育施設において，重度精神遅滞などの知的障害者や自閉症などの発達障害者が，長期間にわたる森林での作業療法や森林浴を体験することによって，歩行能力・作業能力・認知判断能力などの「身体能力」をはじめ，会話理解度・コミュニケーション意欲・意志伝達能力などのコミュニケーションの能力，パニック，自傷などの行動障害や，異食などの

異常行動の頻度が減少し，感情・情緒安定度，生活リズム・飲食コントロール・自発的行動などの基本的生活能力が向上することが，実践事例を通して報告されている．それらのプログラムの内容としては，シイタケ原木の生産・運搬，間伐丸太や粗朶の搬出，グループでの植樹活動，枝打ち，下刈りなどの作業活動が中心であり，それらのことから，「歩く」「持つ」「運ぶ」「受け取る」「叩く」「打つ」「見つける」などの単純明快で，視覚的かつ体感的に理解しやすく，始点と終点も明確なプログラム，ソフトの構築が望ましいことが示されている．

　また，その障害の特性から，屋内での生活が中心となり，日常生活範囲が限定されがちな知的障害者が戸外・森林に出かけることによって，社会性を涵養し，心理的なリフレッシュ効果を得ることなども考慮する．

　プログラムのコースは，様々な林相のある森林環境（特に混交林）に設定し，心身の各機能を覚醒・刺激するように設定することが望ましい．期待される効果としては，身体能力の向上，精神面での安定，社会性の涵養，自律能力のトレーニング，基本的生活能力の向上などがあげられる．

　身体障害者，高次脳機能障害者については，残存機能のリハビリテーションを主な目的とし，森林内の散策・周遊をベースに，視覚・聴覚・嗅覚・触覚など五感機能のリハビリテーションを行う．

　プログラムのコースは，身体障害者の場合（車いす使用者を含む）は平坦（平均斜度5％未満）なコースを設定し，精神障害者の場合には，自分自身の居場所つくりができるような林床，散策コースを持つ森林環境を設定する．また，対象者の嗜好を尊重する．視覚機能を使ういくつかの森林風景・林相や，聴覚機能を使う林分・空間，嗅覚や触覚を使う樹木・植物などをそれぞれコースの途中に設定することなども肝要である．

　期待される効果としては，五感機能のリハビリテーション効果があげられる．

2.6.6　地域の森林を地域住民の活動および休養の場として活用する新たなコミュニティ

　最後に，地域の森林を活用した福祉利用の実践にあたり，そのための特別な森林が必要とされるのか

について考察してみたい.

　人間と自然との関わりの重要性については改めて言及するまでもないが，多くの障害者にとっては，成長過程における野外や自然における体験が，その障害の特異性のために欠落していることが多い（総理府(1996)）．人間の成長段階における心身の発達のために，特に認知機能の障害を抱えた知的障害者にとって，自然環境における野外活動の意義は大きいものと考えられ，同時に，障害者個人の興味や個性を表出していく療育手段の1つとしても森林での体験は重要な意義を持っている.

　また，障害者の療育を行う環境としても，自然環境には，温度，光，風，音などにおいて無作為的な身体の五感への刺激があり，特定の室内におけるよりも自由空間が広く，時間や季節による変化などの多様性があり，探求心や興味を喚起させることが期待できる（Hollis(1982)）．また，野外活動を行うことには，活動を通してのコミュニケーション能力の向上や（Uehara *et al.*(1999)），感情を安定化し，パニックなどの行動障害を減少する作用があることも報告されている（Hammock *et al.*(1995) McGimsey and Favell(1998)）.

　前項までの森林での障害者や高齢者の活動事例はどれも特別な森林を使ったのではなく，その地域で身近に存在する森林・里山を活用したのであり，中には放置林を活用した展開事例も含まれていた．このことは，どのような森林であっても，そこに働きかける創意と工夫によって，療育やリハビリテーション，リラクセーションの環境となり得ることを示している．つまり，現在わが国の農山村には放置された森林や里山，休耕田などが各地に散在しているが，それら顧みられなかった自然環境には，地域住民の健康づくりや福祉活動の一環として再生する可能性が潜在しているものと期待されるのである.

　特に福祉分野の視点においては，今後も「ノーマライゼーション」や「バリアフリー」などの施策がさらに拡大され，「収容から共生の福祉」への展開がなされていくことが予想される．この点において，地域の森林での活動を核として，地域コミュニティを再形成していくことは今後の新たな地域福祉の1つの形態，パラダイムにもなり得る可能性を持っている.

　しかし，端的に，「森林」といってもその環境条件は実に多様であり，地域性，気候，風土，地形，保育・管理状況などによるその差異はきわめて大きい．そして，その森林を訪れ，活用する人間も，成育環境や生活環境，嗜好，性格，感性など，多様な背景を有しており，一様ではない．また，森林環境そのものは，決して保健休養や健康増進，「癒し」の要素ばかりではなく，大きな危険性や恐怖感，不安感を常に孕み，ストレス緩和とともに，ストレスをもたらす場でもある．したがって，地域の森林の福祉利用には様々な不確定要素と背反性が絡み，その実施には絶えず困難が付随する.

　けれども，現時点における課題としては，そのような地域の森林の環境条件をふまえながらも，長期的な実践や具体的な症例・障害の臨床研究データを重ねていくことが福祉利用の基盤を固めていくことを強調したい．つまり，その地域の森林の標高，樹種，林齢，地形・傾斜，植生をふまえ，その森林条件下において，どのような対象者に対して，どのような形態での活動を行った結果，どのような作用，効果が得られ，あるいは弊害があり，どのような特徴があったのかを検証，蓄積し，森林における福祉利用，ならびに保健休養の効果の特徴を明確にしていく必要があるということである．同時に，放置林を含む森林に働きかけ，その整備を行う際には，その森林の変化に伴って，対象者の心身にもどのような変化があらわれるのか，つまり森林と人間の変化のパラレル性についても検証し，考察していく必要がある.

　「地域の時代」といわれるようになって久しいが，各地域の森林を活用した多様な健康づくりの事例がその地域の人々の手によって萌芽していくことを期待したい. 〔上原　巌〕

⚙ 課題 ⚙

(1) 地域福祉における森林の活用には，どのような条件が必要か．環境面，人材面，ソフト面などの側面から考察せよ.

(2) 地域福祉における森林の活用には，どのような整備手法が必要と考えられるか？

(3) 木材生産と並行，両立する森林の福祉利用は可能か？

第3章

カウンセリング，心理分野における森林の活用

　現代は，日常生活や，職場などの社会的生活，また家庭生活においても，様々な「ストレス」を抱える，「ストレス時代」であるといわれる．特に精神的なストレス，悩み事などを抱えることは誰にでもあり，ときにはどうしても個人では解決することができない悩み，問題，あるいは個人では処しきれない大きなストレスを抱える場合もある．そのような場合，その解決への窓口，1つの選択肢として，「カウンセリング」がある．カウンセリングは今や一般的な言葉になった観があるが，本章では，そのカウンセリングをはじめ，森林分野における森林の活用とその可能性について，いくつかの事例を通して考えてみる．

3.1 「カウンセリング」という言葉

　現在は，学校や大学だけでなく，役所や企業においても，専属のカウンセラーがつく場合が多くなった．突発的な災害，事故の被害後には，社会的な要請としても，カウンセリングがなされる場合もあり，1995年の阪神，2011年の東日本の2つの大震災をはじめ，災害時には数多くのカウンセラーがいまや派遣されるようになった．

　カウンセリングは，日本においては，その言葉が今日のように使われる以前は，もともと「相談」という名称で使われていた．化粧品のコマーシャルなどでも，「カウンセリングつき化粧品」，「カウンセリングの後，おためしいただけます」などの宣伝を見かけることがあるが，そのような場合は，個別にクライエントの状況，要望に対応しての処方を考慮することが示唆されているといえよう．

3.2 カウンセリングとは

　カウンセリングとは，「言語的および非言語的コミュニケーションを通して行動の変容を試みる人間関係」のことを指す（國分(2001))．つまり言葉だけでなく，傾聴の姿勢やアイコンタクト，共感のうなずきなどの非言語も，カウンセリングの要素となり得る．この点において，カウンセリングは一般に考えられているよりも幅広い範疇を持つものであり，そのため，どんな言動にもカウンセリング的な

要素があって，その効用，作用が期待でき，同時に逆にそれらを損なう可能性も有している．

3.3 森林を利用したカウンセリングの意義と可能性：その長短所

　通常，カウンセリングの空間は，特定の相談室や，使用していないときの会議室など，「静かで，プライバシーが保たれ，落ち着いた空間」で行うことが多く，一般的には室内の空間である．

　しかし，クライエント（悩みを抱え，相談にきた人）が問題を抱えている場所自体がその学校や企業であった場合，クライエントは，自らのストレスを受けている環境下でのカウンセリングを行うことになる．また，相談室は，外部に対してのプライバシーの確保は可能であるけれども，密室的，限定的，人工的な環境であるともいえる．

　そこで，森林を利用してのカウンセリングが，カウンセリング環境の位置設定として，あるいは1つのカウンセリング形態として提案される．同様に，海辺でのカウンセリング，高原でのカウンセリングなども考えられるところだが，カウンセリングを森林内で行うことの意義としては，次の8つが主にあげられる．

①転地効果

　カウンセリングの利点としては，まず日常空間，ストレスを受けている場所からの「転地効果」がある．さらに，自然の中に身を置くことは日頃の生活では意識しない自分自身—自己についての再認識・再発見を促進することから，「心理的な転地療法」

の効果も期待される.

②カウンセリング空間としての森林

　建物や室内の人工的な空間から戸外に出て森林という自然環境に入ることで，リフレッシュ感をクライエント，カウンセラーともに得ることができるだろう．清澄な空気や風を味わい，樹木や潅木，草花に全身を囲まれながら，野鳥や虫の声に耳をそばだて，木漏れ日を眺め，森の芳香を感じ（まさに天然のアロマ効果である），四季の移り変わりを肌で感じるなど，森林ならではのアメニティ作用をそのままカウンセリングの環境，または触媒として利用できることが大きな特徴であり，利点である.

　特に都市環境に職場をもち，心身に慢性的な疲労感を抱えている都会のビジネスマンなどにとって，この森林でのカウンセリングは効果的であることが推察される.

③森林環境がカウンセリングに及ぼす影響

　カウンセラーとの距離を取ることができる．話を別段しなくとも，森林の風景をカウンセラー，クライエントが黙って一緒に眺めているだけでも，お互いの心身に何かを享受することができる．また，カウンセリングにおける新たな糸口，ヒント得られる場合もあるだろう.

④気分・心理変化の指標としての森林

　クライエントの気分や気持ちが森林の景色，景観によって変化した場合，そのことからクライエントの意識変化の指標としての森林環境の活用が可能である．また，カウンセリングの場所を森林内でクライエントが選択する場合，その場所を選ぶことに，そのときのクライエントの心身の状況が投影されるとも受け取ることができる．例えば，初回では他人から見えないような場所でのカウンセリングを希望し，そのような場所に自己カウンセリングの場を設けていたクライエントが，次第に他者が見え，他者からも自分が見える場所にその場所を移動していく場合などは，クライエントの心理的な状況の変化の1つの表出と受け取ることもできる.

⑤散策に伴う効果

　散策することそれ自体にも身体・生理的な効用がある．歩くという行為は身体や精神の疾患のリハビリテーションなどに最もよく使われる簡便法である．傾斜，気温の変化など，森林内の環境に注意を

払いながら歩くことは，認知，平衡感覚などの全身の機能の覚醒，活性化を促す.

　また，散策に伴う場所の移動や場面変化，風景，景観，地形の変化などを体感することにより，気分転換や発想転換，問題解決のヒントなどへの適度な刺激が得られる．大きなストレスや心理的外傷を負ったクライエントの場合，眼球運動によるストレス軽減のEMDR法が試みられることがあるが，森林環境には，様々な視覚的要素があり，それらを眺めていくことが，EMDRによる効果と同様の結果をもたらすこともあるだろう．そして，何よりも歩き，足を進めていくことには，当の問題はさておき，その場から前進していくことであるため，能動的な気分，精神状態に導いていく効用を有している.

⑥開放性：「自然体」の姿勢の促進

　森林環境下においては，建物や部屋の室内空間における束縛がなく，クライエントにとっての「あるがまま」や「自然体」の姿勢がより促進されやすい．また，室内よりも開放度，自由度が高く，カウンセリングに対する「緊張感」，「構え」が緩和される.

⑦カウンセラーとの関係の良好化

　カウンセラーとクライエントが，ともに森林内の空間，場を共有することにより，ラポール（信頼関係）が築きやすい．また，「カウンセラー」，「クライエント」という相互間の壁，垣根が下がり，コミュニケーションが活性化されやすい.

⑧カウンセラーとしての森林

　森林環境それ自体が無言でありながら，カウンセラーの役割を果たすことも森林を活用したカウンセリングの大きな魅力である．特に古来より身近に花鳥風月に親しんできた日本人には，自然の風や落ち葉，生き物の姿などの自然の有り様が，時には平凡なカウンセラーの応対・言葉よりも大きな意味を持って語りかけ，影響を及ぼすことがあるだろう.

　また，以上のこととは逆に，森林散策における短所も多々ある．それは，①天候に左右され，天候の変化が心理状態やカウンセリングそのものにも影響を及ぼす，②クライエントの抱える問題を散漫にし，問題への焦点を絞りにくくしてしまう，③森林に親しみのないクライエントには抵抗感がある，④

森林内の虫やクモの巣，雑然とした風景などがクライエントに不快感を与える，⑤クライエントが異性の場合，カウンセリングそのものを変容してしまうなどである．

3.4　森林を活用したカウンセリングの手法

森林環境を活かしたカウンセリングの方法としては，①カウンセラーとクライエントが 2 人で森を歩きながら，あるいは森林環境の中で通常のカウンセリングを行う方法（写真 3.1 上段），② 1 人で森林内を歩きながら，あるいは森林環境の中で，1 人で自分の感情や心理状態，自己の抱える問題事象の変化を自ら記録し，自己変容をしていく方法（写真 3.1 中段），③グループで行うカウンセリング，すなわち，同じ悩みを分かち合う自助グループが森林内で行うグループカウンセリング（写真 3.1 下段）や，集団である目的を遂行するために行動，作業を行う構成的グループエンカウンター（SGE）などの手法がある．

これまでに，高校生，教員，ひきこもりの若者，うつ病を抱えたサラリーマン，主婦などを対象とした森林カウンセリングの報告があるが，その効果としては，自己受容度の向上や抱える悩み・問題によるストレス，不安感，焦燥感の緩和，不眠や食欲の改善などが認められてきている．メンタルヘルスの一環としても今後期待できる分野であろう．

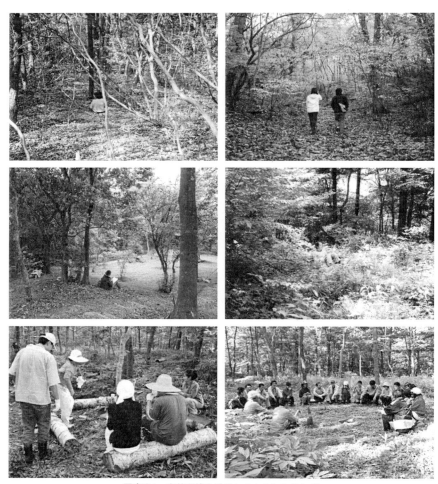

写真 3.1　森林環境を活用したカウンセリング
クライエントとカウンセラーの 1 対 1 のカウンセリング（上段），森林の中での自己（1 人）カウンセリング（中段），グループカウンセリング（下段）．

3.5　森林カウンセリングの効果

　森林カウンセリングの効果としては，参加者の自己の抱える悩みの減少・緩和や，自分自身を受け入れる「自己受容度」が，またグループエンカウンターの効果としては，コミュニケーション意欲・能力，チームワークなどが向上することが報告されてきている（上原(2003a)）.

　個別の臨床ケースでは，軽症のうつを抱えたクライエントを対象に森林散策を行いながらカウンセリングを行った結果，食欲や睡眠の健常化，自己受容および自己肯定感の促進などが認められた事例があり（上原(2008)），アスペルガー障害（高機能性自閉症）を抱えたクライエントを対象とした事例でも，森林散策をしながらカウンセリングを定期的に行った結果，自閉性の緩和や，コミュニケーション能力が向上したことが報告されている（Uehara et al.(1999)）.

　森林環境は福祉・医療・カウンセリングのそれぞれの分野のクライエントを受け入れる「受容環境」としての意義を持ち，森林療法は，ゆったりとした時間軸の中において，精神，身体両面への効果を持っていることが期待されよう.

　また，これまでの私の経験からは，室内のカウンセリングでは，クライエント短絡的な悩み，例えば，いま抱えている仕事，課題ができない，職場のあの人とうまくいかないなどの相談が多く，森林でのカウンセリングでは，ずっと昔の幼少期の頃を回想したり，本当はパイロットになりたかったと顧みたりするなど，時間を遡った感情が表出する場合が多く見受けられた．いわば，室内では，そのクライエントの表面的，表層的な悩みの吐露が多いのに対し，森林では，深層的，本質的な感情が湧出することが多い傾向にあるようにうかがえた.

　これらのことから，森林のもとでは，より開放された自己を体現する可能性があることが示されている．その理由を考えてみると，言葉を使うカウンセリングとは異なり，樹木，森林が無言であること，言葉を発しないという基本的な環境要素も大きく作用している．森林環境は福祉・医療・カウンセリングのそれぞれの分野のクライエントを受け入れる

「受容環境」としての意義を持ち，森林療法は，ゆったりとした時間軸の中において，精神，身体両面への効果を持っていることが期待されよう.

3.6　カウンセリングを行うにあたって必要とされる能力

　カウンセリングを行うにあたってまず必要とされるのは，相手：クライエントの存在とその思い，主訴を，自己の主観，判断などをはさまずにありのままに受け入れる能力＝受容力である．また，クライエントの話にじっと耳を澄ませる傾聴能力も肝要である.

　カウンセリングというと，何か的確なアドバイス，助言を受けられることと捉えるクライエントが多いかも知れないが，基本的なカウンセリングの姿勢は，クライエントと共に悩み，問題を抱え，一緒に解決策を考えることである.

3.7　森林を活用したカウンセリングの事例

　以下に森林を活用した5つのカウンセリング事例を紹介する.

3.7.1　森林公園を利用した都市部ビジネスマン対象の事例

　生活習慣病の予防や福祉，医療分野における利用の一環として，現在，森林浴や森林療法も期待をされている．また，メンタルヘルス，心の健康づくりにおいても森林環境の持つ保健休養機能は大きく期待されている．森林散策を行うことによって，抑うつ感，イライラ感，不安感などが低下し，爽快感が高まるといった心理的な効果があることなども報告されている.

　年間の自殺者数が現在3万人前後という状況下にあるわが国において，メンタルヘルスは社会的にも重要な課題の1つである．特に都市部の環境下におけるビジネスマンにメンタルヘルスの必要性は高く，従業員1000人以上の大企業では，80%の企業にメンタルヘルス不全による1ヶ月以上の休職者がみられ，企業全体をみても過去5年間に約8割の企業においてメンタルヘルスの不全者が増加傾向であることが示されている．また「労働安全衛生法」が

2006年4月より改正になったことにより，事業者は過重労働者に対する医師による面接指導が義務化され，特にメンタルヘルスのケアに対応した面接指導が義務化されるようになった．職場における出勤拒否の傾向や，仕事の持続性の低下，早退の頻発などには，職場環境の問題だけではなく，個人の問題も影響を及ぼしており，日常の生活空間から離れ，自然空間に身をおくことには，心理的な転地効果が期待され，その環境の1つとして森林環境も期待されている．

そこで本事例は，都市部の企業で働くビジネスマンが，都市郊外の森林において「森一日休養」を行うことにより，どのような心理的な効果が得られ，またその結果から企業におけるメンタルヘルスの1つの方策としての森林環境の利用を考察することを目的にした．

(1) 事例対象と評価方法

事例対象は，大阪市の中央部に位置する企業（従業員数約200人）である．社内の公募により，森林を活用したメンタルヘルスのワークショップに12人（男女各6人）の参加希望者が集まった．参加者には，同社における出勤拒否傾向や，軽度のうつ傾向の社員が含まれ，6月中旬にワークショップが行われた．

ワークショップの前後には，坂野ほか（1994）による気分調査票の記入をしてもらい，ワークショップ終了後には，ワークショップを行っての自己評価もしてもらった．

坂野ほか（1994）の気分調査票は，現在の緊張度や興奮度を示す「緊張と興奮」，気分の晴れやかさ，快適度を示す「爽快感」，現在の疲労度を示す「疲労感」，心のうつ傾向を示す「抑うつ感」，そして現在や将来に対する不安感を示す「不安感」の5つの尺度から成り立ち，それぞれ4段階で評価するものである．

ワークショップ後の自己評価は，「自己の抱える悩みや問題」，「体調」，「森林に対する姿勢」，「森林での話し合いは室内での話し合いと比べてどうだったか」，「チームワーク」，「自己肯定感」が，ワークショップの前と比べてどの程度変化をしたか，の各項目について，−2から+2のそれぞれ5段階で評価をしてもらった．さらにワークショップの実施後には，個々の参加者からワークショップへの感想の聴き取りも行った．

(2) ワークショップの場所と方法

ワークショップの場所は，大阪市の中心部から電車で1時間ほどの距離にある奈良県立矢田山森林公園を設定した．同公園を選定した理由は，園内には森林だけでなく，池や広大な草地もあるため，空間的なバリエーションを楽しむことができ，また林内には散策道もあり，静穏な環境を確保することができると考えたためである．

矢田山森林公園の面積は約282 ha，1996年に国有林から買収し，設定された森林公園である．主な樹種構成はコナラ林40％，スギ・ヒノキ林30％，アカマツ林10％，竹林5％，シイ林2％，クズ・草地13％である．

ワークショップの内容は，現地での日程説明のあと，気分調査票の記入をまず行ってもらった．気分評価表の記入後は，活動する矢田山森林公園の概要の説明とガイドウォーキングを行い，参加者に森林環境の概要の把握をしてもらった（写真3.2上段左）．その後，自分の落ち着ける場所を林冠下に見つけ，その場所に横臥し，自然の音に耳を澄ましながら，静かに過ごすリラクセーションを約30分間行った（写真3.2上段中）．次に，公園内の樹木の樹幹，樹皮に触れながら，自分と「相性がよい木」を見つけ（写真3.2上段右），その木が見つかったら，その木に寄りかかりながら再び静かに時間を過ごしてもらうというプログラムを30分間行った（写真3.2下段左）．その後さらに，別の場所に移動し，その林分の中で，「落ち着ける場所」，「癒される場所」などを各人で探し，その場所で，1人で現在の自己が抱える課題や，自分自身を振り返る森での自己カウンセリングを30分間行ってもらった（写真3.2下段中）．以上のプログラムを行った場所の樹種は，ケヤキ，イロハカエデ，コナラ，ヤマザクラ，トチノキ，エゴノキなどの広葉樹林であった．午前中の最後には，午前中のプログラムの「ふりかえり」を行い，感想を任意に出してもらった．

昼食後は，4人ずつのグループをつくり，それぞれのグループで，「森での新しい発見」と「癒される場所」を森林公園内で探し（写真3.2下段右），その後各グループの探した場所を紹介しあい，参加

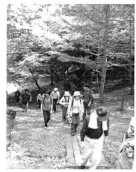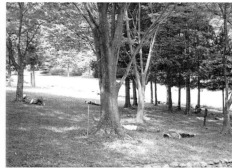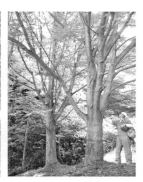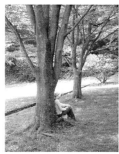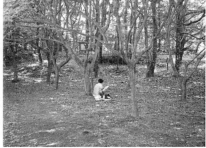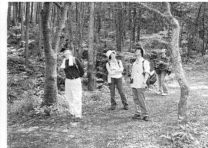

写真 3.2 森林を活用したメンタルヘルスのワークショップ

森林公園内のガイドウォーキング（上段左），リラクセーション風景（上段中），自分と相性の良い木を見つけるプログラム（上段右），「自分と相性の良い木」と過ごす様子（下段左），林内での自己カウンセリング（下段中），グループで「癒しの場所」を探す（下段右）．

者全員でその場所を体感するプログラムを行った．午後のプログラムを行った場所の樹種は，スギと広葉樹の混交林であった．最後にワークショップ全体のふりかえりを行い，再び気分調査票の記入と，ワークショップについての自己評価を行ってもらった．

　全体を通して，1日のプログラムの流れとしては，午前中はガイドウォーキングから始め，森林環境に対する不安感を緩和しながら導入し，次に穏やかなリラクセーションによって心身の休養を図ることを目的とした．その後の自己カウンセリングも含め，午前中は1人で過ごす時間を多く設け，自己や日頃の生活へのふりかえりを行ってもらうことを目的とした．

　午後は，グループ移動していただき，林内の散策という運動とともに，集団の中において，他者理解と自己理解を促進してもらうことを目的とした．

（3）ワークショップによる参加者の変化

　ワークショップ前後の参加者の気分調査票の平均値を図3.1に示す．

　ワークショップ後には，緊張と興奮，抑うつ状態，不安感の3つの尺度で減少が認められ，t検定の結果，有意差も認められた（$p < 0.01$）．疲労感については，減少幅が他尺度よりも少なかったが，これは当日の午後がかなり蒸し暑い日であったことと，森の中の移動が多く，疲労感が緩和されなかったことが考えられる．

　このワークショップでは不安感の緩和が最も顕著にみられたことが特徴であり，ワークショップ後には約1/10以下にまで減少した．また，爽快感はワークショップ前にはマイナスの値であったが，ワークショップ後にはプラスに転じた．

（4）ワークショップ後の参加者の自己評価

　ワークショップ後の参加者の自己評価の平均値を図3.2に示す．

　どの項目でもプラス評価がなされたが，その中で最も高い数値だったのは，「森林での話し合い」で，それに対する個々の意見としては，「言葉がはずんだ」，「和気藹々としていた」，「同じ職場内でも日頃あまり話をしたことがなかった相手と自然に話をすることができた」，「仕事上では気がつかなかった相手の別の側面を知ることができた」などのコメント

があり，次に「チームワークが高まった」という評価が続いた．

カウンセリングにおけるグループワークでは，グループ内における他者理解，自己理解の促進を図ることも目的にされることが多く，前述の評価からは，その目的を森林環境下では自然に行うことができたことがうかがえる．

これらの結果から，都市部の職場を離れ，時には森林の中で過ごす日を設けることは社員のメンタルヘルスはもとより，職場の雰囲気も良好にし，それを基盤に企業にとってもプラスの効果が期待されることが推察された．

しかしながら，午前は個人で過ごすことが中心のプログラムであり，午後はグループ中心でのプログラムであったものの，その形態の違いによる気分変化やリラックス効果の差異については，考察を行うことができなかった．また，自己の抱えていた悩みや問題の緩和や，自己肯定感の変化についての評価は，グループ関連についての評価と比べると低かった．これらのことから，個人中心でのプログラムの実施方法をはじめ，個人中心からグループ中心のプログラムへの移行，またその効果のつながりなどについても，今後のワークショップ形式を検討する上での課題と考えられた．

(5)　ワークショップのまとめ

都市部の企業においては，本格的な森林環境下での保養に日常的に出かけることは当然ながら困難である．したがって，本事例のような都市公園や，各所に点在する寺社林などを活用しての散歩などで，短期の息抜きをしてみることが可及的な方法として考えられる．今回の1企業の事例でみられたように，定期的に郊外の森林に出かける機会を会社が社員に設定，提供し，郊外の森林に短期の転地保養に定期的に出かけることも1つの可能性であることが本事例からは示されたものと考えられる．

また，同社では，今後の社員旅行や保養環境として，森林に出かけることも構想している．その際には，どのような森林環境があるのかという情報と，森林の案内をしてくれる人材の提供を必要としており，これらの条件を企業に提供できるようなシステムもまた今後重要になるものと考えられる．

3.7.2　教員対象の森林療法ワークショップのこころみ

今日，学校現場で働く教員のストレスは高く，そのストレスの緩和と同時に，日常空間を離れ，日頃の生活と自己を静かに振り返る機会も必要とされており，森林環境がその1つの場となりうることが期待されている．

2015年度における全国の公立学校教員の1ヶ月以上の休職者数も5000人を超えるとされている（図3.3）（文部科学省(2015)）．また，病気を理由に休職中の教員中，精神疾患を理由に休職している割合が60％を超えている（図3.4）．このように，現在は，精神的な疾患やストレスから体調不良に陥る教員の数が多いことがうかがえる．

また，その教員の抱えるストレスの原因については，指導する生徒やその保護者，また職員間などの人間関係であることが特徴であるといわれる．したがって，そうした日頃の場を離れ，自己に対する自信，自尊心，自己肯定感を高め，日頃の生活と自分自身を静かにゆっくりと振り返る機会が必要とされる．その転地の場，日常生活と自己を振り返る静穏な場の1つとして，森林環境も考えられ，それを期

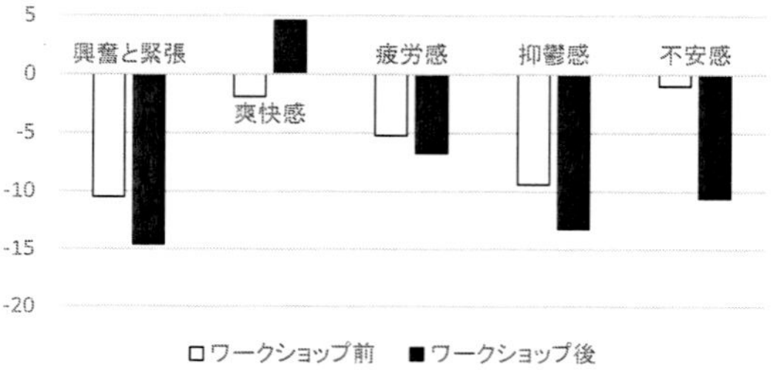

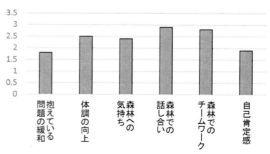

図3.1　ワークショップ前後の気分評価の変化（$n = 12$）

図3.2　ワークショップ後の自己評価の平均値（$n = 12$）

待する意向もうかがえる．2003年に長野県佐久地域の高校教員273人を対象に行ったアンケートでは，森林療法は教員のメンタルヘルスに効果があると答えた教員は75％を超えている（図3.5）．

そこで，本事例では，ある公立中学校1校，公立高校2校より森林を活用したメンタルヘルス，およびカウンセリングワークショップの依頼を受け，そのこころみの実践を行うことによって，教員を対象とした森林療法の今後の可能性を考察した．ワーク

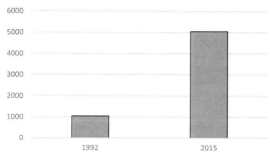

図3.3 公立学校教員の精神疾患による休職者数（人）
文部科学省（2015）より．

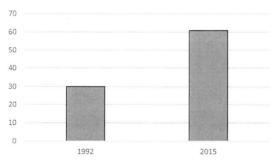

図3.4 病気休職者中教員の精神疾患休職者の割合（％）
文部科学省（2015）より．

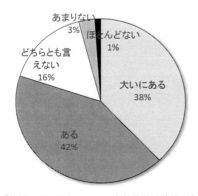

図3.5 「教員のメンタルヘルスに森林体験は効果があると思うか？」のアンケート回答結果（％）
長野県立高校教員273人を対象．上原（2003b）より．

ショップの内容は，ともに森林でのカウンセリングワークによって，リフレッシュの方法を学ぶという主旨であった．ワークショップはいずれも3時間程度，依頼のあった学校近くの森林で行った．

(1) 公立中学校の教員対象の事例

はじめに全体でワークショップについての概要の説明を行い，その後，ストレッチ・軽体操，森林散策を行い（写真3.3上段左，中），その後，樹冠下でのリラクセーション（写真3.3上段右），樹幹の感触の良い樹木を見つけ，その樹木に寄りかかって過ごす「自分の木と過ごす」プログラム（写真3.3下段左），林の中で，1人で過ごしながら行う「自己カウンセリング」（写真3.3下段右）という順番で行った．

また，教員側の希望により，ストレス数値の変化尺度として，唾液アミラーゼの測定，また気分の変化として，坂野ほか（1994）による気分調査票の記入をワークショップの前後にそれぞれ参加者の任意希望で行った．

ワークショップは，10月に山梨県北杜市で行った．同センターには緑地や雑木林があり，ワークショップは落葉広葉樹林で行った．参加者は同市内のA中学教員11人であった．

ワークショップ前後の唾液アミラーゼの変化と，気分変化の結果をそれぞれ図3.6，3.7に示す．

唾液アミラーゼの変化は，ワークショップ後の方が，いずれも若干ながら数値が上がったという参加者が6人，数値が下がったという参加者が5人であった．全体の平均値は，実施前が68（±73），実施後が38（±18）と，約1/2に数値が下がる結果となった．また，実施前の個人差のばらつきが大きく，標準偏差は実施後の4倍以上であった．

気分調査票の変化では，「疲労感」，「抑うつ感」，「不安感」などでは著しく減少がみられ，それぞれ有意差が認められた（$p < 0.005$）．しかしながら，「爽快感」では若干の上昇しか認められず，「興奮と緊張」についても減少は認められたものの，有意差は認められなかった．これらの変化の要因としては，ワークショップの実施中に携帯電話が鳴り，それに大声で応えた参加者がいたり，林の中に筆記用具を落としたり，それをさがすまで落ち着かなかった対象者がみえたりなどの点も影響をしていたこと

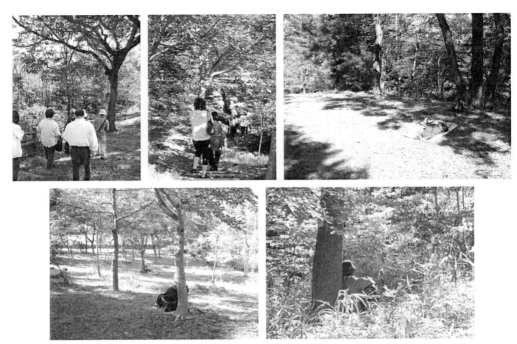

写真 3.3　公立中学校教員のワークショップ
森林散策（上段左，中），樹冠下でのリラクセーション（上段右），「自分の木と過ごす」プログラム（下段左），林の中での自己
カウンセリング（下段右）.

が参加者自身の感想からも推察された.

(2)　公立高校の教員対象の事例

①11 月に長野県の A 高校教員 26 人を対象にワークショップを行った. ワークショップの場所は，学校近隣のミズナラ林およびカラマツ林であった.

ワークショップ前後の唾液アミラーゼの変化と，気分評価の平均値の変化をそれぞれ図 3.8，3.9 に示す.

唾液アミラーゼの数値の変化では，24 人の被験者中，ワークショップ実施前よりも数値が上がったという参加者が 14 人，下がったという参加者が 10 人であった. その理由としては，ワークショップ前

に唾液アミラーゼを測定した高校の室内（保健室内）は平均 18℃，平均湿度約 45％であったのに対し，森林環境ではワークショップ中の平均気温 9℃，平均湿度約 60％と肌寒く，9℃以上の温度差があったことが考えられる. 唾液アミラーゼの全体の平均値としては，ワークショップ実施前は 56（±76.3），実施後は 50.5（±39.6）と若干減少する結果となった. 前述の中学教員対象のワークショップ同様に，実施前の個人差のばらつきが大きく，標準偏差は実施後の約 1.9 倍であった.

気分評価では，「爽快感」が実施前の数倍に上昇し，逆に「疲労感」，「抑うつ感」，「不安感」の各項目では 1/2 以下に評価値が緩和され，それぞれ有意差が認められた（$p < 0.005$）.

②6 月に長野県の B 高校教員 20 人を対象にワークショップを行った. ワークショップの場所は，前述の①と同じミズナラ林，カラマツ林である.

ワークショップ前後の唾液アミラーゼの変化を，図 3.10 に示す.

被験者 12 人中 7 人にワークショップ後には唾液アミラーゼの低下がみられ，5 人に上昇が認められた. 全体平均としては，ワークショップ前は 54.4

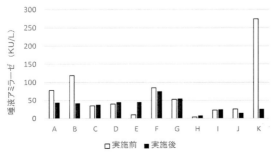

図 3.6　ワークショップ前後の唾液アミラーゼの変化

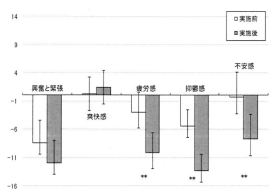

図 3.7 ワークショップ前後の気分評価の変化
** $p<0.005$, $n=11$.

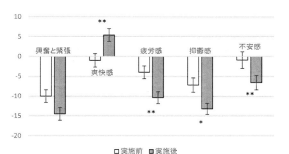

図 3.9 ワークショップ前後の気分評価の変化
* $p<0.01$, ** $p<0.005$, $n=24$.

（±49.6），ワークショップ後は 48.4（±40.9）と若干低下した値となった．当日，ワークショップ前に唾液アミラーゼを測定した高校室内の平均気温は約 22℃，平均湿度 84%，森林での平均気温は約 15℃，平均湿度 91% であった．

　また，気分評価の変化を図 3.11 に示す．「爽快感」が実施前の数倍に上昇し，逆に「疲労感」と「不安感」の項目では 1/2 以下に評価値が緩和され，それぞれ有意差が認められた（$p<0.005$）．また，「抑うつ感」でも評価値が下がり（$p<0.01$），「興奮と緊張」の項目では評価値の低下は認められたものの，有意差は認められなかった．

(3) 教員対象の 3 つのワークショップの共通点

　以上報告した 3 つのワークショップの共通点として，以下の 3 点が示された．

①唾液アミラーゼの変化では，個人差による数値のばらつきが大きく，森林体験後に上昇する被験者も 4〜6 割程度にのぼった．この理由としては，森林体験や検査時の状況をはじめ，被験者の生活習慣，身体的能力，当日の気象条件，気温，湿度なども影響を及ぼしていると考えられた．また，唾液アミラーゼの参加者平均値の変化を図 3.12 に示すが，標準偏差は，森林体験後には小さくなる傾向もうかがえた．

②気分変化

　疲労感，抑うつ感，不安感の現象がいずれも顕著に認められた．これらの項目を含めた，教職員のメンタルヘルスに森林体験を供することのできる可能性が示されたものと考えられる．

③行動面

　参加者の森林での行動のパターンでは，比較的ばらばらに林内に散って入り，グループ行動よりも

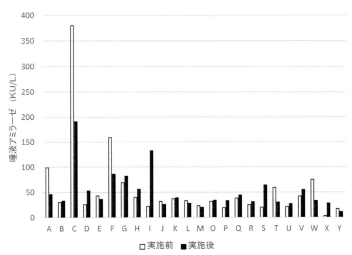

図 3.8 ワークショップ前後の唾液アミラーゼの変化

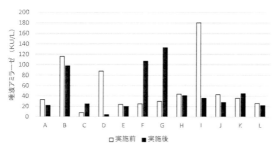

図 3.10　ワークショップ前後の唾液アミラーゼの変化

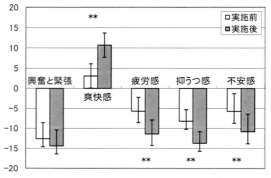

図 3.11　ワークショップ前後の気分評価の変化
＊＊ $p < 0.005$，$n = 12$．

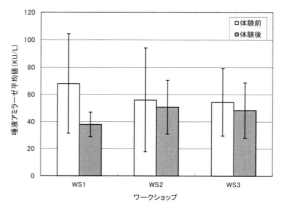

図 3.12　唾液アミラーゼの参加者平均値の変化

個々の行動を取る時間が多いことが中学，高校の教員に共通してうかがえた．

ワークショップ体験後の自由筆記の感想からは，「日頃の多忙な学校現場を離れてリラックスできた」，「自己の内観ができた」，「日頃職員室では仲の良くない教員同士でも会話ができた」，「心と体がひとつにつながっていることを再認識した」などの感想が多く，日常生活の場とは異なるところに身をおいて休養する「転地効果」も多くの感想にうかがえた．

基本的に，日常的に対人ストレスを抱えた学校の教員には，環境を変えて静かに森林の中で休養をし，自分自身の個性や，教職を目指した原点などを，ゆっくりと見つめ直す時間が必要とされる．ワークショップ後，本事例の中学や高校の職員会では，定期的に「森林療法の日」を設けることも企画された．また，保健室登校の生徒や，相談によく来る生徒を，ワークショップ翌日に森林に連れて行ったというケースもその後みられた．

森林公園をはじめ，地域の身近なところにある森林活用の1つとして，こうした教員向けの森林療法の機会を持つことは意義があり，各地域の教育委員会をはじめ，地域行政，林政による斡旋，啓蒙，バックアップも必要であると思われる．

カウンセリングにおける森林環境の利用は，莫大な先行投資や，特別な環境条件を必要とするわけではなく，今回の事例のように，生活の場に近い身近な森林環境に出かけることでも可能であることが示された．またこのことは教員だけではなく，他種の職業者についても同様にいえることである．福利厚生面，健康保険なども活用しながらの森林療法の活用も今後大いに検討されるべきことであろう．

3.7.3　身近な緑地を活用した自己カウンセリングの事例

本項では，都市部にキャンパスがある大学構内と，同大学近接の都市公園を活用し，身近な緑地を活用した自己カウンセリングの可能性の検討を行った事例を報告する．

場所は，東京都世田谷区にある東京農業大学構内と，大学近接の馬事公苑（面積 8.5 ha）の2箇所である．

まず構内の教室において，現在の体調とストレス度を -2 から $+2$ の5段階の評価と，坂野ほか（1994）による気分調査票の記入をそれぞれ無記名で学生にしてもらった．その後，馬事公苑に徒歩（約10分）で出かけ，公苑内の緑地（コナラ，クヌギ，エノキ，ミズキなどの高木群）内で，自己カウンセリングの時間を50分設けた．自己カウンセリングに際しては，回収しない記入用紙（表3.1）を配布した．50分後に再び体調，ストレス評価と，

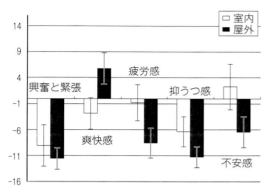

図 3.13 室内，屋外での気分変化の比較

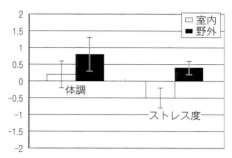

図 3.14 体調，ストレス度の変化

気分調査表の記入を行い，それぞれの用紙を回収した．有効回答人数は 42 人であった（学生の平均年齢は 20.2 歳）．

教室内と馬事公苑で行った気分調査の変化を図 3.13 に，体調，ストレス度の変化を図 3.14 に示す．

気分の変化では，興奮と緊張，爽快感，疲労感，抑うつ感，不安感のそれぞれの尺度で気分の向上がみられ，有意差が認められた（$p<0.001$）．特に爽快感，疲労感，不安感の尺度での変化が著しかった．

また，体調，ストレス度の評価でもそれぞれ改善された評価がみられ，有意差が認められた（$p<0.001$）．

これらの結果から，簡便な気分転換の 1 つとしても，身近な緑地の活用した自己カウンセリングも有意義であることが示唆されたものと考えられた．

3.7.4 都市部の森林公園を活用したカウンセリング

これまでのカウンセリングの研究においては，様々な手法やアプローチの方法が検討され，その効果についても多角的に研究がなされてきているが，本項では，都市部の緑地を活用し，定期的に散策をしながらカウンセリングを行った事例を報告する．

都市部に点在する森林公園，樹林地，緑地などを活用し，毎月 1〜2 回程度の定期的なカウンセリングを，所属先に不適応の悩みを持つ男性クライエントを対象に 1 年間行った．緑地では，散策をはじめ，ベンチの活用（写真 3.4）や，横臥して樹冠を仰ぎみたりしながら（写真 3.5），カウンセリングを行った．また，緑地でのカウンセリングと並行して，室内でのカウンセリングも行い，野外と室内における比較も行った．クライエントには，カウンセリングの前に，緑地と室内での両方のカウンセリングを行うことを説明し，了解を得てから実施した．

約 1 年間の時間と定期的なカウンセリングを経て，クライエントは，自己が悩みを抱えている所属先に復帰していった．

緑地を活用したカウンセリングを通してのクライエントの感想は，「樹木の魅力，不思議さを発見した」，「森林は，世の中の動きとかけ離れている場

表 3.1 自己カウンセリング用紙の設問内容

・自分がくつろげる場所を自由にさがしてみてください．
・自分がその場所を選んだ理由は何だったでしょうか．
・逆に，どんな場所は選びたくなかったでしょうか．
・いま心に浮かぶ悩みや問題，課題などを書き出してみてください．
・上記の解決策を思いつくまま書き出してきてください．
・あなたが今思っていること，感じていることにはどんなことがありますか．
・いまあなたが思い浮かべる人にはどんな人がいるでしょうか．またその人のどんなところが思い浮かびますか．
・いま選んだ場所がさらにどんな場所であったら，もっと癒されることができるでしょうか．
・今ここにいる自分自身をどう思いますか．
・これから普段の生活でしてみたいことにはどんなことがありますか．
・これから普段の生活で，どんな自分になりたいですか．

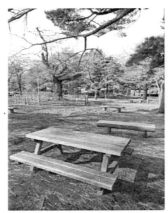

写真 3.4　カウンセリングを行った
公園とベンチ

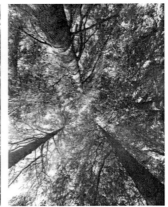

写真 3.5　横臥して見上げた樹冠

だった」，「幼児期の記憶をはじめ，自分の来し方を
ふりかえることができた」，「森林環境内では，考え
方に幅ができる」，「自分の抱えている問題を「散ら
す」ことができる」などであった．

　また，室内におけるカウンセリングについては，
「自分の課題，役割がより明確になった」，「今後の
予定が気に掛かる」などの感想が出された．

3.7.5　室内と野外での話し合いの比較

　本項では，室内と野外におけるグループワークの
効果の比較に着目し，調査を行った．

　方法は，「正解」のない，しかしながら，多様な
回答の期待できる課題をいくつか設定し，それらの
課題に対して，40〜50 代の男性 5 人，女性 4 人の
計 9 人が，室内および森林において，ブレーンス
トーミング的にグループで話し合い，その結果か
ら，室内と野外における話し合いの比較を行った．

　参加者は，話し合いの前後に，坂野ほかによる気
分調査票で評価を行い，また表 3.2 に示す 4 つの項
目について 6 段階による二対評価も行い，室内と森
林における話し合いのメリットをそれぞれ自由に筆
記した．

表 3.2　室内と野外での話し合いの比較に関する質問

①問題解決のアイディアはどちらが見つかりやすかったで
　すか？
②場を移動した「転地効果」はありましたか？
③参加者の表情はどちらがよかったですか？
④自分の考えはどちらが発言しやすかったですか？

　室内の場所は，東京農業大学の世田谷キャンパス
の校舎内の教室，森林は，馬事公苑内の林冠下のベ
ンチとした．

　図 3.15 に，室内と森林での話し合いの比較に関
しての参加者の評価結果を示す．

　問題解決のアイディア，話し合いの場を移動した
転地効果，参加者の表情，自分の考えの発言のしや
すさ，のいずれについても室内よりも森林環境下に
おいて評価がやや高い評価結果となった．

　また，図 3.16 に室内と森林での話し合い前後の
気分の変化を示す．

　特に評価の変化が著しかったのは，爽快感の向上
と，不安感の低下であった．

　参加者の自由記述からは，室内においては，静か
で雑音が入らない，集中できる，また，野外におい
ては，外部環境からアイディアを得られる，問題の
深刻さが緩和される，よりポジティブになれる，な
どのそれぞれメリットが出された．

　本章では，職場におけるカウンセリングワーク
ショップや，自己カウンセリング，また個別のカウ

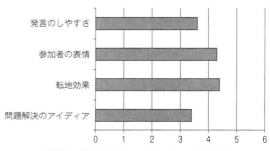

図 3.15　室内と森林での話し合いの比較評価

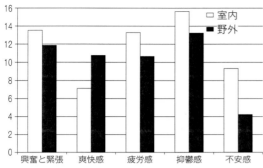

図 3.16 室内と森林における話し合い前後の気分評価

ンセリング事例などを報告したが，これらの各事例に共通するものは，次の4点である：①日常空間からの転地効果，②日常の自己および自己の抱える問題の客観視，③ストレスの緩和，拡散，④新たな視点の獲得．

これらの点は，都市部における森林公園，樹林，緑地などでもみられたことが特徴であり，ここに樹木，みどりの空間の持つアメニティの力を垣間見ることができたともいえる．

森林の多面的機能の重要性が指摘されるようになってから久しいが，カウンセリングを代表するような心理的な効用は，森林環境の持つ重要な機能として，今後さらに大きな意義を持つようになるだろう． 〔上原 巌〕

課題

(1) 都市部の森林環境を活用したカウンセリングと，地域の山間部の森林環境を活用したカウンセリングでは，どのような差異があると考えられるか？

(2) 森林環境を活用したカウンセリングを実施するカウンセラーには，どのような条件が必要と考えられるか？

第4章

森林の医療利用

　昨今は，「健康ブーム」である．書店に行けば，店頭には様々な「健康本」が出版されており，生活習慣病からこころの健康づくり，認知症，ダイエットにいたるまで，その種類も百花繚乱の様相を呈している．そしてその健康ブームの中心，キーワード，または基本となっているのは，「自然」である．「自然の摂理」，「本来の自然」に従った暮らし方，生き方こそが私たちを健康に導き，その逆が不健康，疾病を招くという考え方であり，「自然環境」の中にこそその答えがあり，健康を取り戻すことができるというコンセプトがある．

　今日の各地の山村，山林には，そうした現代人の医療・健康の再考と再興を行う場としての大きな可能性がある．病気や障害をはじめ，心身の不調を抱えた人が，身近な自然である森林に出かけて過ごし，自分の内なる自然（免疫力，自己治癒力など）と外の自然（森林）の中で見つめなおす．古代から続く自然と人間相互の健康調和は，現代においても決してその意義を失ってはいない．

4.1 現代の健康ブームと医学の祖ヒポクラテスの思想

　自然に従った生き方や自然を享受した健康増進は，古今東西で言い古されてきたことでもある．「医学の祖」といわれる古代ギリシャの医師ヒポクラテス（紀元前6〜5世紀）は，自然と人間の関係性から健康にアプローチした医学者であった．

　ヒポクラテスが遺した著作は，現在では，「古い医術について」という文庫本にもなっており，読むことができる．今から2500年ほど前の古代ギリシャの時代，ヒポクラテスは，太陽や星の動きといった天体条件からはじめ，季節変化，気象条件（気温，湿度など），暮らす場所，そこでの日照条件，水条件（川，湧水，雪解け水，水の流れが良く，停滞しないところなど），常風，植物の環境，そして，各患者の生活習慣，様式，体質，性格，個人の嗜好，毎日の運動の状況などから，総合的に筋道を立て，一人一人の病気に相対し，その治療法を処方していく姿勢を持っていたことが同書には書かれている．こうしたヒポクラテスの考え方や疾病に対する姿勢，アプローチ，手法には，21世紀の今日でも通じる事柄，要素がたくさんあり，今日の都市と山林との関係性を論じるうえでも有効である．

　人間の病気は，「人間の内にある自然」と「外にある自然」との不調和から生まれるとヒポクラテスは考えていた．古代ギリシャ人にとっては，宇宙と人間は隔たりなくつながっているものだったのである．ひるがえって現在の私たちの医療の状況を考えてみると，宇宙，自然とのつながりではなく，かなり薬物，人為的なケミカル物質に偏った処方になっていることも再認識される．

4.2 地域の身近な森林を活用した医療利用の可能性

　こうして考えると，現代のわが国における自然療法の多くは，そのヒポクラテスの思想の流れを何らかの形で受け継いでいる，あるいは類似した形態のものであるとも言える．古来，わが国には，湯治や山ごもりなどの保養・療養形態があったが，これらなども，自然環境下において，心身をリセットし，本来の生活リズムや体調を整えるといった効用を目指して行われていたからである．

　しかしながら，私たちの身の周りにある自然・森林もまた，常に健全であるわけではない．人間同様に，「病んでいる森林」も各地に存在している．病害虫による被害林や，森林保育の放置林などはその典型例である．だが，この点において，もし周囲の森林が不健康な状況なのであれば，その森林の手入れ，ケアを行い，森林と人間がともに健やかになることを目指す．それこそがヒポクラテスの遺した，外部と内部の健康を調和させる大切な姿勢である．

この自然への働きかけが現代は欠落している.

　ヒポクラテスが指摘,処方をしたように,いま自分の暮らしている地域の気象条件や,自然・森林環境の条件,そして現在の自分の生活習慣,体質,性格,嗜好,毎日の運動の状況などを自己チェックする.そして,その次に自分にとっての保健休養のできる森林を考え,自分自身の保健休養の場をその森林の中でつくっていく.ここで肝要なことは,あくまでも自分自身にとっての保健休養の場を考えるということである.今日の各地の山村,山林には,そうした現代人の医療・健康の再考と再興を行う場としての大きな可能性がある.病気や障害をはじめ,心身の不調を抱えた人が,身近な自然である森林に出かけて過ごし,自分の内なる自然(免疫力,自己治癒力など)と外の自然(森林)の中で見つめなおす.古代から続く自然と人間相互の健康調和は,現代においても決してその意義を失ってはいない.

4.3　各地における身近な森林を活用した医療利用のこころみの萌芽

　それでは,各地における身近な森林を活用した医療利用での実践例では,どのようなものがあるのだろうか.実は様々な魅力的な実践がすでに各地で始まっている.

　例えば,高血圧症の人が定期的に森林散策を行うことによって血圧を健常値に近づけることができ,やがて通院回数,投薬量も減ったことから,結果的に地域の医療費削減ができたという事例(北海道中頓別町),山村に暮らす認知症の患者が,かつて自分が働いていた山林に出かけて昔を回想することによって,コミュニケーションに変容をもたらした事例(長野県北相木村),地域病院に隣接にするスギ,ヒノキの放置林を活用し,認知症患者のリハビリテーション,作業療法を行い,治療効果をあげている事例(鹿児島県霧島市)など,各地で個性的な地域医療の実践が萌芽してきている.

　本項では,以下の4つの地域病院における森林利用の事例を報告する.

4.3.1　植苗病院(北海道苫小牧市)での事例

　植苗病院は,1986年(昭和61年)に北海道苫小牧市植苗地区に開設された.精神科,神経科,内科

を持ち,主に精神疾患の患者のリハビリテーション,社会復帰を目指している地域病院である.

　病院は,苫小牧市街地から離れた植苗区の森林の中に位置し,近隣には縄文時代の貝塚もみられる.建物の周囲には,複数の地権者所有の過去約30年間手入れがされていないミズナラを主体とした広葉樹二次林が広がっている(写真4.1).同病院では,この広葉樹二次林を活用し,入院している患者を対象とした森林療法を実践することになり,その森林整備を2007年に開始した.

　森林整備にあたってまず行ったことは,院内の医療スタッフを対象に森林療法についての研修会を,また患者対象にも森林療法の説明会を開き,それらと同時並行で病院周囲約0.5 haの林分の踏査および植生調査を行った.

　その結果,林分は,ミズナラ,コナラを主とし,それらにカシワ,ハリギリ,オオヤマザクラ,ホオノキ,ニセアカシア,キハダ,イタヤカエデ,ヤマハンノキ,カンバ類など,約30種類の樹種により構成されていた.ミズナラ,コナラなどの高木層の平均樹高は13 m前後,平均胸高直径は20 cm前後であった.中・低木層は,コブシ,ヤマモミジ,コシアブラ,サワシバ,アオダモ,アワブキ,タラノキ,オオモミジ,カジカエデ,クマノミズキ,エゴ

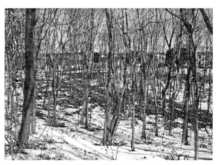

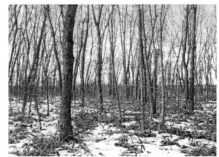

写真 4.1　植苗病院周辺の広葉樹二次林

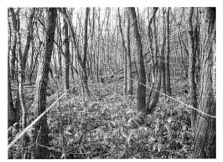

写真 4.2　林間に設定した散策路予定地
林床に繁茂するミヤコザサは数回にわたって除伐した.

ノキ, ハシバミなどの樹種で形成され, 林床にはミ
ヤコザサが被覆している箇所があり, 夏季には足を
踏み入れにくい箇所も多かった. 林内には萌芽更新
の跡があちこちにみられ, 昭和30年代前後まで薪
炭林として利用されていたこともうかがえた. 風倒
木, 懸かり木, 枯損木もみられ, 林冠部には枯れ枝
も所々にみられた.

　毎木調査の結果, 病院周囲の林分密度は 2500 本
/ha 前後であり, この結果から被害木, 枯損木も含
めた40％ほどの整理伐 (本数間伐) を行うことを
決めた. 病院側からは, 病院の周辺に散策路づくり
を行うことも依頼されたため, 林間および病院周辺
に距離約 300 m の散策路を設定した (写真4.2).
なお, 以上の森林整備の作業は, 地元の林業家2人
の協力の下行った.

　「治療空間, 保養空間としての森づくり」を行う
運びとなったわけであるが, その最初の作業は, 前
述した林内の風倒木, 枯損木の除去であった. これ
らは安全面における基本であるが, その除去した跡
地にはカウンセリングのできる空間を設定すること

にした. 風倒木を伐り, 単に取り除くのではなく,
その伐倒, 玉伐りした丸太を利用して環状に配置
し, 医療スタッフと患者がカウンセリングできる空
間をつくったのである (写真4.3). その面積は1箇
所につき約 20〜60 m² 前後であった. このような風
倒木, 枯損木は林内のあちこちに点在していたこと
から, カウンセリング空間もそのままその場所に
数ヶ所設け, それぞれの空間をつなぐ歩行路も設定
した. これらの林内カウンセリング空間は, 病院の
建物に近いことから, 患者にとっても, 医療スタッ
フにとっても親しみやすく, また森林の色彩, 芳
香, 微風など四季を通じて体感しながら利用するこ
とができ, 少人数のグループでのカウンセリングに
も好適であった (写真3.1 下段参照). さらに, そ
の他の林内での除伐木などはすべて作業療法に供す
る材料とした. 作業療法は, 運搬する玉伐りの丸太
や枝をあらかじめ林内に設置し, それらを個人で,
あるいはグループで運搬することを作業プログラム
として行った. このような運搬作業は単純作業では
あるものの, 自分の運んだ丸太の量を把握すること
ができ, 作業後の達成感, 成就感を持つことに有効
であった (写真4.4).

　2008年から植苗病院においては森林療法が開始
された. その3年後職員対象に行ったアンケートの
結果を図4.1に示す. アンケートは4段階で評価を
してもらったが, 最も高いプラス評価は, コミュニ
ケーションの活性化, 森林活用は新しい治療環境,
手法となること, 患者への新たな気付きが得られ
る, 病院の新たな特色として打ち出せるなどであ
り, 逆に, 出勤が楽しみになった, 自己の健康も向
上したなどの観点での評価は低かった.

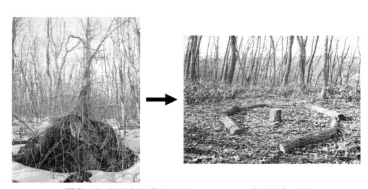

写真 4.3　風倒木を活用したカウンセリング空間設定の例

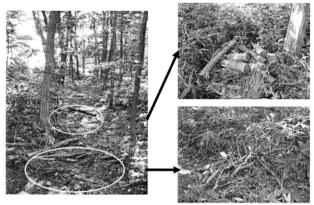

写真 4.4 林分内での作業療法の設定の例
無作為に林内に置かれた丸太，枝を拾い集め，集積する単純作業である．

また，職員からは 3 年間の実践を通して，①対人距離が室内に比べて自由度が高い，②散策，協働作業など，森林空間を患者と医療スタッフが共有できる，③相互のコミュニケーションの壁や緊張感を緩和し，医療スタッフと患者同士の間でも共感性や連帯感が得られた，④院内では歩行に難色を示す患者が林内散策では能動的に歩行するケースがみられ，日常的に森林散策を行うようになった，⑤会話中の否定的な内容の言葉が減少し，肯定的で能動的な会話が増えた，⑥自発性，創造性が発揮される場面が多かった，⑦強迫的観念，強い固執性が緩和された，⑧患者相互の働きかけがみられるようになった，⑨患者側からの自主的，能動的な森林環境の整備がみられるようになった，⑩コミュニケーションが活性化し，共感や連帯感に高まりがみられた，⑪よい気分転換になり，外出の機会ともなった，⑫数値化が難しいが，顔，表情，会話内容にポジティブな変化がみられた，⑬対象疾患が広いことが分かった：発達障害，自閉症，アスペルガー症候群，うつ病の回復期，PTSD に好適である，⑭患者自身の運動，セルフケアにもなる，などの感想があげられた．

特に森林で過ごすことは，病院から数十歩の近距離にありながら，気持ち，気分の切り替えがスムーズになるようにうかがえ，医療スタッフが患者と共に森林作業を行い，環境・空間をつくり，その場・空間を共有して過ごすことによって，お互いのコミュニケーションの壁や緊張感を和らげ，共感性や連帯感を高める効果が得られ，また，森林環境を共有して過ごすことにより，その後の生活でも，信頼感が高くなる傾向がみられた．

当初は，毎週 1 回の森林療法の実施であったが，やがて患者同士に有志の会が自然発生的にでき，それ以外の週日に患者同士での散策も行われるようになった．自主的に林内のゴミ拾いや，冬期には除雪して道づくりを行う患者も出てきている．

逆に森林を活用したデメリットとしては，①歩行，作業でのリスクが常にある，②継続しないと効果はあらわれにくい，③天候に左右される，④かぶれ，虫さされなどの心配，⑤各々の患者の様々なニーズに応えられない，⑥職員自身が，森林が苦手というケースがある，などがあげられた．

植苗病院における実践は，病院周囲の身近な森林（広葉樹二次林）を治療，保養のために整備，活用した一事例であるが，上記のような結果が得られた（上原ほか(2012)）．

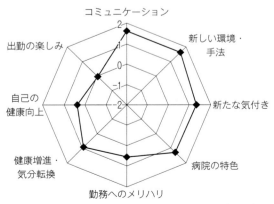

図 4.1 植苗病院医療スタッフのアンケート結果（$n = 12$）

4.3.2　霧島桜ケ丘病院（鹿児島県霧島市）での事例

　霧島桜ケ丘病院は，1987年（昭和62年）に開設された，精神科，内科，リハビリテーション科を持つ地域病院であり，老年精神障害，老年認知症などの長期療養型病院であることが特徴である．

　入院患者数は2011年現在110人前後で，その平均年齢は約81歳である．その高齢の平均年齢からも推し量られるように，入院患者の約8割が認知症であり，院内生活においても，その認知症特有の症状から，集団生活がストレスの場となりやすい危険性を常にはらんでいる．また，患者の約6割は，霧島地域もしくは九州内で農林業経験を持っていたことも特記事項としてあげられる．

　以上の背景を持つ同病院であるが，初代院長が病院に隣接するスギ，ヒノキ林を購入し，将来的にその森林を患者，および地域の住民のために活用するという展望を持っていた．しかしながら，諸事情から購入された森林は手付かずのまま30年以上放置されることとなったが，その放置されていたスギ，ヒノキ林を，患者の森林療法に活用したいとの計画が2008年に持ちあがった．

　同病院においても，先の植苗病院同様に，院内で森林活用と森づくりのための研修会を医療スタッフを対象に開き，その後病院隣接の放置林の調査を行いながら，森林療法導入にあたっての同林分活用の可能性の検討を行い，実践に至った．

　病院所有の放置林は標高約450mに位置し，面積は約1.6ha，地形はおおむね平坦で，最高10度前後の傾斜のある箇所もみられた．林分はスギ，ヒ

ノキの共に約30年生の林地であり，樹種の割合は，ヒノキ58%，スギ35%，コナラ5%であった．スギ林の平均樹高は18.4m，平均DBH（胸高直径）は26.8cm，ヒノキ林は平均樹高15.3m，平均DBHは14.8cmであった．林分密度は，2000〜2200本/haであり，長期間にわたり放置されたため，林床には植生がほとんどみられなかった．

　同病院では計画当初，森林の手入れ，管理などは，病院側は地元の森林組合に外部委託で行う予定であったが，数回の研修会を経たあと，最終的に病院の職員が森林管理も行っていくことが決定された．したがって，森林療法だけでなく，森林整備の作業も医療スタッフが行うという珍しいケースとなった．

　森林整備，林分管理の指針としては，林分密度管理図を用いて，スギ，ヒノキともに1500〜1700本/ha前後まで，風倒木，枯損木を中心に除伐，間伐を行い（本数間伐率20%前後），ツル伐り，枝打ちなども適宜行いながら，作業および休憩空間を設定した（写真4.5上，中段）．

　林内整備が一段落した2009年10月より毎週1回の頻度で，毎回2時間半程度の時間，森林療法が実践された（写真4.5下段）．

　2009年から植苗病院においては森林療法が開始された．その2年後に，前述の植苗病院同様に，病院の医療スタッフ対象に行ったアンケートの結果を図4.2に示す．最も高いプラス評価は，コミュニケーションの活性化，森林活用は新しい治療環境，手法，病院の新たな特色となる，であり，逆に自己の健康向上，出勤上の楽しみなどの観点での評価は低かった．

　実践を通して，医療スタッフからは，森林活用の利点として，①認知症に伴う行動障害の軽減，②生活場面での歩行意欲の向上，特に院内リハビリテーションでは歩行に難色を示していた患者が林内歩行では能動的に歩行しようとする姿勢がうかがえたこと，③不安や興奮の軽減と場の共有，④過去の農林業経験の回想，⑤自己の役割・目的意識が高まった，⑥夜間の睡眠パターンが安定した，⑦自己表現の拡大を図り，院内で安心できる関係づくりが構築できた，などがあげられた．また，数値化は難しいものの，森林内での体験を嬉しそうに話し，次回の

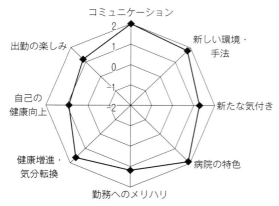

図4.2　霧島桜ケ丘病院医療スタッフのアンケート結果（*n* = 11）

活動を楽しみにしている患者の姿勢などもあわせて報告されている.

男性患者では,かつて枝打ち作業や製炭作業に,女性患者では山菜狩りや椎茸栽培に従事していた参加者が多く,森林における活動,作業にも経験があったことがその基盤になっていたことがうかがえた.自己の役割・目的意識が高まり,夜間の睡眠パターンが安定し,自己表現の拡大が図ることや,院内で安心できる関係づくりが構築できたことなども報告されている.

逆に,森林を活用したデメリットとしては,①活動に伴うリスク(転倒,道具による怪我など)を常に伴うこと,②患者の自己の過大評価(自己の状態を過度に高く評価し,症状を軽視する)を招くケースがあること,③加齢に伴う不安が増したケース(かつて出来た作業ができなくなっていたことに対する嫌悪感など)もみられたこと,などが報告されている.

森林環境面においては,除伐,間伐,ツル切り,枝打ちなどの森林保育作業が進むにつれ,林間,林床に光が入るようになり,少しずつ植生が芽生えてきている箇所や,鳥散布による幼樹の芽生えなどもあちこちでみられるようになった(写真4.6).

本事例の森林療法のこころみは,病院周辺に約30年間放置されていたスギ・ヒノキ人工林の放置林分の一部分を弱度間伐することによって治療,療法空間をつくり,またその作業も病院スタッフ自身が行った事例であった.2003年に林野庁が発表した「高齢社会における森林空間の利用についての調査報告書」によると,病院周辺の森林を活用したいと希望している地域病院が過半数以上にのぼることが明らかにされており,今回の結果は,その希望に応える1つの事例ともなり得たと思われる.(上原ほか(2012))

4.3.3 天竜病院(静岡県浜松市)での事例
前事例までは病院隣接の放置林(広葉樹二次林,針葉樹人工林)を活用しての医療事例を報告したが,本事例は,地域病院が,病院隣接の森林公園を活用した事例を報告する.
(1) 事例対象地および対象者
事例対象地は,静岡県浜松市の国立病院機構天竜

病院および病院近隣に位置する静岡県立浜北森林公園である.

天竜病院は,1940年(昭和15年)に国内2番目の国立結核療養所として開設され,1960年代からは,呼吸器疾患などを主な対象とし,1979年(昭和54年)からは,児童思春期の情緒障害などの医療も積極的に行い,青少年の健全な精神発達の促進に取り組んできている.2010年現在,内科,精神科,神経内科,呼吸器科,小児科,外科,整形外科,呼吸器外科,泌尿器科,リハビリテーション科,放射線科,歯科(入院のみ)を持つ総合病院である.

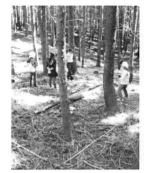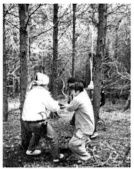
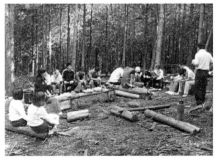
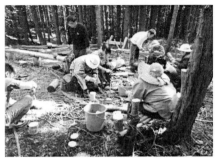

写真4.5 霧島桜ヶ丘病院での事例
病院職員による林分測定の様子(上段左)と間伐作業の様子(上段右),林内に設けられた作業療法とカウンセリング空間(中,広さは20m×20m前後),林内における認知症患者のグループでの作業療法の様子(下).

実施場所となった天竜病院隣接の静岡県立森林公園は1965年（昭和40年）に開設され，面積は約215 ha，平均標高は約140 mで，主な構成樹種は天然性のアカマツを中心に，ヒノキ，スギの造林木と，ナラ・カエデ類などの広葉樹である．公園となる以前は林業試験場の見本林だったこともあり，園内にはストローブマツなどの外国産の樹種の林分もあるほか，散策道が整備され，地域の一般市民の利用が年間を通して多い．

精神疾患の治療領域では，気分転換や転地効果も兼ね，様々な環境・場所・条件を利用する環境療法が試みられることがあり，森林療法はその環境療法の1つとして捉えられた．

事例対象者は，同病院小児病棟利用のトラウマ関連疾患者で，特に愛着行動や対人コミュニケーションでの問題，薬剤抵抗性の精神症状を持つ患者が対象である．特に薬剤抵抗性のPTSDおよびトラウマ関連疾患の症状を持つ対象者が多かったことが特徴であり，重度パニック（制御のきかない障害行動），フラッシュバック（過去の被害場面の再起），衝動行為などを持つケースもみられ，初年度は男女を合わせて22人，平均年齢15.4歳（±2.2）の患者が森林療法に参加した．

(2)　本事例における森林利用の位置付け

本事例においては，対象者の抱えるPTSDおよびトラウマ関連疾患の各症状がどのように緩和，軽減，改善するかを継続して見守り，さらにコミュニケーションスキルの変化も観察しながら，それらの症状を軽減することと，コミュニケーションを向上させることが主であり，その他，疾患に対する新たなアプローチとして，また，代替療法や環境療法としての側面も持ち合わせていた．

(3)　森林利用：森林療法の方法

天竜病院においては，4〜8人程度の対象者が，数人のボランティア同行者と一緒に初年度は毎週3回，次年度以降は毎週1回の頻度で森林公園に出かけ，それぞれ午前9〜12時までの3時間前後，毎回医師，臨床心理士を含む医療スタッフの同行のもとで行われた．

森林公園での時間の過ごし方としては，森林散策を主とし，時折，枝・落葉集めやドングリ拾い，落ち葉のプールをつくるなどの簡単なレクリエーションを行った（写真4.7）．

対象者の変化の指標としては，行動変化，コミュニケーション変化ではCBCL（child behavior check list）を用い，森林活動前と活動後約3ヶ月後に評価を行った．生化学検査としては，慢性ストレスを反映するとされる血中 DHEA-S（dehydroepiandorosteron sulfate）の検査と，急性ストレスを反映するとされる尿中ノルアドレナリン，アドレナリン，ドーパミンの3種目の検査を初年度に実施し，いずれも森林療法開始3ヶ月後に測定を行った．

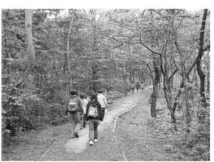

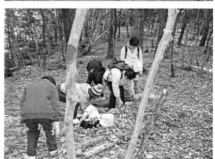

写真4.7　森林公園における散策とレクリエーションの様子（2005年）

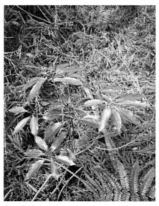

写真4.6　林床に芽生えたシロダモ（クスノキ科）

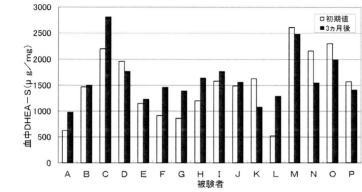

図4.3 森林療法実施前後の血中 DHEA-S の変化

なお，本研究の実践にあたっては，天竜病院倫理委員会の承認を受けた．

（4）森林療法の効果

本項では，2006年度に実施した調査結果を報告する．まず各生理検査の測定結果では，血中DHEA-Sの数値変化において，森林療法開始3ヶ月後に被験者16人中10人に数値の上昇が認められた（図4.3）．

血中DHEA-Sについては，思春期から青年期にかけて上昇する傾向も認められることもある．しかしながら，同病院の成人（27歳女性）の被験者で

も森林療法の前後で顕著に上昇した結果が認められているため，前述の被験者の数値上昇についても森林療法による何らかの影響が及ぼしていた可能性も考えられた．今後は成人女性の数値の収集ものぞましい．

次に，尿中のアドレナリンの検査では，被験者12人中7人の数値が減少した（図4.4）．

アドレナリンは，一般的に何らかの強いストレスや身体運動などによってその数値が上昇するストレスホルモンの一種である．しかしながら，本研究の症例中では，特に自閉性疾患で強度行動傷害を持っ

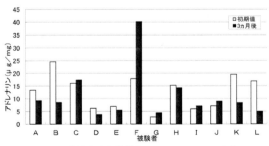

図4.4 森林療法実施前後のアドレナリンの変化

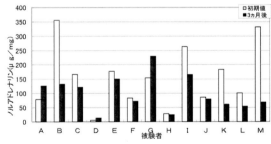

図4.5 森林療法実施前後のノルアドレナリンの変化

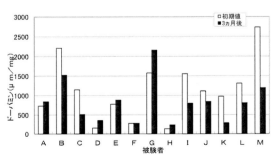

図4.6 森林療法実施前後のドーパミンの変化

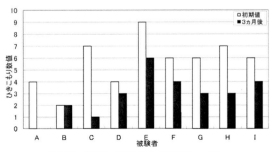

図4.7 CBCL（ひきこもり数値）の変化

た対象者が，森林内で激しい運動量をこなしたにもかかわらず，数値に変動がなく，あるいは減少がみられた事例が認められた．同被験者は，病棟内では問題行動が頻発する症例であり，森林内では顕著に問題行動が少なかった事例でもあったことが特徴的であった．

　次にノルアドレナリンの数値の変化を図4.5に示す．被験者13人中10人の数値が減少した．続いて，ドーパミンでは，被験者12人中7人の数値の減少が認められた（図4.6）．

　以上，各測定値の結果としては，血中DHEA-Sおよび尿中のアドレナリン，ノルアドレナリン，ドーパミンの検査は，被験者によって分散が大きいものの，血中DHEA-Sでは被験者の63%，アドレナリン，ドーパミンでは被験者の約58%，ドーパミンでは被験者の約77%に数値の改善が認められた．ストレスホルモンの値は，もともと被験者によって分散が大きく，また多すぎても少なすぎても芳しくないものであるが，これらの結果からは，それらの数値を「健常値」に近づける，すなわち多すぎる値を少なく，少なすぎる値を高めるスタビライザー効果が過半数の被験者に認められた．

　また，今回の実施結果から，森林療法前後の採尿ではなく，24時間の蓄尿による差の比較や（その際，多動児童の場合は困難であるため，高校生以上のクライアントが望ましい），フラッシュバック数，頓服数，睡眠中の途中覚醒の数の変化などについてもその変化を調べる必要があることも考えられた．

　子どもの行動変容の評価尺度であるCBCLの医師による評価結果を図4.7〜4.11に示す．

　CBCLの数値は，いずれもその数値の減少が改善を示す．森林療法実施後には特に「ひきこもり」，「社会性」，「非行的行動」などの各尺度において良好な結果がみられ，全項目についてt検定を実施した結果，有意差が認められた（それぞれ$p < 0.01$）．

　コミュニケーションスキルの変化では，発語が明瞭になり，場面に応じたコミュニケーションや，グループ内での自己の役割に応じた行動を取れることができるようになるなどの変容がみられてきている．その他，従来のプレイルームで過ごすよりも，衝動コントロールがある程度働くようになり，また内的エネルギーの発散，圧力の開放が季節変化を通した森林環境において行われ，精神的にも安定化していく傾向などがうかがえた．

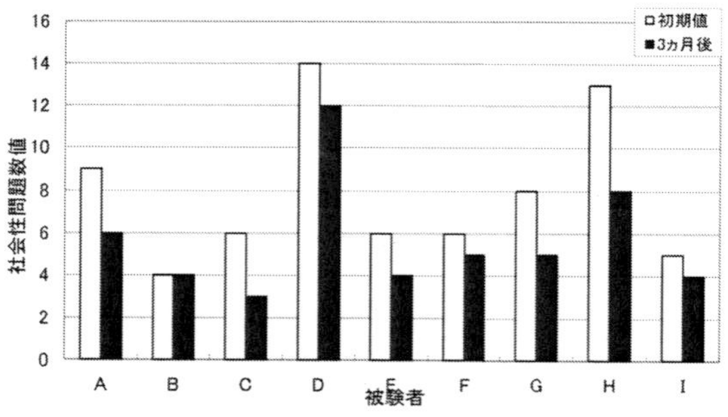

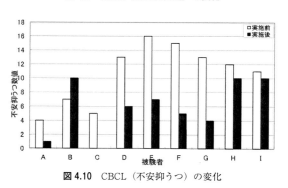

図4.8　CBCL（社会性問題）の変化

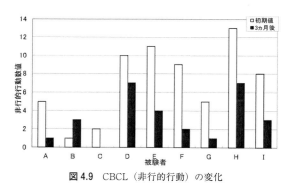

図4.9　CBCL（非行的行動）の変化

図4.10　CBCL（不安抑うつ）の変化

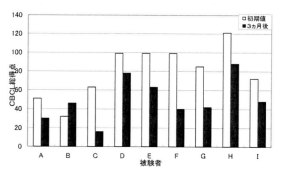

図4.11　CBCL（総得点）の変化

以上の結果から，森林環境はこれらの患者の「受容環境」として治療的な意義を持ち，また森林療法は，ゆったりとした治療時間軸の中において，長期間の行動療法，精神療法に適していることも推察された．

(5) PTSD を緩和する森林の効果の考察

森林療法を開始してから 1 年以内に当初の被験者 22 人は全員退院をしていった．これらの退院数は，通常の同疾患を抱える患者の入院日数と同様である．しかしながら，それらの被験者は薬物抵抗性を有し，治療が困難であった入院患者であったこともふまえると，大きな効果であったとも換言できる．

今回の結果から，森林療法の PTSD 疾患の子どもたちに対しての効果をまとめると，①薬物抵抗性の対象者に効果がみられた，②不安抑うつ，非行，攻撃的行動の改善に大きな効果があった，③身体の自律神経機能と情緒の安定の双方に相乗的に効果が表れていた，④躁うつなどの情動のバランスを取り，定常状態に戻す効果があった，⑤院内生活からの気分転換，リラクセーション，転地効果などが得られた，⑥院内での圧力を開放，受容する環境として森林空間が利用できた，⑦昼間の活動と夜間の睡眠という生活リズムの安定化がみられた，⑧罪悪などの倫理教育でも，室内の教条的手法より森林での具体的な助言（例：「木を折れば，木も痛いのだよ」など）の方が効果的であった，⑨副次的効果として，看護業務が減少した，などがあげられた．

次に，これらの効果をもたらした森林公園ではどんな治療的要素があったのかを考察すると，①森林環境下には，テレビや CD などに代表される音響機器などの刺激がなかった，②散策路が整備されていた，③森林公園内には多様な林相を有していた，④いくつもの散策コースを，天候や気分で臨機応変に選択・変更ができた，⑤病院職員自身も病棟を離れ，自然の中での気分転換やリフレッシュを図ることができた，⑥季節の変化の感受や，各林相での風景や空気を体感できた，⑦森林公園内を歩きながらのスタッフとのコミュニケーション，共感ができた，などがあげられ，これらの要素がそれぞれ，治療・療法的要素として森林療法の実施に含まれていたことなどが推察される．

静岡県立森林公園自体は各県の山間部などでよく

みられる公園であり，本事例より，身近な森林公園を活用しても，一定の治療効果が得られることが確認された．

森林環境は子どもたちを受け取める「受容環境」として治療的意義を持ち，森林療法は，ゆったりとした治療時間軸の中において，長期間の環境療法だけではなく，実は行動療法や精神療法に適していることも医師チームによって推察された．それは日頃落ち着きのない子どもたちが，森林環境では病棟内よりも自由度が高いにもかかわらず，落ち着いた行動を取ることができたことからも裏付けられている．

また，今回の被験者の子どもたちには薬物療法が効かない対象者が多かったことから，今後はほかの薬物抵抗性の精神疾患に対応する一手法としても検討の余地があり，対象者は子どものみならず，保護者の方も一緒に取り組む「家族療法」の適用も可能であると思われた．

今後の課題としては，樹種・林相・地形・照度などによって行動や治療効果に差異があるのか，また散策やレクリエーション以外にも，簡単にでき，効果も得られるようなプログラムを引き続き検討する必要がある．また，生理面では，森林療法前後の採尿ではなく，24 時間の蓄尿による差の比較や，フラッシュバック数，頓服数，睡眠中の途中覚醒の数の変化などについてもその変化を調べる必要があると考えられた（上原ほか(2012)）．

これらの課題も含め，医療における森林療法の臨床研究を引き続き行っていく必要がある．

4.3.4 姫路北病院（兵庫県神崎郡福崎町）での事例

現在は，社会において様々な競合の行われる「競争の時代」である．それは，医療分野においても同様であり，特に地域によっては，医療サービスによる病院相互の競争が行われているといってもよい．

本事例は，兵庫県の地域病院における事例であるが，特色ある医療サービスの具現化の 1 つとして，森林活用が行われた事例でもある．

(1) 姫路北病院の概要

姫路北病院は兵庫県神崎郡福崎町に位置し，1966年（昭和 41 年）に開設された地域病院である．精神科，心療内科を持ち，病床は 300 以上有する．

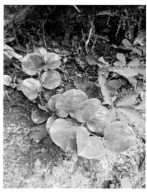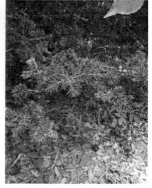

写真 4.8　姫路北病院周辺の山林の林床で見られた薬用樹木
サルトリイバラ（左）とネズミサシ（右）.

2014年現在，患者の平均年齢は61.4歳で，6〜8割の患者が統合失調症である．疾患の特徴から長期の院内生活を送っている患者も多い．

　病院の特徴としては，医師，看護師，療法士などを縦割りにするのではなく，「医療支援プログラム」と呼ばれる連携体制を取り，医療業務に当たっていることが特徴である．

　精神疾患患者の作業療法としては木工作業にも過去から取り組んできており，新たにリハビリテーション，レクリエーションの場としての地域の森林活用および樹木利用を2013年に検討・計画することになった．

(2)　森林利用の導入

　そこで病院周辺の山林を踏査したところ，アベマキやコナラなどを中心とするかつての薪炭林の残る春日山キャンプ場，スギ，ヒノキ林などの人工林が散在する旧所名跡（民俗学者の柳田國男生家など），アカマツ，コナラ林の残る寺社林，病院隣接の私有竹林など，複数の林地が候補地として見つかった．

　それらの林床には利用できるサルトリイバラ，ネズミサシなどの薬用植物などもみられた（写真4.8）．その一覧を表4.1に示す．

　これらの周辺の森林環境，樹木資源を考慮し，その活用方法について，主に看護師，作業療法士対象に複数回の研修会を実施した．

　1回目の研修会は2014年5月に行い，同病院の看護師22人，看護助手10人，作業療法士10人，精神保健福祉士5人，事務職員ほか10人の計57人が参加した．研修会の内容は，森林療法の概論，国内外における事例，姫路北病院における可能性，想定される対象者とプログラムなどについてであった．

　2回目の研修会は，同年7月に行い，看護師6人，看護助手4人，作業療法士4人，精神保健福祉士4人が参加し，候補となった森林の踏査をはじめ，樹木の採集，樹木の枝葉からの芳香蒸留水のつくり方などを研修した．

　以上，2回の研修会をふまえ，森林療法の計画が立てられることになったが，対象は，同病院の精神疾患，精神障害，発達障害の患者とし，療養型の患者（統合失調症で長期入院）と，急性期の患者（気分障害など）の2グループに分けて実施をすることとなった．

　プログラムの内容は散策，軽作業などとし，評価は，感情面，行動面，コミュニケーション面での評価を同病院の作業療法士が行った（写真4.9）．

　また，実施にあたっては，病棟内倫理委員会での検討，了承を経て，森林療法対象者の選定は10人

表 4.1　姫路北病院周辺で確認された樹木

常緑広葉樹	落葉広葉樹	常緑針葉樹
モチノキ	コナラ	ネズミサシ
シラカシ	アベマキ	アカマツ
アラカシ	カキノキ	スギ
ヒサカキ	ヤマツツジ	ヒノキ
サカキ	サルトリイバラ	
ヤブツバキ	モミジイチゴ	
ヤブニッケイ	コシアブラ	
ヤツデ	タカノツメ	
アセビ	エノキ	
サカキ	ウルシ	
ヤマモモ		
ソヨゴ		
マンリョウ		
ナツグミ		

以下とした．対象者には，森林療法についての事前説明も行った．実施時間は2時間前後を目安とし，2014年冬から実施し，患者5〜9人に医療スタッフ3人で対応した．

（3）　森林療法の長短所

森林療法を実践しての利点としては，療養型患者，急性期患者ともに，①コミュニケーションが活性化，拡大化される，②病棟内との表情の違いが明らかに認められる，③患者さんへの新たな気付きが得られる，④気分転換，リラックスにもなる，⑤既往プログラムになかった可能性がある，⑥引きこもり傾向，感情鈍麻，閉塞感が減少した，⑦非言語コミュニケーションもできる，などがあげられる．

逆に不利な点としては，①戸外，屋外，野外におけるリスクがある，②風邪，ケガ，害虫，ハチ，緊急対応などが必要である，③急勾配に歩行困難な対象者もいる，④天候，季節対応，外部刺激への対応が必要である，⑤離院リスクがある，⑥対応職員数が少ない，⑦森林，樹木，植物がよく分からない，などのことがあげられた．

以上の実施上の反省もふまえ，翌春の2015年3月からは，療養型，急性期の区別をせずに一律に森林に出かけることとし，毎月2回のペースで，季節を通して，森林療法が行われるようになった．

2015年に3月に実施した，森林療法導入後の評価を図4.12に示す．

森林療法を導入することにより，疾患，院内生活で隠れてしまった人間性の発掘ができたことをはじめ，単調な室内環境から多様な風致作用を体感できること，戸外，野外，森林における表情，言葉，行動の変化などが認められること，記憶を引き出す効果もあり，対象者の疾患・症状に対応した選択も考えられることなどの改善がみられた．例えば，統合失調症の陰性症状が強い患者が，森林では人と交流することができ，逆に陽性症状が強く病棟内では妄想発言が多い患者が森林ではそれらの発言が減り，人に話しかけることができるようなるなど，コミュニケーションの円滑化に特に効果が大きい様子がうかがえている．森林という場，空間の変化と，その場，空間を共有・共感できることもまたメリットであり，ここを基盤に社会復帰への1ステップを図っていく方向性も示されてきている（上原(2015)）．

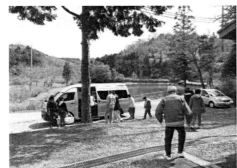
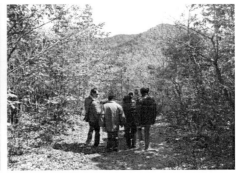
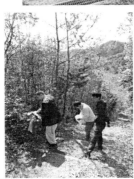
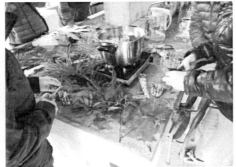
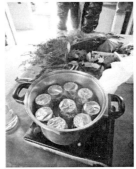

写真 4.9　姫路北病院における森林療法の様子
病院車両で森林公園に出かけ森林散策．散策をしながら，樹木の枝葉を集めて，芳香水をつくる．

4.4　地域振興としての可能性

それでは，本章の最後に，森林の医療利用による地域振興の可能性について述べてみたい．

本項で報告した北海道の植苗病院ではミズナラ林の二次林の活用，鹿児島の霧島桜ケ丘病院では，スギ・ヒノキ人工林の放置林を活用しての医療利用事例であった．これらのような活動，こころみが地域振興に結び付く可能性はあるのだろうか．

その問いには，あえて YES であると答えたい．

「地域振興」というと，とかく観光や集客，収益を上げることと考えられがちであるが，地域の振興とは，まずもって地域の方々や地域の自然が健やかになること，活力を持つことである．本項の事例のように，「地域の患者が，地域の森林を活用して健やかになる」というこころみ，およびその効果が近隣にやがて波及し，知るところとなると，必ずやその効用を求めて，他所，他方から人々が集まってくる可能性がある．その地域の人々にとって善であることは，他方からの来訪者にとってもまた善であるはずだからである．

例えば，北海道中頓別町の中頓別町国民健康保険病院では，地域の高血圧患者を対象に，定期的に地域の森林における散策を実施し，その結果，患者の通院回数，投薬数などを減じ，町全体の医療費削減にも貢献できたことが報告されている．同病院における森林の医療利用のこころみは近隣の市町村にもまもなく知られるところとなり，ほかの市町村からの来訪者数が増加することとなった．これらなどは，観光などとは異なった，森林の医療利用による来訪者数の増加，地域活性化の1つの事例であるといえるだろう．

4.5　「地森地健」の時代へ

ヒポクラテスの時代であっても，現代であっても，人間の健康は自然がもとになっていることは不変であり，普遍的なものである．現在わが国の農山村には放置された森林や里山，休耕田などが散在しており，医療利用との結び付きが一見想像しにくいところではあるが，それらの環境には，地域住民の

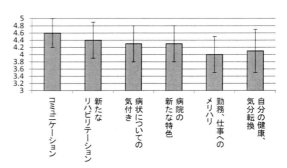

図 4.12 森林療法導入後の各評価（5点満点）($n=14$）

健康づくりや福祉活動，そして医療利用の一環として再生する可能性が潜在していることも明示しておきたい．また，広く「医療福祉」という視点に立てば，地域の山林での活動を核として，地域コミュニティを再形成していくことが今後の新たな医療福祉，保健休養の1つの形態，パラダイムにもなり得る可能性を持っている．「地産地消」という言葉があるが「地域の健康づくりは，地域の森林で：地健地森」という時代がこれから到来するかも知れないのである．地域の振興とは，まずは何よりも地域の方々と地域の自然が健やかになること，活力を持つことである．本項の事例のように，「地域の患者が，地域の森林を活用して健やかになる」というこころみ，地域の森林公園や里山などを活用した市民の健康づくりなどのこころみなどもすでに各地で始まっている．身近な森林を地域住民自らが自主的に活用し，享受できる生活が，これから少しずつ住民自身の手によって全国各地で萌芽していくこと，そして各地の森林に新たなヒポクラテスが生まれ出ることが期待される．　　　　　　〔上原　巌〕

なお，4.3.3 における 2005～2006 年度（平成16～17年度）の科学研究費「萌芽研究」（課題番号 17658074）の助成を受けて行った．

◎課題◎

(1) 医療に森林を活用することには，今なお高いハードルがある．その要因にはどのような事柄があるかを列記し，その解決の方策にはどのような手法が考えられるかを考察せよ．

(2) 海外においては，医療に森林環境を活用する事例が数多くみられる．日本とそれら海外諸国との間にはどのような差異があるかを考察せよ．

第 5 章

薬用樹木と樹木のヒーリング文化

　国内だけでなく，海外においても各地で身近な植物を活用した薬用利用が伝承されている．身近な植物を薬用利用した民間療法は，先人たちの残した予防医療，健康づくりとしての知恵としてだけでなく，山村資源の有効な活用でもあり，その地域に残る生活文化の伝承でもある．現代のような医療機関がなく，簡単に医薬品も入手できず，交通手段の未発達だった時代においては，その地域の暮らしにおける健康維持のための重要な産物として，山地での薬用植物が重用され，各地で世代を越えた伝承が行われてきたことが推察される．その薬用植物の現代における可能性を考える．

5.1　薬用文化の伝承

　写真 5.1 は、太平洋戦争中のある新聞記事である．戦争のため、薬品を海外より輸入することができなくなり、昔ながらの草根木皮の薬用原料や、薬用植物の採集を当時の厚生省が奨励したことが記事として残っている．

　全国の山村における植物の薬用利用には，健胃剤，滋養強壮などの健康増進，予防医療的な役割なものと，下痢止め，神経痛，鎮咳，去痰，やけど，止血，腫れ物など，応急処置，処方に供するものの，大きく分けて 2 つに大別される．病院のなかった昔，まずは「病気にならないこと」が最優先の民間医療だったのだろう．

　今日まで伝承されてきている薬用植物の成分分析をしてみると，ほとんどのものに何らかの薬効成分が確認される．このことから，私たちの祖先が身近な植物の薬効を経験的，臨床的に確かめてきたこと

もうかがえる（上原(2010a)）．

5.2　具体的な薬用樹木

　写真 5.2 は，キハダ（ミカン科，漢方名：黄檗，黄膚，黄柏）である．キハダは，標高の高いところに自生する落葉広葉樹で，樹高は 10～15 m 程度，中には 20 m 以上になるものもある．その厚いコルク質の樹皮にベルベリン，オバクノンという健胃剤の成分が含まれている．アイヌの文化では，熟したキハダの実を香辛料として利用していた．薬用のほかには染料の材料としても用いられる．ミカン科であることから，カラスアゲハ，ミヤマカラスアゲハの幼虫が好む樹木でもある．長野県では，全国に先駆けてこのキハダの人工栽培を始めたが，その際の植栽密度は，3000 本/ha 程度であり，スギ，ヒノキの林間栽培の例も報告されている（スギ上木 600 本に対して，下木キハダ 500 本程度）．写真 5.3 は，ヤツデ（ウコギ科）である．住宅の周辺などにも植

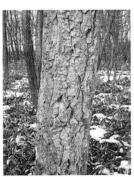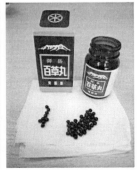

写真 5.1　薬用植物の採集を奨励する戦時中の新聞記事

写真 5.2　キハダの樹幹（左）とその樹皮から作られた健胃腸薬

栽され，よく見かける樹木であるが，その葉にはサポニンが含まれ，リュウマチに効用のある入浴剤に用いられる立派な薬用植物でもある．写真5.4はコブシ（モクレン科）である．春に可憐な白い花を咲かせる樹木で，「北国の春」の歌詞にも出てくる樹木である．その開花直前の蕾を漢方では辛夷といい，シネオール，シトラール，オイゲノールなどの精油分が含まれることから，鼻づまりや風邪薬に利用され，シャンプーなどにも使われる．写真5.5はヤマグワ（クワ科）である．かつて桑の葉は，わが国において生糸が主産業であった頃，全国各地に桑畑があり，栽培されていた．現在では，クワの葉は，高血圧に効きめのある桑茶として愛飲されるようにもなっている．甘酸っぱいヤマグワの実は，ヨーグルトなどと一緒にいただくと美味であり，高原のペンションなどで出されることも多い．写真5.6はヤドリギ（ビャクダン科）である．欧米ではクリスマスの飾りにも使われる縁起物の樹木である．最近では成分が持つその抗癌作用などが報告されるようになり，薬用樹木としても人気がある．

昔から伝承されている山村，山林の薬用植物だが，人間に作用するその働きは現代であっても変わりがなく，むしろ今後その重要性と需要は高まる可能性も考えられる．

5.3　主要な薬用の木本植物

それでは次に，身近な木本植物の利用方法について，簡単にまとめたものを表5.1に示す．ここでは長野県内の里山でみられる木本植物の薬用利用について，民間療法として伝承されている利用方法の観点から，その木本植物の薬用の効用，含有成分，およびその利用方法などを示した．

これらほとんどの樹種が，長野県内の里山または山林にごく普通に自生するものであり，栽培も難しいものは少ない．

薬用利用としては，滋養強壮，胃腸薬，高血圧，神経痛，鎮咳，去痰，利尿，鎮痛，解熱などに供するものが多く，重症の疾患に用いられるものは少ないことがあらためて明らかになった．

また，服用の方法としては，煎じて服用するものが圧倒的に多く，湿布，炒る，お茶代わりの飲用などもある．利用する部位は，根，葉，果実，樹皮，根皮などであり，薬用としての調整方法には，日干

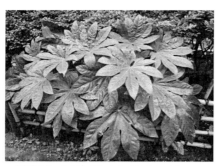

写真5.3　生垣などにもよく見られるヤツデ

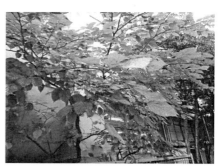

写真5.5　都市部でも見られるヤマグワ

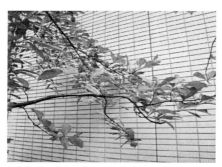

写真5.4　緑化木としても植栽されているコブシ

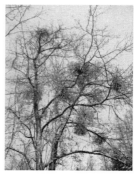

写真5.6　落葉広葉樹に寄生するヤドリギ

表 5.1 長野県内でみられる薬用とされる木本植物とその効用と成分

樹木名	科・属 学名	効用	薬効となる主な 含有成分	主な利用部位と利用方法	栽培方法
アオキ	ミズキ科アオキ属 *Aucuba japonica*	やけど, しもやけ, 膀胱炎, 脚気, むくみ	アウクビン (配糖体)	(やけど, しもやけ) 生葉を炙り, 泥状にしたもの, あるいはそのまますりつぶしたものを患部に貼る (膀胱炎) 日干しした葉と果実を煎じて, 服用	実生 挿し木
アカマツ	マツ科マツ属 *Pinus densiflora*	神経痛, 冷え性, リュウマチ, 去痰	ピネン, ディペンテン, リモーネン, アビエット酸, ピマール酸, ビタミンA,C, クエルセチンなど	(皮膚の軟膏) 樹幹より生松脂 (テレビンチナ) を採取して塗布 (神経痛, リュウマチ) 生松脂を水蒸気蒸留し, 患部に塗布 (冷え性, 神経痛) 松脂を布袋に入れ, 入浴剤とする	実生
アンズ	バラ科サクラ属 *Prunus armeniaca*	鎮咳, 去痰	アミグダリン, 脂肪油, バンガミン酸	(喘息, 咳, 呼吸困難) 種子 (杏仁) 水蒸気蒸留して杏仁水を作り, 服用	実生
イチイ	イチイ科イチイ属 *Taxus cuspidata*	利尿, 通経, 糖尿病	タキシン (アルカロイド), スチアドピシチン (フラボノイド)	(利尿, 通経, 糖尿病) 日干しした葉を煎じて服用. 毒性のタキシンは要注意	実生 挿し木
イチジク	クワ科イチジク属 *Ficus carica*	便秘, 高血圧, イボ取り, 痔, 神経痛	クエン酸, リンゴ酸	(便秘) 果実を食用, あるいは乾燥した果実を煎じて服用 (高血圧) 乾燥葉を煎じて服用 (イボ取り) 茎葉の乳液を塗布 (痔, 神経痛) 乾燥葉を布袋に入れ, 入浴剤にする	実生
イチョウ	イチョウ科イチョウ属 *Ginkgo biloba*	去痰, 頻尿, 夜尿症, 滋養強壮	フラボノイド, ギンコライド (葉), ギンゴール酸 (果皮), レシチン (種子)	(去痰, 頻尿, 夜尿症, 滋養強壮) 種子を乾燥させ, 種子内の仁を取り出し, 煎じて服用	実生 挿し木
ウコギ (ヒメウコギ)	ウコギ科ウコギ属 *Acanthopanax sieboldianus*	強壮, 鎮痛	四メトキシサリチルアルデヒド, パルミチン酸, リノール酸, アラキン酸	(強壮, 腹痛の鎮痛) 乾燥した根皮 (五加皮) を煎じて服用	実生
ウメ	バラ科サクラ属 *Prunus mume*	下痢止め, 解熱, 咳止め, 回虫駆除, 疲労回復	クエン酸, リンゴ酸, コハク酸, 酒石酸, オレアノール酸, アミグダリン	(下痢止め, 解熱, 咳止め, 回虫駆除) 燻製の未熟果実 (烏梅) を煎じて服用 (風邪) 焼いた梅干に熱湯を注ぎ, 飲用 (扁桃炎) 梅肉エキスを希釈してうがい薬とする	実生
ウルシ	ウルシ科ウルシ属 *Rhus verniciflua*	通経, 扁桃炎, 駆虫	ウルシオール, マンニトール	(通経, 咳止め, 駆虫) 乾燥させた樹液 (乾漆) を服用 (扁桃炎) 乾漆を燃やし, その煙を吸引する	根株分け 実生
エンジュ	マメ科クララ属 *Sophora japonica*	止血, 消炎, 鎮痛	ルチン, クエルセチン, ベツリン	(収斂止血, 消炎, 鎮痛剤, 鼻血, 痔) 日干しした開花前の蕾を煎じて服用	実生
カキ	カキノキ科カキノキ属 *Diospyros kaki*	しゃっくり止め, 夜尿症, 血圧降下	オレアノール酸, ウルソール酸, タンニン, ビタミンC	(しゃっくり止め, 夜尿症) 蒂 (へた) を煎じて服用 (高血圧) 乾燥葉を煎じて, あるいは熱湯を注いで飲用	実生

樹木名	科・属 学名	効用	薬効となる主な 含有成分	主な利用部位と利用方法	栽培方法
カヤ	イチイ科カヤ属 *Torreya* *nuchifera*	頻尿，夜尿	脂肪油（種子）	生の種子を焼いて食す，あるいは炒った種子 を服用	実生
キササゲ	ノウゼンカズラ 科キササゲ属 *Catalpa ovata*	利尿薬	カリウム塩，カタルポ サイド，カタルパラク トン	（腎臓病，脚気，妊娠，低血圧などのむくみ） 実を煎じて服用	実生 挿し木
キハダ	ミカン科キハダ 属 *Phellodendron* *amurense*	健胃，下痢止 め	ベルベリン，パルマチ ン，マグノフロリン （アルカロイド），オバ クノン（苦味質）	（下痢止め，苦味健胃薬，整腸剤） コルク層を除いた乾燥した樹皮を煎じて服用	実生
クチナシ	アカネ科クチナ シ属 *Gardenia* *jasminoides*	消炎，利尿， 止血	クロチン（カロチノイ ド色素），ゲニポサイ ド（配糖体）	（消炎，利尿，止血） 陰干しした完熟果実（山梔子）を煎じて服用	実生 挿し木
クリ	ブナ科クリ属 *Castanea* *crenata*	ウルシかぶ れ，あせも	タンニン	（ウルシかぶれ，あせも） 日干しした葉（栗葉）の煮汁を冷やし，患部 を洗う	実生
クロモジ	クスノキ科クロ モジ属 *Lindera* *umbellata*	脚気，胃腸 炎，止血	クロモジ油（精油）	（脚気，急性胃腸炎） 陰干しした根皮（鉤樟）を煎じて服用 （止血） 鉤樟の粉末を散布	実生
コブシ	モクレン科モク レン属 *Magnolia kobus*	頭痛，鼻づま り	シネオール，シトラー ル，オイゲノール（精 油）	（頭痛，鼻づまり） 開花直前の蕾を陰干ししたもの（辛夷）を煎 じて服用	実生
サイカチ	マメ科サイカチ 属 *Gleditsia* *japonica*	リュウマチ， 喉の腫れ	グレジチアサポニン （さやと種子），フェ ノール性物質（とげ）， アミノ酸（とげ）	（リュウマチ，喉の腫れ） 日干ししたさや（皁莢），とげ（皁莢刺）を煎 じて服用	実生
ザクロ	ザクロ科ザクロ 属 *Punica* *granatum*	下痢，神経 痛，扁桃炎	ペレチェリン（樹皮， 根皮），タンニン（果 皮）	（下痢，神経痛，咳止め） 乾燥した果皮を煎じて服用 （扁桃炎） 果実の煎汁でうがいする	実生 挿し木
サンシュユ	ミズキ科ミズキ 属 *Cornus* *officinalis*	滋養強壮，糖 尿病	リンゴ酸，酒石酸，没 食子酸，モロニサイド （配糖体）	（滋養強壮，糖尿病，腰痛） 日干しした果肉を煎じて服用	実生
サンショウ	ミカン科サン ショウ属 *Zanthoxylum* *piperitum*	食欲不振，消 化不良	シトロネラール，ジペ ンテン（精油），サン ショオール，サンショ アミド（辛味成分）， タンニン	（食欲不振，消化不良） 果皮と種子の芳香と辛味を芳香性健胃薬とし， 粉末にして服用	実生
シャクナゲ （アズマ シャクナ ゲ）	ツツジ科ツツジ 属 *Rhododendron* *metternichii*	利尿，解熱， 鎮痛，動脈硬 化予防	ロドトキシン（葉，有 毒），タンニン，ロド デンドリン	（利尿，鎮痛，リュウマチ，解熱，止血） 日干しした葉を煎じて服用	実生
シラカンバ	カバノキ科カバ ノキ属 *Betula* *platyphylla var.* *japonica*	痛風，リュウ マチ，皮膚 病，防腐剤	クレゾール，クレオ ソート，グアヤコール （樺木タール），精油， 苦味質，じゅう酸 （葉），ベツリン（樹 皮）	（痛風，リュウマチ，皮膚病） 材を乾溜した樺木タールを塗布	実生

樹木名	科・属 学名	効用	薬効となる主な 含有成分	主な利用部位と利用方法	栽培方法
スイカズラ	スイカズラ科ス イカズラ属 *Lonicera japonica*	関節痛，化膿症，解熱，扁桃炎，口内炎，湿疹，利尿，健胃，腰痛	タンニン，苦味配糖体	（関節痛，化膿症，解熱）陰干しした花，日干しした茎葉を煎じて服用（扁桃炎，口内炎）上記の煎汁でうがい（湿疹）上記の煎汁を塗布（利尿，健胃）若葉でお茶に飲用（腰痛）乾燥葉を入浴剤とする	実生 挿し木
タラノキ	ウコギ科タラノ キ属 *Aralia elata*	糖尿病，腎臓病，胃腸病，高血圧	タラリン（根皮），タンニン，オレアノール酸，ベーター・ジトステロール	（糖尿病，腎臓病，胃腸病）刻み，日干しした根皮，樹皮を煎じて服用（高血圧）とげの多い乾皮を刻み，日干ししたものをお茶代わりに飲用	実生
ナツメ	クロウメモドキ 科ナツメ属 *Ziziphus jujube var. inermis*	鎮静，強壮，解熱，滋養強壮，不眠症，夜泣き，ヒステリー	糖分，粘液質（果実）	（鎮静，強壮，解熱，滋養強壮，不眠症，夜泣き，ヒステリー）日干しした果実を煎じて服用	実生
ナナカマド	バラ科ナナカマ ド属 *Sorbus commixta*	下痢，痔，疥癬，あせも	アミグダリン（樹皮），ソルビトール（果実）	（下痢，痔，排尿困難）日干しした樹皮の煎汁を服用（疥癬，あせも）煎液で患部を洗う（うがい）果実の煎液を使用	実生
ナンテン	メギ科ナンテン 属 *Nandina domestica*	鎮咳，視力回復，解熱	ドメスチン（果実），ナンテニン（果実），ナンジニン（葉）	（鎮咳，視力回復，解熱）日干しした果実を煎じて服用	実生 挿し木
ニガキ	ニガキ科ニガキ 属 *Picrasma quassioides*	健胃，食欲不振	クワッシイン（苦味質），タンニン	日干しした木部を苦味健胃剤として煎じて，あるいは粉末にして服用	実生
ニシキギ	ニシキギ科ニシ キギ属 *Euonymus alatus*	生理不順，刺抜き	未詳	（生理不順，風邪，神経痛）日干した翼状部を煎じて服用（刺抜き）翼状部を黒焼きにして粉末にし，飯粒と混ぜ合わせて患部に貼り，トゲを抜く	実生 挿し木
ニワトコ	スイカズラ科ニ ワトコ属 *Sambucus sieboldiana*	解熱，発汗，骨接ぎ	配糖体，コリン，マレイン酸	（解熱，発汗，利尿）茎（接骨木）を煎じて服用（神経痛，リュウマチ，冷え性）乾燥した花（接骨木花），葉（接骨木葉），接骨木を布に入れ沸騰させてから入浴剤とする（骨接ぎ）枝の黒焼きと小麦粉，食酢をよく練り，患部に厚く塗布して添え木をあてる	実生
ヌルデ	ウルシ科ウルシ 属 *Rhus javanica*	下痢止め，鎮咳，止血	五倍子タンニン，没食子酸，クエン酸	（下痢，去痰，鎮咳）葉を蒸して乾燥させたもの（五倍子）を煎じて服用	実生
ネムノキ	マメ科ネムノキ 属 *Albizia julibrissin*	鎮痛，強壮，利尿，うちみ，腫れ物，関節リュウマチ	タンニン（樹皮）	（鎮痛，強壮，利尿，駆虫）日干しした樹皮を煎じて服用（うちみ，腫れ物，関節リュウマチ）煎汁で患部を洗う，あるいは湿布する	実生

樹木名	科・属 学名	効用	薬効となる主な 含有成分	主な利用部位と利用方法	栽培方法
ノイバラ	バラ科バラ属 *Rosa multiflora*	利尿，腫れ物，解熱	ムルチノサイドA，B，ムルチフロリンA，B，クエルセチンルチノサイド	（腎臓や脚気のむくみ，便秘）日干しした果実を煎じて服用	実生
ノリウツギ	ユキノシタ科アジサイ属 *Hydrangea paniculata*	下痢止め，腫れ物，胃潰瘍	クマリン類，キシロース（粘液）	（下痢，腫れ物，胃潰瘍）日干しした樹皮（糊空木）を煎じて服用	実生 挿し木
ハリギリ	ウコギ科ハリギリ属 *Kalopanax pictus*	去痰	カロトキシン，カロサポニン	（去痰）日干しした根皮（海桐皮）を煎じて服用	実生
ホオノキ	モクレン科モクレン属 *Magnolia obovata*	健胃，下痢，利尿，解熱，リュウマチ	マグノクラリン，マグノール，マキロール，タンニン	（腹痛，吐き気，下痢，利尿）日干しした樹皮を煎じて服用	実生
ボタン	ボタン科ボタン属 *Paeonia suffructicosa*	月経不順，便秘，鼻血，痔疾	ペオニフロリン，ペオノール（配糖体），安息香酸，フィトステロール	（月経不順，便秘，鼻血，痔疾）日干しした根皮（牡丹皮）を煎じて服用	実生
マタタビ	マタタビ科マタタビ属 *Actinidia polygama*	冷え症，腰痛，利尿，強心，神経痛	マタタビ酸，マタタビラクトン，アクチニジン，ポリガモール	（冷え性，腰痛，利尿，強心，神経痛）虫癭を熱湯に浸けた後，日干しにしたもの（木天蓼）を焼酎に漬け，服用	実生
マユミ	ニシキギ科ニシキギ属 *Eunonymus sieboldianus*	鎮痛，鎮咳，湿疹	リノール酸（種子）	（鎮痛，鎮咳，駆虫）日干しした樹皮を煎じて服用（湿疹）日干しした根皮の煎液で患部を洗浄	実生 挿し木
ムクゲ	アオイ科フヨウ属 *Hibiscus syriacus*	下痢止め，水虫，皮膚病	サポナリン（花の蕾）	（下痢止め）日干しした蕾を煎じて服用（水虫，疥癬）日干しした樹皮を焼酎に漬け，患部に塗布	実生 挿し木
メギ	メギ科メギ属 *Berberis thunbergii*	結膜炎，健胃，神経痛	ベルベリン，ベルバミン，（枝，幹，根），ヤトロリジン	（結膜炎）日干しした葉，枝，根の煎液で洗眼する（健胃）煎液を直接なめる	実生 挿し木
モクレン	モクレン科モクレン属 *Magnolia liliflora*	蓄膿症，頭痛	シネオール，オイゲノール，クエン酸	（蓄膿症，鼻炎，鼻づまり）開花直前の蕾を陰干しし，煎じて服用	実生
ヤツデ	ウコギ科ヤツデ属 *Fatsia japonica*	リュウマチ，鎮咳，去痰	サポニン，アファトキシン	（リュウマチ）日干しした葉を煮出し，入浴剤とする（鎮咳，去痰）上記の煎液でうがいする	実生 挿し木
ヤドリギ	ヤドリギ科ヤドリギ属 *Viscum album subsp. coloratum*	腰痛	トリテルペノイド，フラボノイド，フラボノイド配糖体（枝葉）	（腰痛）乾燥した茎葉を煎じて服用	（寄生植物）
ヤマグワ	クワ科クワ属 *Morus bombycis*	高血圧，強壮	トリテルペン，モルシン，クワノン（プレニルフラボン誘導体）	（高血圧）乾燥した根皮（桑白皮）を煎じて服用（中風の予防）桑葉をお茶代わりに飲用	実生 挿し木

し，陰干し，熱湯処理などがある．これらは，山村の生活の中で長い期間において検証，伝承されてきたことが推察され，また，薬効成分も各樹種に含まれている．

しかしながら，心理的効果による，いわゆる「プラシーボ効果」による効果の可能性も同時に考えられるため，科学的な臨床研究による検証が今後も必要とされる．

山村における植物の薬用利用は，あくまでも生活，風土の中で編み出されてきた民間療法であるため，現代医薬とは一線を画した療法として位置付けられ，疫学的な科学検証が今後も必要である．しかしながら，すでに医薬原料とされているものもあり，今後，山村の新たな資源として期待される可能性もある（上原(2011e)）．

ここでは木本植物を中心に紹介したが，より具体的な民間伝承の薬用利用の方法と，草本植物の薬用利用についても調べていく必要がある．

5.4　バイオマスとしての薬用樹木

さらに本節では，バイオマス資源としての薬用樹木の価値についても付記をしておきたい．

「バイオマス」または「バイオマス利用」というと，とかく燃料のことのように思われがちである．「バイオマス燃料」などがその代表であろうか．

図5.1は，2010年現在の各国における国民1人あたりの木質エネルギーの利用量である．昔話では，「おじいさんは山に柴刈りに・・・」と，かつては昭和30年代頃まで日常的に使われていた木質エネルギーであるが，現在のわが国は利用率が低く，世界平均の30分の1ほど，フィンランドと比較すると80分の1の利用率であり，森，木との結び付きがエネルギーにおいては少ないことがうかがえる．

しかし，「バイオマス（biomass）」とは，燃料だけを指す言葉ではもちろんない．

木本，草本植物そのものをはじめ，農作物，人や動物の排泄物，また，食料，肥料，飼料，薬品，衣料なども含む，まさしく生物量の総体，総利用・活用のことである．そして，そのバイオマス利用の中で最も高価値，高額であるのが，薬用利用であり，逆に最も低価値，低額であるのが，燃料としての利

用である（図5.2）．換言すれば，燃料とすること，燃やすことは最終手段であるといってもよいだろう．つまり，「バイオマス」利用を考えた場合，高価値のものから段階的にその可能性を考える必要があるということである．この点において，バイオマスとアメニティという言葉は同義語であるといってもよい．これまで顧みられなかったバイオマス，アメニティの利用がこれからさらに開拓される可能性があるといえよう．

5.5　森林と樹木のヒーリング

第1章（1.1.4　ヒーリング）でも述べたが，ここであらためて，森林，樹木の持つ「ヒーリング＝癒し」についても述べてみたい．

写真5.7は，東京の銀座の通りに貼られていた森林の写真である．おそらく銀座のビル街における「みどりの森」のイメージを持つ「ヒーリング効果」として掲示されているものと思われるが，しかし，間近でよく見ると，これはスギの一斉造林地の風景である．「スギ」といえば，花粉症の元凶とされ，

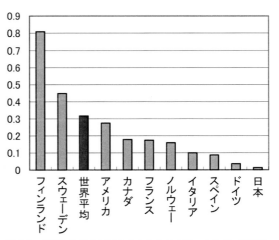

図5.1　各国における国民1人あたりの木質エネルギー利用量　FAO, Forest Products Year Book(2011)より作成.

高	医薬品等	(Fine material)
⇧	食料	(Food)
価	繊維	(Fiber)
格	飼料	(Feed)
⇩	肥料	(Fertilizer)
低	燃料	(Fuel)

図5.2　バイオマスの価値段階

忌み嫌う人も数多くいるはずだが，このようなスギ林の風景写真にはアレルギーはないようである．換言すると，これらの木がスギであることに気が付く人が少ない，または当の会社自体もそれがスギであること知らないのかも知れない．それほど，現在のわが国は，「森林＝みどり＝癒し」のイメージが先行し，実際の具体的な個々の樹木の名前はもとより，特性，素性についてもつまびらかではない，といった現況にあることもうかがえる．

写真5.8は，都内のある工事現場でみられたもので，ケヤキの渓流林が風景写真に使われている．写真5.7もこの写真5.8も，いずれも森林，樹木の風

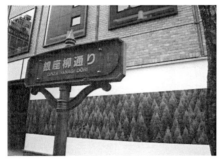

写真5.7　東京・銀座柳通りでみられたスギ人工林の写真

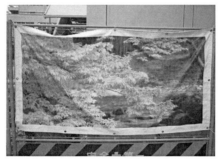

写真5.8　工事現場でみられたケヤキ渓流林の写真

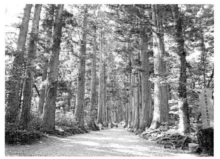

写真5.9　長野県戸隠神社のスギ並木
鬱蒼とした山の森の中に神様が鎮座しておられる．

景写真が，人工物のスペースに飾られていることが特徴である．

写真5.9は，長野県の戸隠神社のスギ並木である．このように日本の多くの神は，山であっても平野部であっても鬱蒼とした森の奥に鎮座していることが多い．

そして，現在は日頃の暮らしの中で，さらに簡便に森林，樹木のヒーリング，癒しを享受することができるようにもなっている．森林での小鳥や川のせせらぎの音の入ったCDや，森林の四季の映像の入ったDVD商品などはその代表例であろう．このようにバーチャルな映像，音声をいつでも楽しむことができるようになったことも現代生活の特徴の1つである．

しかし，それらのバーチャル商品は，実際の森林に出かけ，木立の中に実際に自分の体を置くことにはやはり及ばない．

現代の都市生活はこれまでのどの時代よりも忙しく，また，騒々しい世界である．そんな都市環境を離れ，世俗的な物事からも距離を置き，静かな森の中で過ごす．そして，「自分自身の中にある本来の自然」を見つめ，自分本来の生きるペースを取り戻していく．そうした日常の生活とは一線を画した，ヒーリング，癒しの場としての森林の存在意義がさらに高まっている時代である．

5.6　「ヒーリング」の定義

「ヒーリング（Healing）」という言葉は，本来，「治療する」，「治癒する」，「いやす」，「回復する」，「触れただけで病気を治す」，などを意味する言葉である．また，神，自然，神話，宗教性，信仰，アニミズム，哲学，ロマン主義，自然回帰思想，民間療法などの要素が複層的，重層的に絡んで使われていることが実際には多い．

「ヒーリング」のコンセプト，考え方，捉え方としては，「神─自然─人間」という関係性の中で，人間は，創造主の形成した自然の一部分と捉え，自然の中での人間の存在のバランス，および自然と自己とのバランスを思考し，さらに自己の内部にある自然の均衡を図ることを目指すことが多い．具体的には，世俗的な物事からは一度距離をおき，日常の

生活とは一線を画した自然の場で，自分のペースで過ごし，瞑想を行ったり，啓示を受けたり，あるいは芳香療法などの施術を受けることが主なものである．

ヒーリングを行う姿勢としては，物質的なものよりもまず精神的なもの，人工的なものでなく，自然本来のものに依拠することが基本であり，疾患の治療にあたっては，自己の生活環境，生活様式，生活習慣，思考，感情などの中に，「本来そうあるべきものではないもの」，「不自然なもの」を見つけ，そこから本来の自然の姿を悟り，あるべき姿に修復していこうとすることが見受けられ，現代医療とは一線を画した「代替療法（alternative therapy）」の中に位置付けられることが多い．

5.7　樹木とヒーリング

樹木に関連したヒーリングでは，生体としての樹木との対峙，瞑想，気功や，樹木の薬用成分を利用した療法，精油の成分を利用した芳香療法などに分けられる．また，各樹木に様々なイメージ，シンボルを持たせたゲルマン文化やケルト文化などもあり，樹木の芳香成分にイメージや効用が定められた芳香療法も行われている．

樹木のヒーリングに関するいくつかの要素があるが，以下のようなカテゴリーに分けられよう（上原（2010b））．

5.7.1　宗教性
（1）　山の神
全国各地の山には，「山の神」がおり，その神が水や収穫物の恵みをもたらし，逆に機嫌や采配で災害や事故が起こすことが民間信仰として広く各地に根付いている．また，その山の神の怒りを避けることから，森林・自然への過度の開発，進入，ゴミの投棄などは戒められ，「自然のあるべき姿」をそのまま維持し，当地の自然環境，生態系が保護される役割も果たされている．森林・林業関係では，林業作業の無病息災への祈願をはじめ，倒木の際に伐採した根株に粗雑な切り口を残すと山の神を傷つけるとの伝承も各地にあり，林業現場における事故予防にも結び付いている．

（2）　社叢林
寺社の社叢林には，神の宿る，あるいは降臨する場としての御神木がある．このため，社叢林にはその地域の植生の樹種が残される場合もあり，「木には霊が宿る」とした南方熊楠は，社叢林の保護をその地域の生態系の保護としても推進している．

（3）　樹の神
寺社林のほかに，単独の老木が「樹の神」として祀られているところも各地にみられる．長野県飯田市の旧上村地域の例では，住民の探し物や，忘却した事柄を想起したい際に願掛けをするとそれを叶えてくれる「お杓狐狸さま」と呼ばれる大木の「樹の神」が各集落内にあり，もし願い事が叶えられた場合には杓文字を供えるという風習が現在もみられる．

（4）　宗教行事
神事，祭事，慶弔の際に，樹木が使われることがある．玉串として使われるサカキ，アイヌの祭事儀礼に用いられる捧具のイナウなどがその例である．特にアイヌのイナウは，厄病避け，悪霊払いの際には臭気の強いナナカマドや，有刺の木でつくられるなど，樹木の性質と目的を合致させている．

5.7.2　イメージ，シンボル
アイルランドのケルト文化やゲルマン文化では，神話に基づいた樹木の守護神，シンボル，イメージなどが定められている．例えば，モミは常緑樹であることから不老長寿や，「永遠」のシンボルとして扱われ，クリスマスなどにも用いられている．

5.7.3　霊　性
ヒーリングにおいては，霊性（スピリチュアリティ）によって，人間は普遍的な自然の生命と結び付くことができるとし，また，その考え方のもとで，樹木にも霊性があるとする考え方が世界各地にみられる．

5.7.4　薬用利用
その樹木の含有成分に由来しているケースが多く，植物療法，民間療法の基盤になっている．北米大陸の先住民や，アイヌ文化，ヨーロッパ文化，オセアニア文化，アフリカ文化などでも，この樹木の

民間療法は伝承されている.

5.7.5 リラクセーション

心身を弛緩させ，呼吸を楽にしながら，樹木の精油成分の芳香を嗅ぐ，あるいは精油を肌に塗布，マッサージ，浸透させる形態がある．心身の緊張の緩和とともに，自律神経のバランス，体内の恒常性（ホメオスタシス）の調和，精神安定をもたらすことを目的としている.

5.7.6 ヨ ガ

森林内の空間で，ゆっくりとした呼吸法や瞑想を行い，同時に身体のストレッチを行うことによって，自己の内部の不均衡や生活習慣を振り返り，調整，修正する手法などが行われている.

5.7.7 樹林気功

樹木と対峙し，あるいは身体を付け，その樹木に触れたり，感じたり，また樹木の自然に順応した生活様式にならい，自己の心身を調節することなどが行われている.

5.8 実用面での利用

ホオノキ，カシワ，オオシマザクラの葉のように，食べ物を包む材料として，あるいは食器として用いられ，その香りや殺菌効果が利用されることや，木の果実の食用や，アイヌ文化にみられる衣類（シナノキ）に用いられることなど，実用面における利用である.

以上，樹木の持つヒーリングをいくつかの要素に分類したが，基本的な共通点としては，樹木は自然物であること，入手しやすく，身近な生命であること，加工しやすく，化学的な副作用がないこと，人間の身体もまた自然物であるため，樹木という自然，あるいは樹木を通しての自然とのつながりで自己の心身を癒し，整えていく，といった基本姿勢がうかがえる．しかしながら，こうした樹木のヒーリングは，現代医療をはじめ，現代の自然科学とは一線を画した宗教性や霊性の領域に根差し，民間の自然療法に基盤があることが特徴である．このことが，ヒーリングに対しての嗜好の差異も招くことに

なり，またその効果等にもばらつきがあることが考えられる.

樹木のヒーリングは，宗教性，シンボル，霊性，薬用，リラクセーション，ヨガ，樹林気功，実用面での利用などの要素を持ち，その方法も多様であって，現代医療とはなお一線を引いた代替療法や，民間の自然療法の領域に位置している.

今後は，さらに樹種別のヒーリングや，ヒーリングの具体的な手法などについて分類，考察を深め，その特徴をさらに明らかにしていきたい.

5.9 ドイツにおける樹木のヒーリング

現在，ヒーリングについては，諸国でその導入がみられるが，ヨーロッパの中でも先進的にヒーリングの導入に積極的であったドイツにおける事例は特に興味深い．そこで本項では，ドイツにおける樹木のヒーリングの概要について，文献調査と現地での調査をふまえ，考察を行った.

5.9.1 ドイツにおけるヒーリングの形態

「ヒーリング」の意義には，神，自然，神話，宗教性，信仰，アニミズム，ロマン主義，自然回帰思想，民間療法，自然療法，健康法などの要素が複層的，重層的に絡んで使われていることが多いことは前述したとおりであるが，それを図示すると，図5.3のようになる.

特にヨーロッパにおけるゲルマンの文化では，各樹木に様々なイメージ，シンボルを持たせた民俗伝承があり，「神—自然—人間」という関係性の中で，人間は創造主の形成した自然の一部分と捉え，自然の中での人間の存在のバランス，および自然と自己とのバランスを見直し，さらに自己の内部にある自然の均衡を図ることを目指すことがヒーリングの基盤におかれていた（上原(2011a)）.

5.9.2 ドイツおよびゲルマン文化における樹木の ヒーリングの要素

表5.2に，ドイツおよびゲルマン文化における代表的な樹木のヒーリングの要素を示す.

これらの樹木のヒーリングに関する要素をまとめると，①民俗性，②シンボル，③薬用利用の3つの

カテゴリーに分けられる.

　はじめの民俗性においては，伝統行事，神事，祭事，慶弔の際に，樹木が使われることが多い. これはゲルマン文化，民話伝承に基づいた樹木の守護神，シンボルなどが定められ，それによって，災難からの魔除けや，豊作への感謝などが行われているものである. その樹木が各シンボルとなった由来については，ゲルマン文化の伝承のほか，その樹木の生育している自然環境や，樹木の生育特性，生育状態，見かけなどからも，そのシンボルに定まっていったことが推察される.

　樹木の含有成分の薬効は，植物療法などの民間療法，自然療法にも利用されている. ヨーロッパの，

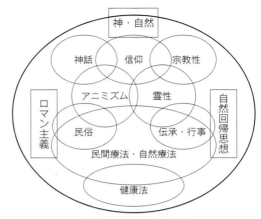

図 5.3　ヒーリングの要素

表 5.2　ドイツおよびゲルマン文化における各樹木のヒーリングの要素について

樹木名 ドイツ語名	科・属 学名	ゲルマン民俗伝承 イメージ，シンボル	含有物質 利用方法
アカマツ Die Kiefer	マツ科マツ属 Pinus silvestris	不死のシンボル，たいまつの木	松脂，精油：テレピン油 対症：鎮咳，血行促進
イチイ Die Eibe	イチイ科イチイ属 Taxus baccata	神聖な木，よろこびのシンボル，死後の永遠の象徴	タキシン：ホメオパシー 対症：痛風，リュウマチ，肝臓病
オーク Die Eiche	ブナ科コナラ亜属 Quercus rubor	男性の木，戦と雷の神の木，強さと忍耐の木，裁きの木	タンニン 対症：湿疹，吹き出物，下痢止め，消炎
カラマツ Die Laerche	マツ科カラマツ属 Larix europea	森の妖精の好む木	樹脂：テレピン油，カラマツ樹脂軟膏 対症：リュウマチ，腰痛，神経痛
キイチゴ Die Brombeere	バラ科キイチゴ属 Rubus fructiosus	魔法の木，不幸や病気を払い落とす木	ペクチン，ビタミンC，タンニン
クルミ Der Walnussbaum	クルミ科クルミ属 Juglans regia	神々の食べもの，豊穣，多産のシンボル	タンニン，精油 対症：血液浄化，有害物質の排出
サクラ Der Kirschbaum	バラ科サクラ属 Prunus avium, cerasus	森の精，木の精のすみか，月の木	タンニン，有機酸，青酸グリコシド 対症：利尿，去痰
サンザシ Der Weisdorn	バラ科サンザシ属 Crataegus oxyacantha	魔除けの木	サンザシ酸，グリコシド，オキシアカンチン，フラボン，精油 対症：強心剤，循環促進
シラカバ Die Birke	カバノキ科カバノキ属 Betula pendula	女神が宿る木，若者の木，春の化身，白樺祭（春祭り），メイポール	タンニン，精油，サポニン，フラボン 対症：浮腫，リュウマチ，痛風，関節炎，結石
トウヒ Die Fichte	マツ科トウヒ属 Picea abies	守護の木，護り木，人間の病の肩代わり，上棟式の飾り木，メイポール，マスト	樹脂，精油：テレピン油，蜜 対症：リュウマチ，腰痛，風邪
トチノキ Die Rosskastanie	トチノキ科トチノキ属 Aesculus hippocastnum	豊穣，健康，富の木	サポニン，エスキン，エスクリン，フラボン，タンニン 対症：新陳代謝，血行促進
トネリコ Die Esche	モクセイ科トネリコ属 Fraxinus excelsior	生命の木，思慮深さのシンボル	フラキシン，マンニット，クエルシトリン，タンニン，精油 対症：利尿，便通，リュウマチ，痛風
ナシ Der Birnbaum	バラ科ナシ属 Pyrus communis	男性のシンボル，恋占いの木	ペクチン，有機酸，無塩類，タンニン 対症：利尿，食事療法
ナナカマド Die Eberesche	バラ科ナナカマド属 Sorbus aucuparia	幸運，豊穣をもたらす木	リンゴ酸，ペクチン，ソルビン酸 対症：下痢，健胃

樹木名 ドイツ語名	科・属 学名	ゲルマン民俗伝承 イメージ，シンボル	含有物質 利用方法
ニレ Die Ulme	ニレ科ニレ属 Ulmus campestris, montana	男性の木，夫婦の木	タンニン 対症：下痢，消炎
ニワトコ Der Holunder	スイカズラ科ニワトコ属 Sambus nigra, edulus	豊穣の女神の木	コリン，サンブキン，フラボン，アルカロイソド，タンニン，精油 対症：風邪，発汗促進
ノバラ Die Hecken rose	バラ科 バラ属 Rosa canina	愛のシンボル，女性の花	ペクチン，クエン酸，リンゴ酸，カロチン，ビタミンC，タンニン 対症：強壮，鎮静
ハシバミ Die Haselnuss Strauch	カバノキ科ハシバミ属 Corylus avellana	雷避け，豊穣と性的な力のシンボル	タンニン 対症：風邪，発汗
ハンノキ Die Erle	カバノキ科ハンノキ属 Alnus glutinosa,incana	魔女の木，水の破壊力を持つ木	タンニン，樹脂酸 対症：解熱，扁桃炎
ビャクシン Der Wacholder	ヒノキ科ビャクシン属 Junipwerus communis	冥界の木，疫病払いのたいまつ，魔法に抵抗する木	精油，樹脂 対症：腎臓の解毒，リュウマチ，痛風，関節症，皮膚病，水腫 入浴剤
ブナ Die Buche	ブナ科ブナ属 Fagus silvatica	ゲルマン祭祀文字を刻んだ木，雷避け，森の母	クレオソート，タンニン 実を食用，樹皮を飲用茶
ボダイジュ Die Linde	シナノキ科シナノキ属 Tilia cordata, glandifolia	愛の木，家族の木，守り神の木，裁きの木	精油，フラボノイド，サポニン 対症：風邪，気管支炎
ポプラ Die Pappel	ヤナギ科ヤマナラシ属 Populus nigra, tremula	踊り続ける木	精油，タンニン，サリシン 対症：リュウマチ，痛風，膀胱炎 ポプラ軟膏：火傷，切り傷
メギ Die Berberitze	メギ科メギ属 Berberis vulgaris	宝の木，神のお告げの木	アルカロイド，ベルベリン，精油 対症：肝臓，胆嚢，腎臓
モミ Die Tanne	マツ科モミ属 Abies alba	ゲルマンの冬至祭，不老長寿，永遠のシンボル，クリスマスツリー	精油，樹脂 対症：肺疾患，気管支炎
ヤドリギ Die Mistel	ヤドリギ科ヤドリギ属 Viscum album subsp. coloratum	神聖な木，魔よけ，雷よけ	トリテルペノイド，フラボノイド，フラボノイド配糖体（枝葉） 対症：腰痛，血行促進
ヤナギ Die Weide	ヤナギ科ヤナギ属 Salix alba	植物の実りと成熟の女神，死と復活の女神のシンボル	サリシン，タンニン 対症：解熱，利尿，発汗，鎮痛
リンゴ Der Apfelbaum	バラ科リンゴ属 Malus communis	生命，愛，豊穣のシンボル，大地と女性のシンボル，恋占いの木，天国の木	ペクチン，ビタミンC，有機酸，酵素 対症：消化促進，解熱作用，利尿，食養生

特にドイツには古代ローマ時代からの長い歴史を持つ自然保養地が数多く存在し，健康保険の適用も可能であり，社会的な制度の中に自然環境での休養が公的に位置付けられている．また，保養にあたっては，医師がその診断，判断を行い，医師の必要認可が下りると，健康保険の適用が可能となる．ドイツの自然保養地には，温泉・鉱泉，泥浴，気候，大気，海浜，クナイプなどの種類があり，いずれの自然保養地においても，植物あるいは樹木を原料とした療法が行われ，森林環境を活用した保健休養，健康増進に取り組んでいる保養地も数多い．

前述した各自然療法のうち，クナイプ療法（Kneippkur）とは，セバスチャン・クナイプ（1821-1897）によって提唱された，水，運動，食物，植物，調和の5療法から成り立つ自然療法であり，その植物療法には，芳香療法，薬草茶なども含まれている．クナイプ療法は，一般の医療では手の届きにくい部分，つまり予防医学やリハビリテーション，代替療法などで主に用いられている．同療法が扱う主な疾患の内容としては，呼吸器系，血液

循環器系，歩行リハビリテーション，神経痛，リュウマチ，ぜんそく，不眠症，肥満症などであり，対象者には中・高年が多いため，今後のわが国における生活習慣病予防や高齢者医療の1モデルとしても適当であると考えられる（上原(1997b)）．また，最近では，調和療法が，「ライフスタイル療法」という新たな名称でも使われ，植物の芳香や，自然，森林環境の活用なども積極的に取り入れられている．

生活習慣病の予防やメンタルヘルスは，現在ドイツでも大きな社会的課題になっており，ドイツの「クア（Kur，保養）」は，「予防とリハビリテーションのための医学的対処」と法的に定められ，近い将来において，疾患に発展する可能性のある健康的に衰弱している状態を改善したり，子どもの健康的な成長を阻む因子に対しての抵抗力をつけたり，介護の必要性を軽減するなどのことが定義されている．

樹木を用いたヒーリングの手法としては，心身を弛緩させ，呼吸を楽にしながら，樹木の精油成分（エッセンシャルオイル）の芳香を嗅ぐ，あるいは精油を肌に塗布，マッサージ，浸透させるリラクセーションの形態などがあり，心身の緊張の緩和とともに，自律神経のバランス，体内の恒常性（ホメオスタシス）の調和，精神安定をもたらすことを目的として行われている．

また，森林内の空間で，ゆっくりとした呼吸法や瞑想を行い，同時に身体のストレッチを行うことによって，自己の内部の不均衡や生活習慣を振り返り，調整，修正するヨガなども行われている．これらにおいても症状や症状の軽重によって，健康保険の適用が可能であり，医師から処方される場合がある．

ドイツにおける樹木のヒーリングは，民俗性，シンボル，薬用，自然療法などの要素を持ち，その方法も多様であって，一部は健康保険制度に基づく自然保養地における代替療法や健康増進の一環として，また民間の自然療法の領域に位置していることが特徴である．　　　　　　　〔上原　巌〕

🎋課題🎋

(1) 「プラシーボ効果」とは何か．また薬用効果の臨床試験における基本ルールにはどのようなものがあるか？

(2) 「ヒーリング」のアジアとヨーロッパにおける差異を考察せよ．

第 **6** 章

地域医療における事例

森林環境が人体に与える影響について少しずつ医学的根拠が証明されはじめ，森林ウォーキングを健康づくりの一環に取入れる試みが始まっている．この章では現在，私たちが確認している効果について触れ，医療・保健が関わる地域住民の健康づくりとその応用としてのまちづくりの可能性について考える．

6.1　健康づくりの取組は治療と等価

　この本を手に取られる方は，医療職以外の方が多いかも知れない．高齢化を背景に健康づくりの機運が高まり，自治体の保健福祉事業，自治体サークルで森林ウォーキングを実施しているところもあるだろう．では，皆さんの地域において，かかりつけの医師や医療スタッフが住民の健康づくりにどれだけ関わっているだろうか．

　医師法第 1 条には，医師の任務として「医療と保健指導を司ることによって，公衆衛生の向上と増進に寄与し，国民の健康的な生活を確保する」と記載されており，医師の仕事は「病気を治療すること」と「予防すること」の 2 つといえる．予防は，病気の根源を見極め，介入し，改善することである．表現を変えると健康格差の元になる地域内の種々の格差の是正に取り組むこともである．

　最近，注目されている総合診療専門医のアウトカムとして日本専門医機構は次のように示している．

　地域を支える診療所や病院においては，他の領域別専門医，一般の医師，歯科医師，医療や健康に関わるその他職種等と連携して，地域の保健・医療・介護・福祉等の様々な分野におけるリーダーシップを発揮しつつ，多様な医療サービス（在宅医療，緩和ケア，高齢者ケア等を含む）を包括的かつ柔軟に提供できる．また，総合診療部門（総合診療科・総合内科等）を有する病院においては，臓器別でない病棟診療（高齢入院患者や心理・社会・倫理的問題 を含む複数の健康問題を抱える患者の包括ケア，癌・非癌患者の 緩和

ケア等）と臓器別でない外来診療（救急や複数の健康問題をもつ患者への包括的ケア）を提供することができる．具体的には以下の 7 つの資質・能力を獲得することを目指す．
1. 包括的統合アプローチ
2. 一般的な健康問題に対する診療能力
3. 患者中心の医療・ケア
4. 連携重視のマネジメント
5. 地域包括ケアを含む地域志向アプローチ
6. 公益に資する職業規範
7. 多様な診療の場に対応する能力

　我々，医師は病を直すことに専念してきたが，高齢化時代に突入しいささか医師の役割に変化が出てきた．国民の健康寿命を如何に伸ばすかという課題と向き合い，可能な限り元気で住み慣れた環境で寿命を全うできる社会づくり（地域包括ケア）に医師は挑戦することになる．

　高齢化社会は，認知症，生活習慣病の重積による脳卒中や心臓病，腎臓病の増加をもたらす．加齢に伴う筋骨格系の衰えから整形疾患を合併すれば日常生活に支障をきたす．心身の衰えから何かしらの障害，寝たきりになる人が増えている日本社会において医師法第 1 条に掲げられている健康維持増進のための「予防」活動は益々重要性を増すといえる．しかし，我々，多くの臨床医の現状は，目の前の患者の治療に目が奪われ，そこに専念し，疾病の根源を断つことを見失いがちになっている．実は医学教育の中で健康づくりの講義や指導を受けた経験に乏しく，そもそも予防について具体的な方法論を教わっていない医師は多いかも知れない．その結果，治療に比べ予防の価値は低い？と考えている医師が多い

かも知れない．筆者もへき地勤務を経験するまでそう思う所があった．しかし，へき地勤務を通して地域の患者と向き合う中で，かつて都市部の病院で忙しく重症患者と向き合っていたときには感じなかった思いとして「治療は大事だが"もぐらたたき"に似ている」と感じた．治しても繰り返す人，次々に類似の症状で病院を受診する患者を診ていると切りがないと思え，個々の病気の治療と同時に集団の疾病管理の重要性に気付いた．

筆者が 2004 年（平成 16 年）当時おかれた自治体の財政難，医師・スタッフ不足の環境で特別な予算を必要とせず，住民が参加しやすい疾病予防のための企画として「森林ウォーキング」が生まれた．そして，医師仲間に森林ウォーキングで得られた臨床効果を理解してもらえるように基礎的研究も行い，地域発の医学的根拠を持つ健康ツールとして森林ウォーキングの普及を推進するに至った．この章を読んだ医療従事者と地域住民に健康づくりの重要性と面白さを伝えることができれば幸いと思う．

本章では森林を活用した健康づくりの具体的な取組を紹介した．事例紹介のためゴールの設定と企画デザインの立て方，行政・院内・住民との調整の進め方，何をどのように評価すれば良いのか，測定項目の選定，データ解析とその解釈などについて紙面の都合上割愛した．

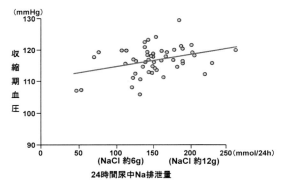

図 6.1 塩分摂取量と血圧の関係

体内に取り込まれた塩分の多くは尿中に排泄されるため 24 時間畜尿中の Na 排泄量はおおよその塩分摂取量を表す．この研究により 24 時間畜尿中の Na 排泄量と収縮期血圧の間に正の相関があることが示された．

Intersalt Cooperative Research Group（1988）より．

6.2 住民の血圧改善効果と脳卒中予防—北海道中頓別町の取組

6.2.1 高血圧治療に森林ウォーキングを応用する

塩分摂取量と血圧の関係は，Intersalt 研究（1988，図 6.1）が示すように塩分摂取量に比例して血圧が高くなることが知られている．日本高血圧学会ガイドライン（日本高血圧学会高血圧治療ガイドライン作成委員会編(2014)）によると，喫煙に次いで日本人の死因の第 2 位が高血圧であると示されている（図 6.2）．高血圧は，動脈硬化の進展因子であり脳卒中，心筋梗塞，慢性腎臓病（CKD），抹梢動

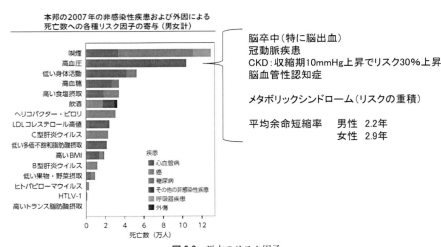

図 6.2 死亡のリスク因子

日本高血圧学会高血圧治療ガイドライン作成委員会編（2014，p11）を改変．

脈疾患（PAD）の原因となる.

　2004 年（平成 16 年）当時の中頓別町住民検診の
結果では, 高血圧患者の割合は 40 ％を超える. そ
の原因として, 漬物を食べる習慣, 醤油の使用量が
多い, 食事の味付けが濃いなどの理由があげられ
た. 当時の北海道北部の脳出血患者割合は, 全国平
均 15 ％に比べ 26.3 ％と非常に高く（図 6.3）, 塩分
摂取過剰→高血圧→脳卒中という因果関係が示唆さ
れていた. 実際, 筆者が勤務しはじめた頃, 夜間に
血圧が上がり頭痛, 吐き気, めまいといった高血圧
による症状を訴えて受診する住民が他の地域に比べ
て多い印象を感じていた. 急な血圧上昇に伴う症状
は降圧薬を投与して血圧を下げると改善する. その
ため, 詳しい検査のため翌日の受診を勧めるものの
無症状では医療機関を受診する気持ちにならず, 結
果として地域の脳卒中発生率を押し上げる要因に
なっていたと思われた. 実際のところ道北脳卒中共
同研究の続報では, 北海道北部での脳出血患者割合
は 25.9 ％と高く, その背景として高血圧のコント
ロール不良と未治療者が脳卒中患者の 30 ％を占め
ていた. 住民への健康意識の啓発に加え, 医師への
厳格な血圧管理の重要性の喚起も必要と述べられて
いる.

　地域医療最前線の医師として地域の健康づくりの
重要性を強く感じ, 健康づくりを率先したい気持ち
が強かったが, 当時の医師の在り方について行政や
住民の考え方は, 「医師は病院で患者の治療にあた
るもの」という固定概念が強く, 地域の健康づくり
のため医療従事者が街中に出ることはとても難し

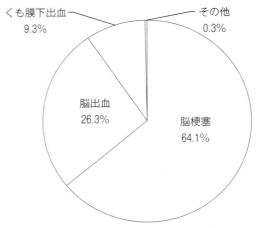

図 6.3　北海道北部の脳出血患者の割合

2002 年（平成 14 年）7 月 1 日以降発症の症候性脳血管障害を
前向きに登録し, 病型・危険因子・転帰・再発率を解析した.
全脳卒中 792 例, 発症率は 4.09（対 1000 人／年）, 脳卒中病
型分布は脳梗塞 64.1 ％, 脳出血 26.3 ％, くも膜下出血 9.3 ％で
あった. 道北地域の脳卒中は全国調査と比べ脳出血の占める
割合が高く, また脳梗塞ではラクナ梗塞がいまだ高率であっ
た.
徳光ほか（2006）より.

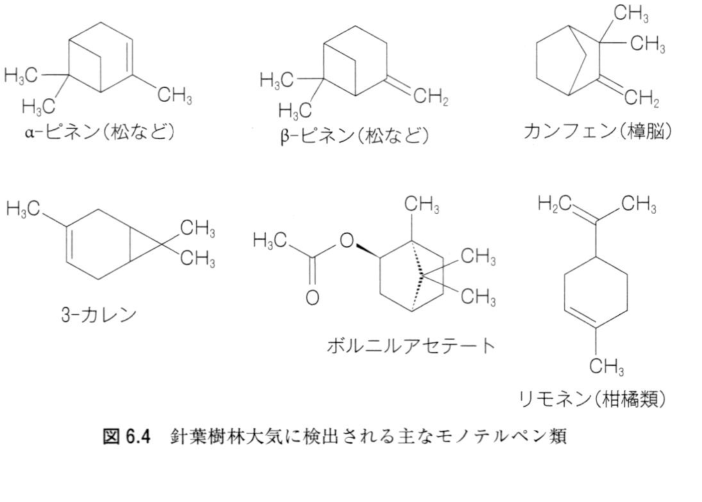

かった. 町民の健康状態は, 保健師達が住民健診の
結果などを踏まえて良く把握しており, 保健福祉課
との連携の必要性を感じていた. 住民健診で高血圧
を指摘されても無症状であれば医療機関を受診しな
い住民が多い. 理由を聞いてみると, 「病院に行く
と病名が付けられ病人にされるから」と答えが返っ
てきた. 健康な人が健康でいられ, 健康と病気のハ
ザマの人が健康でいられる仕組みづくりがこれから
の地域医療にとって必要だと感じ, 住民を病人にせ
ず誰もが広く参加可能な高血圧対策として「森林

H₃C\
　　C CH₃
H₃C⁄
α-ピネン（松など）

β-ピネン（松など）

カンフェン（樟脳）

3-カレン

ボルニルアセテート

リモネン（柑橘類）

図 6.4　針葉樹林大気に検出される主なモノテルペン類

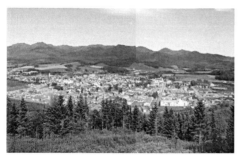

写真 6.1　中頓別町の全景
2004 年（平成 16 年）当時人口 2200 人．市街地の周囲に牧草地がありその外側を針葉樹林が広がっている．

ウォーキング」の企画を行政に提案し，2005 年（平成 17 年）に国保病院，保健福祉課，総務課，森林組合，旭川医科大学の協力を得て実証研究が始まった．

6.2.2　森の香りの生理的効果

森林浴を高血圧予防に活かすヒントは，筆者が学生時代に関わった研究にあった．山岡（1992）の研究では，拘束ストレス（動けないように抑制をかけた状態）をかけたラットでは無処置の対象群と比べ脾臓 B 細胞での抗体産生能が約 7 割低下する．しかし，あらかじめ α-ピネンを嗅がせてから拘束ストレスをかけると，抗体産生能は約 3 割低下するのみで拘束ストレス単独群と比べて抗体産生の抑制軽減効果が確認できていた．このメカニズムとして，①脾臓交感神経の活性により B 細胞の脾臓での成熟が阻害され抗体産生能が低下する，② α-ピネンをあらかじめラットに暴露しておくと抑制ストレス

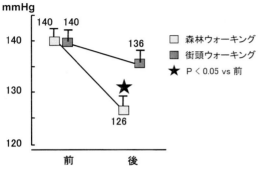

mmHg
□ 森林ウォーキング
■ 街頭ウォーキング
★ P＜0.05 vs 前

図 6.5　森林ウォーキング，街頭ウォーキングにおける血圧変動
ウォーキング時間は 1 時間，両群の気象条件と運動量は同一条件．

による交感神経系の活性を抑制でき抗体産生能の低下が軽減される，と考えられた．

α-ピネンは，樹木がイソプレン（C5）を基本構造として生合成する分子量 136 の疎水性，揮発性に富んだ物質でモノテルペン類（C10）に分類される．同じ分子量でも構造の違いからリモネン，カレン，β-ピネンなどいくつかの異性体が知られている（図 6.4）．α-ピネンは松脂の主成分であり，その香りはメンソールに似た爽快感を持つ．モノテルペン（monoterpene）は，2 つのイソプレンからなり $C_{10}H_{16}$ の分子式で表される．

その研究成果は，針葉樹の主成分である α-ピネンが交感神経活性を抑制する可能性を示していた．血圧は交感神経の影響を受けて上昇する．逆に副交感神経の作用で低下する．したがって，交感神経活性の調節ができれば血圧の調節も可能かも知れないと考えた．幸い北海道北部の植生はトドマツやエゾ松が主体で針葉樹林が豊富であった（写真 6.1）．

6.2.3　中頓別の事例—森林浴の降圧効果

2005 年（平成 17 年）夏，「森林ウォーキングにより交感神経活性が抑制され血圧が下がる」という仮説を確かめるため 20 人のボランティアに参加してもらい実証研究を実施した．研究デザインは，10 人ずつ「森林ウォーキング群」と「街頭歩行群」の 2 群に分け，1 日目と 2 日目で 2 群をクロスする．参加者の平均年齢 67.3±2.3 歳，歩行時間は 1 時間，気象条件は晴れ，運動量は両群で同じにした．歩行前後で血圧，脈拍，血中コルチゾールを測定し，被験者に Holter ECG を装着して心拍変動解析を行い，自律神経バランスの変化を検討した．

結果を図 6.5 に示す．両群ともウォーキング前の収縮期血圧 140 mmHg に対して，1 時間のウォーキング後は低下（森林ウォーキング群 126 mmHg，街頭ウォーキング群 136 mmHg）するが，森林ウォーキング群の方で有意（$p<0.05$）な血圧低下を示した．Holter 心電図から求めた心拍変動解析結果では，森林ウォーキング群で有意に交感神経活性が抑制されており，その結果として心拍数上昇の抑制と血圧の降圧がもたらされたと考えられた．また，ストレスホルモンである血中のコルチゾールも抑制されていた．

この予備研究から森林ウォーキングにより交感神経系の活性が抑制され血圧の降下がもたらされる可能性が示唆され，本格的に住民の健康づくりを目指した森林ウォーキング事業がはじまることになる．

町立病院，保健福祉課，産業建設課，町づくり推進課などの行政機関が協力して会議を重ね「なかとんべつ森と健康プロジェクト」が始動した（上原監修(2008)）．データの解析と妥当性については旭川医科大学第一内科に協力をお願いした．企画内容は次の通り，期間：5月～10月までの毎月1回実施．測定項目：ウォーキング前後での血圧測定と唾液アミラーゼ活性測定（交感神経活性，ストレス指標となる）．プログラム：約1時間の森林ウォーキングと約20分の健康講話で構成．交通手段：町が用意するマイクロバスで森まで移動．正午前にプログラムを終了し，昼食時には自宅に帰れるようコンパクトな時間配分にした．このプログラムでは，ウォーキング前後での血圧と唾液アミラーゼ活性の変化をグラフ化し，講和時に示すよう心がけた．森林ウォーキングによる爽快な気分と血圧，ストレスの生理的変化を体感することで，健康意識が高まり，この事業のリピーター獲得につながった．

コース設定の要素としてα-ピネンの多い針葉樹林，小川が流れている，シンボルツリーがある，明るく風景の綺麗な場所がある，歩きやすい，トイレ付休憩所がある，講話を行える広間がある，市街地から遠くないなどの条件を考えた．この条件に合うアクセスの良いコースとして，町が整備を進めていた鍾乳洞コースとピンネシリ山登山道の2コースが候補にあがった．いずれも針葉樹林を歩け，専属ガイドは居ないものの物知りな住民の即席ガイドで季節ごとの自然を楽しめた．ウォーキング時間は，1時間と決め参加者の体力に応じて歩行距離は調節してもらい自由な雰囲気で歩いてもらった．

運動習慣づくり，森林浴効果の持続性を考え，NPO法人中頓別森林療法研究会が毎週木曜日「なかとんべつ歩き隊」を開催し，市街地近隣の森へ住民をいざない，1～2時間程度のウォーキングを行った．「歩き隊」ではより気軽に歩けるよう血圧測定やストレス測定は実施していない．参加者に占める高齢者の割合が多いためうっすらと汗をかく程度の運動強度のウォーキングとした．

この事業は2005年（平成17年）の実験的な取組からはじまり，2006年（平成18年）以降定期的に開催され，2010年（平成22年）まで継続された．人口約2000人の町の65歳以上の人口は約660人で，毎回の参加者20～40人のほとんどが65歳以上であったから，65歳以上の3～6%にあたる人が参加していたことになる．この事業に毎回参加した住民の血圧推移は図6.6に示す通りで，5月の初回収縮期血圧平均142 mmHg から10月平均132 mmHg に改善を認め，冬期間歩けないため血圧はやや上昇傾向に転じたが5月のレベルに戻ることはなかった．夏期間の血圧の正常化は森林浴の効果と運動習慣，健康講話による生活習慣改善の結果と考える．

6.2.4　森林ウォーキングの健康への影響

この事業は2010年（平成22年）まで定期的に実施され，2011年（平成23年）と2012年（平成24年）は不定期開催となり2012年度（平成24年度）で終了した．2005年（平成17年）から2011年（平成23年）までの中頓別町における高血圧患者，北海道保健統計にみる脳血管疾患死亡率，脳出血・くも膜下出血患者数の推移をみてみると，2008年（平成20年）頃より高血圧患者数が減少し脳血管疾患死亡率，脳出血・くも膜下出血患者数も減少傾向に転じていることが分かる（図6.7）．森林ウォーキングという健康づくりプログラムの導入によって小規模自治体の高齢者の疾病構造が変わったと評価できる．人口2000人の町において脳出血患者の年間発生数は悪性腫瘍に比べれば少ないが，町全体の医

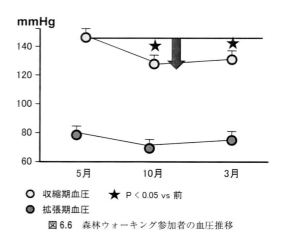

図6.6　森林ウォーキング参加者の血圧推移

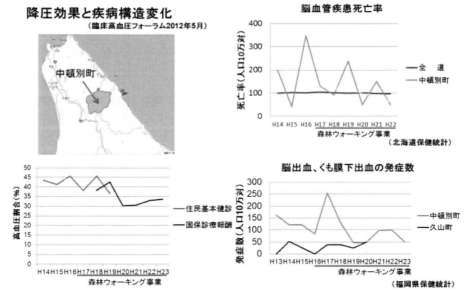

図 6.7　高血圧患者数の推移と脳卒中死亡率推移

療費に占める脳卒中の急性期医療と慢性期医療費に注目すれば抑制効果は明らかであった．森林ウォーキングによる脳卒中の医療費抑制という形で住民の取組を見える化することで健康づくりの意義を知り，次の健康づくりのモチベーションにつなげるのも我々医療職の仕事といえる．

　少子超高齢化時代に突入し，医療費が伸びているといわれる時代にあって，健やかに老い自立した生活を送ることの意義はとても大きい．健やかな老いは，未病であり，毎年1兆円規模で膨らむ日本の医療費を抑制するストッパーとなる．地域の健康づくりは，個人，自治体，国の財政負担を軽減し，世界一高齢化な国であっても節約できた医療費を他の事業に使うことで持続可能な新たな社会の仕組みづくりができると考える．

地域の健康づくりのエッセンス
・地域の健康づくりは，医師や医療従事者が病院から出て地域の中で多職種と連携し，住民との交流を深めながら行うのが効果的である．
・健康づくりイベントは，住民，スタッフ双方の負担にならぬよう配慮し，評価項目は一般的で容易に測定できる項目にする．結果は，出来るだけそのイベント内でフィードバックするのが健康意識増進には効果的である．

・健康づくりイベントを通して改善したい疾患の見える化を図り，住民に努力の成果をフィードバックする．

6.3　芦別市，東川町の取組

6.3.1　市民向けプログラムの概要

　中頓別町で血圧改善と脳卒中予防効果が確認され，交感神経活性抑制効果も明らかになった．この章では中頓別町以外で実施した事業について述べる．

　森林浴を観光や地域活性化に活用した事例として森林セラピー事業が知られており，豊かな森林を持つ全国約50ヶ所の地域が森林セラピー基地として認定されている．私たちの取組は地域住民の健康づくりを目的としており，森林セラピーとは少し内容が異なる．私たちが関わる役所内の担当課は保健福祉課や教育委員会が多く，ときに観光課の事もある．

　ここでは，2014年に実施した芦別市と東川町の取組について述べる．両自治体とも住民の健康づくりが目的であったが，東川町の健康づくり森林ウォーキングは毎回自由参加，芦別市は生涯教育の一環として開催されておりメンバーは固定されていた．東川町は5〜10人程度，芦別市は25人であっ

た．森林ウォーキング会場は，両自治体とも市内に
整備された自然公園があり，東川町はキトウシ森林
公園，芦別市は旭ヶ丘公園を約1時間歩いた．プロ
グラムは，下記の通りである．

森林ウォーキングプログラム例：芦別市の場合
　　（東川町は9：00開始，11：30解散，ガイドによ
る自然案内が付いている）
10：00　旭ヶ丘公園駐車場集合
　　受付順に血圧，唾液アミラーゼ活性測定＊（＊の
　　語句は章末にて説明）
　　POMS＊，WHO QOL26＊（初回と最終回のみ）
　　記入（写真6.2）
10：30　準備体操
　　ウォーキング　スタート
　　野生のリスの観察，四季折々の野草の観察，森の
　　中で深呼吸，木の実や花の解説など（図6.3）
11：30　戻った人からPOMS記入，血圧，唾液ア
　　ミラーゼ活性測定
　　測定結果の集計，集計結果の報告と健康講和
12：00　解散

　既存のウォーキングコースを使い，特別な準備は
必要とせず，血圧計と唾液アミラーゼ活性測定器，
その検査用チップをあらかじめ準備する．それぞれ
の自治体の人口規模は中頓別町に比べ大きく疾病構
造変化の証明は容易ではない．したがって事業のデ
ザインとしては，従来通りの生理指標としての血
圧，唾液アミラーゼ活性を測定し，参加者の主観的
健康状態の把握のためアンケート調査を追加した．

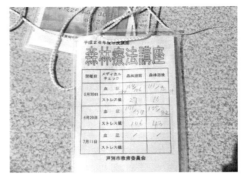

写真6.4　血圧，唾液アミラーゼ活性測定結果個人用記録紙
3回分のデータが記入できるようになっている．受付時に配
布し，終了時に回収している．毎回の参加者データは，個人
票にデータを記入するときに事務局記録用紙にも同時に記入
し，健康講話開始までに集計を終了する．集計結果は講話時
に毎回報告し，解説を行っていた．

　アンケートとしては，主観的健康幸福度を表す
WHO QOL26，気分調査のためのPOMSを実施し
た．

　地域の健康づくりの成果を評価するためには，健
康指標の設定が重要である．漫然と事業を実施する
のは時間と費用の無駄であり，PDCAサイクル＊で
事業プロトコルと成果の評価を行い，健康を見える
化することで不特定多数の住民に対し健康づくりの
大切さを啓発する機会を提供することができる．強
制でない任意の地域の健康づくりでは，リピーター
の獲得が事業の成果に大きく影響する．「また参加
したいな」と思ってもらえるように生理学的指標と
気分調査結果の解説と，健康講和では必ず1つ
Take home messageを用意すると良い．芦別市で
使用していた記録表を写真6.4に示す．講話を進め
る中でこだわったことは，前回の復習を行い記憶の

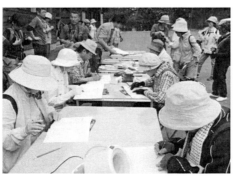

写真6.2　森林ウォーキング前の血圧測定と唾液アミ
ラーゼ測定，アンケート記入の様子．
アンケートは，POMS，WHO QOL26を実施した．

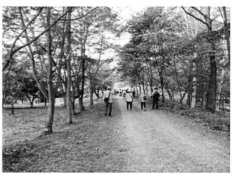

写真6.3　旭ヶ丘公園内の散策の様子
季節は5月下旬．新緑が新しく樹木の葉はまだ空を覆
いつくしていない．

定着と講話のストーリー性を理解してもらえるよう
にした．毎回健康講話の冒頭に前回の復習を入れる
ことで新規参加者も参加しやすくなる工夫を行っ
た．

　中頓別の森林ウォーキング講話では，健康づくり
を意識したその年のメインテーマを決め，毎回テー
マに関連した話題提供を行っていた．住民の持つ断
片的な健康情報を整理し正しい情報の体系化と整理
も我々の仕事の1つである．

　「健康になるために森林ウォーキングに参加する
のではなく，楽しいから参加する．参加した結果，
気付くと健康になっていた」となるように住民主体
の自発性を引き出す工夫が必要で，健康づくりを行
う側も常に住民の声に耳を傾けて共に企画し一緒に

運営している気持ちが大切である．

6.3.2　市民向け森林ウォーキングの結果

　2014年5〜7月の3ヶ月間毎回参加した芦別市と
東川町の森林ウォーキング参加者の血圧，唾液アミ
ラーゼ活性，血圧の変化を図6.8に示す．参加者の
内訳は，芦別市民21人，東川町民6人，男性と女
性の比率は男性3：女性24，平均年齢は68.7±1.4
歳であった．

　森林ウォーキング初回前後で唾液アミラーゼ活性
が有意に低下しており，交感神経活性が抑制された
ことが示され，収縮期血圧も有意に低下している．
初回と3回目の森林ウォーキング前の唾液アミラー
ゼ活性，収縮期血圧をそれぞれ比較しても有意に低

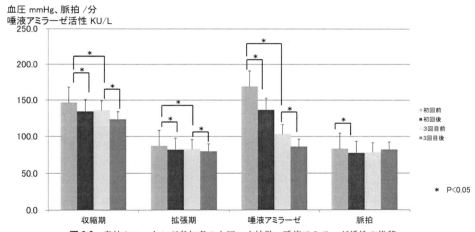

図 6.8　森林ウォーキング参加者の血圧，心拍数，唾液アミラーゼ活性の推移
3ヶ月間連続参加した住民27人対象．芦別市民21人，東川町民6人，男性：女性3：24，平均年齢68.7±1.4歳．

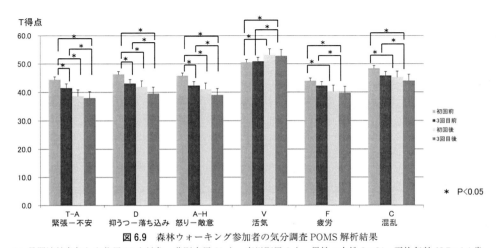

図 6.9　森林ウォーキング参加者の気分調査 POMS 解析結果
3ヶ月間連続参加した住民27人対象．芦別市民21人，東川町民6人，男性：女性3：24，平均年齢68.7±1.4歳．

下していた.

図6.9は,気分調査POMSの解析結果を示している.初回,3回目いずれにおいても森林ウォーキング前後で緊張不安,抑うつ,怒り,疲労,混乱などのネガティブな感情は改善し,活気が増していた.森林ウォーキング後に感じる爽快感,リフレッシュ感が数値に反映されている.図6.10は,WHO QOL26の結果を示す.3ヶ月間の森林ウォーキング後,自分の生活の質を前向きにとらえる人が増え,健康状態に満足している人が増えていた.

自治体が企画実施している保健事業は多数あるが,このように継続参加により住民の健康意識が前向きになったという企画は少ない.

単回の森林ウォーキングでPOMSが示すように感情がポジティブになり,交感神経活性が抑制されるため副交感神経活性が逆に増し,ストレスと血圧の改善が起きる.この状態を定期的に実感することで主観的健康意識が改善したと思われる.

芦別市の森林ウォーキングに参加した住民のアンケート調査結果は下記の通りであった.

問1.　森林療法に参加して体調に変化があったか？
　　　良くなった 46%　変わりない 45%　無回答 9%

問2.　森林ウォーキングに参加して以前よりも森林散策をするようになったか？
　　　歩くようになった 31%　変化なし 17%
　　　歩きたかったが時間がなかった 39%　無

回答 13%

問3.　森林ウォーキングにまた参加したいか？
　　　参加したい 82%　参加しない 14%　無回答 4%

感想を列記すると下記の通りであった.
・清々しく,生き生きした.
・気分が良く,また歩きたい.
・一人でも森林浴をするようになった.
・動きが良くなった.
・血圧が下がった.
・毎年続けて欲しい
・ウォーキング時間が1時間では短いので長めにして欲しい.
・森の木々の話を聞きたかった.

本講座の成果は,森林ウォーキングにより気分と生理変化の一致を体験し,住民の健康意識に変化が表れ,「また歩きたい」,「1人でもウォーキングができるようになった」という行動変容につながったことである.

6.4　旭川市での取組—市民の健康づくりからIT企業のメンタルヘルス・福利厚生への応用まで

旭川市は,人口34万人の北海道で2番目に大きい都市である.高齢化率は30.3%（2016（平成28）年4月1日現在）であり,今後も増加傾向にある.高齢者の健康寿命の延伸が課題といえる.2015年より神楽岡公園を利用した森林ウォーキングをNPO法人北海道森林療法研究会が主体となって旭川市民向けに実施している.森林ウォーキングの会場は,市街地に近い上川神社に隣接する神楽岡公園を利用している（図6.11）.ここは,明治時代,上川離宮建設候補地になった場所という歴史がある.市民の憩いの森として散策路が整備され休憩所,集会場,植物園,キャンプ場なども併設されている.エゾリス,野鳥の観察ができる.また,2015年（平成27年）から旭川駅南口の旧JR跡地から忠別川河川敷にかけて大規模な緑地整備が進められており,神楽岡公園と連続した長めの散策が可能となった.少し市街地を歩けば三浦綾子記念館のある見本

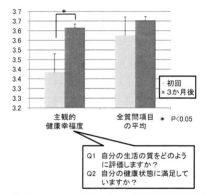

図6.10　森林ウォーキング参加者の主観的健康幸福度 WHO QOL26 結果

林へも歩いて行けるため，今後フットパスとしての
利用価値が高まると思われる．

　この公園を使い市民向けの森林ウォーキングを5
月から10月までの第1土曜日午前9時30分〜12
時までの予定で定期開催している．ここでも血圧，
唾液アミラーゼ活性によるストレス測定を実施して
いる．旭川では市民有志，NPO会員がガイドを行
いながらウォーキングを行っている．

　旭川市をフィールドとした主な活動は次の3つで
ある．

1. 市民向け健康づくり森林ウォーキング
   （活動の様子は，facebookで北海道森林療法
   研究会を検索することで見ることができる）
2. 認知症対策としての森林ウォーキング
3. IT企業向けのメンタルヘルスとしての森林
   ウォーキング

　ここでは，3. のIT企業向けのメンタルヘルス
としての森林ウォーキングについて述べる．

6.4.1　なぜIT企業なのか

　日本のうつ病患者数は，2014年（平成26年）の
厚労省患者調査によると111万6千人と増加傾向に
あり，職業別ではIT企業が上位にランクインす
る．私の森林ウォーキング講演会を聞かれたIT企
業の方から自社のメンタルヘルスの一環として実施
したいという相談を受けたことからも深刻さが伺わ
れる．

　森林浴を社員の健康づくりに取り入れた先駆的事
業は1970年代のドイツにはじまる．1972年フォル
クスワーゲン社が循環器疾患を持つ社員643人を対
象に2年間クナイプ療法を行ったところ医療費が3
分の1に抑えられた（Brüggemann(1972)，Pflanz
and Brüggemann(1972)）．クナイプ療法とは，水
療法，運動療法，食事療法などを組み合わせたドイ
ツオリジナルの健康法でクナイプにより100年以上
前に考案され，健康保険対象として現在でも利用さ
れている．運動療法の中に森林内での作業療法，理
学療法が含まれ，現代の森林療法の原型となってい
る（Gilder(1987)）．

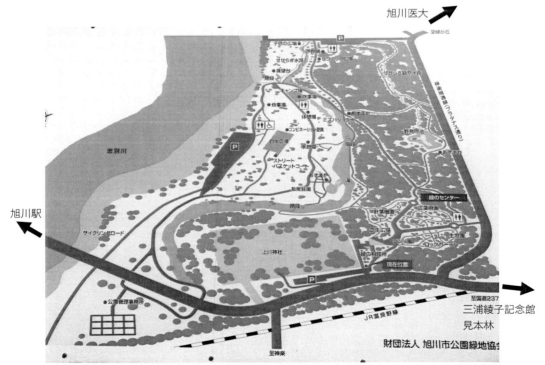

図 6.11　神楽岡公園全景
旭川駅南口から徒歩15分の位置にあり，上川神社境内，キャンプ場，自然公園の3つのエリアからなる．公園入り口の緑のセン
ターには，事務所があり50人収容の講義室，植物園が併設されている．

表 6.1　メンタルヘルスプログラムの 1 例

タイムスケジュール		測定内容	測定項目
東京	来道 1 週間前	出社時，退社時に血圧と唾液アミラーゼ活性を測定	血圧，唾液アミラーゼ活性，POMS，SDS
旭川	月曜	午前中，羽田空港から旭川空港に移動し，昼に旭川医大で検診	血圧，唾液アミラーゼ活性，POMS，SDS，WHO QOL26，
	火～金	午前中に森林浴	血圧，唾液アミラーゼ活性
	金曜	昼に旭川医大で検診後，旭川空港から羽田空港に移動	血圧，唾液アミラーゼ活性，POMS，SDS，WHO QOL26，
東京	帰京後 1 週間，1ヶ月後	出社時，退社時に血圧と唾液アミラーゼ活性を測定	血圧，唾液アミラーゼ活性，POMS，SDS，WHO QOL26，

POMS：気分調査票，SDS：抑うつ調査票，WHO QOL26：主観的健康幸福度調査票

2014 年 6～9 月にかけて IT 企業社員 35 人（男性 31 人，女性 4 人，平均年齢 40.7 歳 ±1.1 歳）を対象に森林浴前後での血圧の変化，メンタルヘルスへの影響について実証研究を実施した．数人ずつのグループに分かれ，表 6.1 のようなタイムスケジュールで測定と森林浴を実施した．この実証研究は，被験者の交感神経活性，血圧，心理的側面が東京–旭川–東京の生活を通してどのように変化するのか見た観察研究である．旭川滞在中の 5 日間のうち火曜～金曜の午前中は雨天を除き森林浴を 1 時間以上実施することとした．

結果は，図 6.12 に示す通り，東京滞在中は唾液アミラーゼ活性が帰宅前に上昇しており，仕事による交感神経の活性を示しストレスの影響が示唆される．交感神経の活性化に連動して血圧も変動している．旭川へ行き森林浴を行うことで被験者の交感神経活性は抑制され，血圧変動も小さくなった．しかし，東京の生活に戻ると再び交感神経活性が上昇し，血圧変動が認められるようになった．我々は，森林浴の作用の一部が森林揮発性物質モノテルペン類によることを確認し，血液中に移行することを確認している（Sumitomo *et al.*(2015)）．さらに交感神経活性，血圧と血液中のモノテルペン類に相関があることも見出し，報告している．

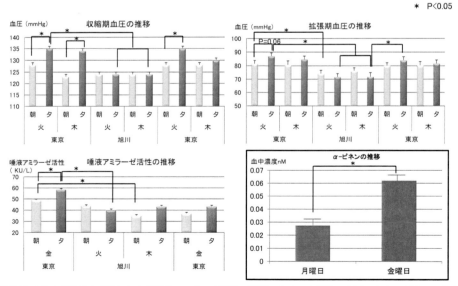

図 6.12　IT 企業社員を対象にした森林ウォーキング前後の唾液アミラーゼ活性，血圧，血中 α–ピネンの推移

森林揮発性物質である血中 α–ピネン濃度は，森林ウォーキング前（月曜日，旭川到着時）に比べ森林浴後に有意に増加し，血中 α–ピネン濃度に反比例するように旭川に滞在期間中の交感神経活性を表す唾液アミラーゼ活性と血圧の変動は小さくなっていた．東京に戻ると再び唾液アミラーゼ活性と血圧の変動幅が大きくなる傾向にあった．

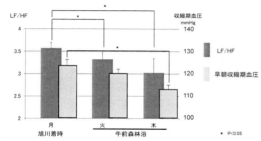

図 6.13　森林ウォーキング実施期間中の心拍変動解析結果と早朝血圧の推移
旭川初日は交感神経と副交感神経のバランスを表す LF/HF 比が高値を示していたが，森林ウォーキングを実施するたびごとに LF/HF は低下し，早朝血圧も下降している.

　図 6.13 には心拍変動解析による交感神経活性と早朝血圧を示している．POMS では興奮，不安などすべての項目で改善を示し，活気は上昇していた．SDS，WHO QOL 26，睡眠調査も有意な改善を示し，参加者の満足度をアンケート調査したところ満足と答えた人が 90％ に達した．森林浴による短期的な生理的，心理的効果についてはこの実証研究で明らかになった．この研究は 3 年継続されており，介入前と比べ気分障害の発生率に差があるか長期的効果について調査検討したいと考えている.

6.4.2　森林療法がもたらす地域づくりの可能性

　なお，IT 企業との旭川におけるメンタルヘルス対策事業は，リクルートのグッドアクションアワード 2015 を受賞，さらに 2017 年には旭川にこの企業のオフィスが開設され，地元経済に貢献している.
　医療が関わる地域づくりの視点として Medical Community Design という概念を考えている．昨今，地域づくりの手法として Community Design という言葉を聞く機会が増えている．単純に地域に人々が利用し集まる箱ものを建設しても人口減少時代に入りその効果は十分期待できなくなった．ハード整備よりもそこに住む住民の住みやすさや生活しやすさにフォーカスをあて，ソフト，仕組みづくりを考案するのが Community Design である．地域医療に従事するとこの発想がとても重要だと認識できる．森林ウォーキングは，へき地の元気づくりから始まり，都会で働く企業戦士の健康づくりに応用されはじめ，都市と地方の 2 地域交流による地域づくりの可能性が見えてきた．当初，地域から科学的エビデンスに基づいた健康づくりを発信し，地方の自然とリンクすることで地方観光の助けになればと考えていた．旭川での森林ウォーキングは，東京と地方都市の相互補完による健康づくり，経済交流，

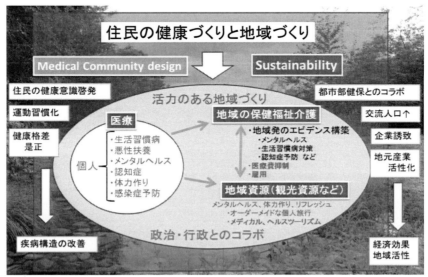

図 6.14　Medical Community Design の概念図
医療が個人の疾病治療のみではなく，地域の資源を活用した健康づくりを行政，地域の団体，住民と推進することで「自然に健康になれる町」づくりが可能となる．地域発の健康づくりのエビデンスを企業の健康づくり，ヘルスケア産業とリンクさせることで活力ある地域づくり，持続可能な地域づくりができると考える．医療・保健・福祉・介護を軸とした地域づくりを Medical Community Design と呼ぶ.

まちづくりの可能性を示唆している．これまでの地域間相互交流による地域再生と異なるのは，「健康づくり」がキーワードになっておりそこには「医療」の関わりが不可欠であるということである．医療保健福祉介護が関わる地域づくりを Medical Community Design として提唱することを提案したい．

概要は図6.14に示すように個人の疾病治療から個人の健康管理という医療の流れを少し拡大し，地域の資源と関連付けた住民の健康づくりを行い，健康づくりのエビデンスを構築しメディカルツーリズムやヘルスツーリズムへ発展させる．この活動を通し地域の健康増進がもたらされ，医療職，行政，市民との多種職連携交流から地域の活性化へ効果が波及，その結果，地域の自律性と持続可能性が増すと考える．

Medical Community Design の取組は，旭川市以外に，北海道黒松内町，島根県飯南町，宮城県登米市で実践中である．　　　　　　　〔住友和弘〕

◎課題◎
(1) 森林療法の生理学的効果をあげよ．
(2) 森林療法による健康づくりと地域づくりの可能性を考察せよ．

(3) 森林療法を「健康づくりと地域づくり」に普及させるにあたり障害は何か？　それを解決する方法を考察せよ．

用語説明

唾液アミラーゼ活性：唾液中のアミラーゼ活性は交感神経活性の指標とされる．ニプロ社唾液アミラーゼ測定器を使用．検査にあたり着色料の入った食品，飲料水の摂取を控える．専用の測定チップが市販されており，測定用チップを30秒口にくわえ，ろ紙に唾液を染み込ませる．後は機器の指示通りに操作を進めると約1分ほどで結果が表示される．

POMS：Profile of Mood States. 気分プロフィール検査．現在は POMS 第2版が金子書房より販売されている．

WHO QOL26：WHO Quality of Life 26. WHO が開発した「生活の質」を測る調査票．金子書房より販売されている．

PDCA サイクル：事業，プロジェクトにおいて業務やミッションを円滑に進める手法の1つ．Plan（計画）→ Do（実行）→ Check（評価）→ Act（改善）の4段階を繰り返すことによって，業務を継続的に改善する．

第 7 章

海外における森林の保健休養の事例

「森林浴」や「森林療法（Forest Therapy）」は，日本だけでなく，韓国や台湾，中国など，アジアにおいてもその広がりをみせている．それらの国々における森林での保健休養を求めるニーズもまた日本とほぼ同様であるが，それぞれのお国柄もうかがえる．

本章では，そうした海外における森林の保健休養の実態をいくつか紹介する．

7.1 ドイツの保養地と森林

ドイツは，「ヴァンデルング（Wanderung）」と呼ばれる自然散策が，もともと広く国民に浸透してきている国である．そのドイツの森林で最近再び強調されていることは，主に天然更新を取り入れた，あるいはより天然林に近い形で行う，「より自然に近い森林施業（Naturaliche Forstwissenshaft）」というテーマと，「木材生産＋保健休養の森林保全」である．

とかく日本では，森林計画を行う場合，ここは施業，ここはレクリエーション目的になど，エリア分けやゾーニングといったすみ分けで林分に境界線が引かれ，計画がなされることが多い．しかし，ドイツでは，同一林分において木材生産も保健休養も重複してなされている地域が多々みられる．立木を伐採，玉伐りし，搬出を行っているその森で，作業路は散策路として，施業林は保健休養林としても使われているケースである．もちろんこれら2つのアクティビティは同時に行われるのではなく，曜日によって，その入れ替えが行われ，運営される．たとえ人工林であっても，きちんと施業のなされている森林・林分の景観は一般に心地よく，風致効果も高い（写真7.1）．日本においても，このような「木材生産＋保健休養」の森林経営は今後検討される必要があるだろう．

また，日本の森林・林業界において，海外の保養地についての話題となると，ドイツの保養地についての話になることが多い．自然保養地はほかのヨーロッパ諸国をはじめ，アジア，オセアニア，北南米でもどこの国々においてもみられるものなのである．それにもかかわらず，なぜドイツの保養地がよく話題にされるのであろうか．そこには，かつてわが国がドイツの林学に学んだことが底流にあるのかもしれない．

しかし，あらためて現在のドイツの森林とわが国の森林とを比べてみると，森林率はドイツ約30％，日本約67％との差がある．しかしながら，ドイツの森林は大都市の近郊にも位置し，市民に親しみやすく，平地林が多いことなどはよく知られている．そのため，森林率の低さはあまり意識されることがない．また，平均的な森林の蓄積量においては，ドイツでは270 m³/ha，日本では180 m³/haとかなりの差があり，成長量においても，ドイツ 13 m³/ha・年，日本 3 m³/ha・年と，大きく水をあけられていることは案外知られていない．ドイツでは一般に平地に成立している森林が多いことから，林内路網も平均して約120 m/ha も入っており，こうした林道は市民のレクリエーションや地域住民の生活道にも使われている．

7.2 ドイツの保養地の特徴

欧米の，特にヨーロッパには長い歴史を持つ自然保養地が数多く存在している．その中でもドイツにおける自然保養地では通常の健康保険の適用が可能であり，社会的な健康増進制度の中にすでに位置付けられている．

生活習慣病の予防やメンタルヘルスは，現在ドイツでも大きな社会的課題になっている．ドイツの「クア」は，「予防とリハビリテーションのための医学的対処」と法的に定められ，近い将来において，疾患に発展する可能性のある健康的に衰弱している

状態を改善することや，子どもの健康的な成長を阻む因子に対し抵抗力をつけること，介護の必要性を軽減する，などのことが定義されている．この保養の定義にもドイツのお国柄を感じるところである．日本においては，「保養」といえば，「温泉地でゆっくり」，「そして温泉の後にはお酒を一杯」といったイメージが一般的なところではなかろうか．「健康的に衰弱している状態を改善する」，「成長を阻む因子に対しての抵抗力をつける」，「介護の必要性を軽減する」などの事柄とは趣が異なり，これもまた日本のお国柄なのであろう．

ドイツの保養地には，温泉・鉱泉，泥浴，気候，大気，海浜，クナイプなどの幅広いバリエーションがある．そのうちの気候，大気，クナイプ保養地などでは，散策リハビリテーション（クア・ヴァンデルング（Kurwanderung））が行われているところが多く，そのリハビリテーション・コースの設定が森林環境内になされていることが多い（上原(2008b)）．

7.3　保養地の環境条件

ここでは，そのうちの 1 つの例として，「クナイプ保養地」の認定基準をみてみる．①保養環境として 10 年以上その保養地運営に問題がないこと，②医師，療法士など医療スタッフが揃っていること，③病院，保養施設などのハード条件が整備されていることなどが定められている．

また，ドイツの保険システムを活用し，保養希望者は雇用先で加入する健康保険会社に保養の希望を申請し，医師による最終決定にしたがって保養に出かけている．保養先の選択は，任意と強制の 2 通りがあり，前者は自己負担，後者は約四分の三が健康保険により負担される（ドイツの保養制度は毎年目まぐるしく改正がある）．意外なことに，最近では自己負担をしてでも保養先を自己選択する保養客の数が増加してきている．

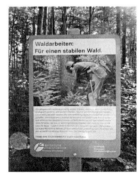
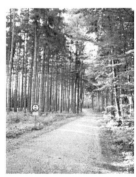
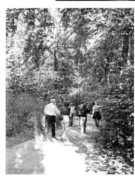
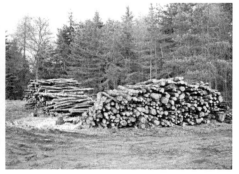

写真 7.1　ドイツの保健休養林の散策路

保健休養林にある森林作業の案内板，「持続的な森林保全のために作業を行っています」と案内されている（左上）．林内作業道がそのまま散策路にも使われている（右上）．家族で森林散策を楽しむ様子（左下）と散策路脇においてある丸太：林業と保健が共存している（右下）．

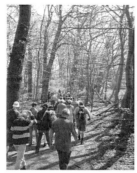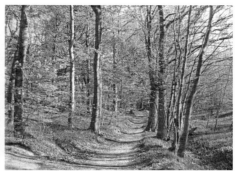
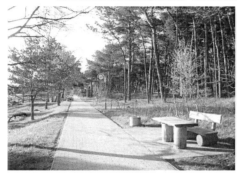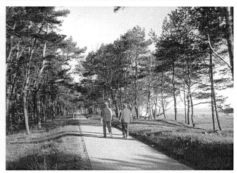

写真 7.2　リューゲンのブナ林
ブナ林は風致・景観的に美しい散策路の中を歩く保養客（上段）と海岸沿いの散策コース（下段）．

7.4　海浜保養地ゲーレン

　ゲーレン（Göhren）は，ドイツ北東のリューゲン（Rügen）半島にある海浜保養地である．旧東ドイツ領の場所であり，歴史的には漁村であったが，その後20世紀の初め頃から保養地として発展をしてきたまちである．現在の人口は約2000人ほどであるが，年間20万人もの人々が訪れる．バルト海を望むことのできる海岸と，半島に残る美しいブナ林が当地の魅力であり，近年ではリゾート地としてドイツ国内での人気も高い．

　海浜保養地であることから，保養は，海辺で海風をあびながらの日光浴を楽しむことが中心である．日光浴というと，わが国においては，リゾート的な意義を強く感じる人も多いかも知れないが，冬期の日照時間が少ない地域に暮らすドイツの人々にとって，春や夏期の日光浴は1年のうちの健康づくりでも重要な意義を持っている．わが国においても，かつての高原の結核療養所などでは，高地での日光浴を行うことによる療養が行われていた時期があった．ゲーレンの浜辺には，日光浴用の個人ユニット

（写真1.15参照）まで設置され，保養客に供されている（上原（2007d））．

7.5　ゲーレンのブナ林

　ゲーレンは海浜保養を主としながらも，当地のブナ林を主体とした森林環境も自然保護区として大切に保護され，保養環境にも供されている（写真7.2上段）．保護区内には散策コースが設けられ，保養散策（クア・ヴァンデルング）のコースとして使われている．ブナ林は風致的にもきれいに管理され，散策道もメンテナンスがなされている．海浜保養地でありながらも，当地のブナ林は美しく，ほかの保養地の森林環境に決してひけを取らない．健康づくり，トレッキング，ハイキングなど様々な利用者がこのブナ林に訪れており，ドイツには森林に親しむ国民性が基本的にあることをうかがわせる．

　また，海岸線沿いには，防風・防砂林として日本同様にマツ林が植栽されているが，そのマツ林の中にも散策コースが設定され，朝夕に散策やジョギングに励む保養客の姿がみられる（写真7.2下段）．このように海の保養要素と森林の保養要素の双方を

兼ね備えたところが，保養地としてのゲーレンの大きな魅力となっている.

7.6　クナイプ療法の国際シンポジウム

2007 年 5 月には，このゲーレンを開催地にして，クナイプ療法の国際シンポジウム「Kneippiade 2007」が開かれた. クナイプ療法は，水，運動，栄養，植物，調和（ライフバランス）の 5 つの柱から成り立つ自然療法である. 1 週間のシンポジウムはそのクナイプ療法の 5 つの柱を日替わりのテーマとして行われた.

筆者も「Forest Therapy in Japan ─日本における森林療法」との題で基調講演を行う機会を得，活発な意見交流を行った（写真 7.3）. 会場で受けた質問として，日本では，針葉樹や広葉樹の森など，樹種別に森林を選ぶことができるか，森林療法にはどの程度の森林環境が必要か，森林療法の頻度，効果の持続度はどの程度なのかなどが次々に出された. ドイツの人々にとってもまた，日本の森林療法は興味をそそられるものであるようだ.

自然・森林環境と健康増進の健全で，新しい方向性，可能性が，国際的にさらに広がりを持っていくことが期待される.

7.7　アジアにおける事例

次におとなりのアジアの国々での現況を紹介する.

7.7.1　韓国

韓国では，今世紀初頭より，山登りやトレッキングなどの野外レクリエーションが社会的に大きなブームとなり，それに伴ってウェアーやシューズなどのテレビコマーシャルも数多く放映され，アウトドアグッズの人気は 1 つの社会現象になっている観がある.

そのアウトドアレクリエーションの潮流の中で，森林での保健休養についても，日本同様に，市民の健康増進をはじめ，メンタルヘルスの一環として計画，試行されている地域が多い. 森林療法に関する日本の書籍も数多く韓国語に翻訳されている. ま

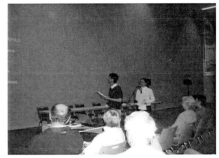

写真 7.3　日本の森林療法について発表する筆者

た，都市の近郊の森林には，健康づくりのための散策コースが設定され，利用している市民も数多く見られる. 樹木，植生なども日本とよく似ており，日本の里山のような風景も見受けられる（写真 7.4）.

韓国はまた，医療と観光をミックスした「メディカル・ツーリズム（Medical Tourism）」の先進国でもある. これは，出産や美容整形手術などで韓国を訪れると同時に，韓国の自然で保養・休養も行うという個性的なツーリズムのことであり，そのような病院や保養地も年々増えてきている.

7.7.2　台湾

台湾では，国家の木材資源確保のために，森林の伐採制限をこれまで国策として行ってきた. 特に古くからの天然林の保全は依然として重要な課題となっている.

その台湾において，健康増進，メンタルヘルスなどの目的での森林利用計画がここ数年間で進められるようになった. 2013 年には，筆者の森林療法の本が立て続けに翻訳され，「森林療法」も台湾に上陸した. 現在のところ，各地での市民ワークショップを中心として，森林での保健休養，健康増進の可能性の検討がなされている（写真 7.5）. 亜熱帯林や暖帯林の植生環境で，どのような保養プログラムが企画でき，どのようなメリット，デメリットがあるのかを各地で検証中であるが，東京農業大学と提携をしている国立中興大学の附属演習林では，「景観造林」といった言葉を掲げ，森林の風致効果やアメニティ作用を享受できるような森林造成，森林保育のあり方も検討されている.

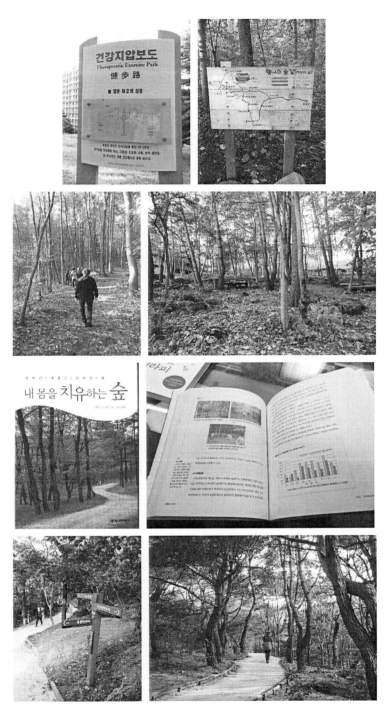

写真 7.4 韓国の森林散策路と森林療法の書籍

韓国の森林散策路の看板（1段目），森林散策路を歩く市民と，林間に設定された休養空間（2段目），韓国で翻訳出版された日本の森林療法の書籍，韓国語でのタイトルは「わたしの森林治療」（3段目），ソウル市郊外の森林散策路（4段目）.

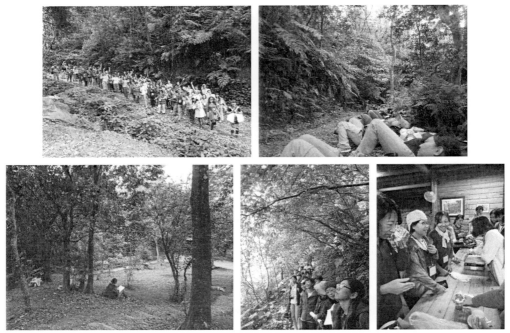

写真 7.5　台北市郊外の森林公園でのワークショップの様子

ワークショップ（左上）と林床でのリラクセーション（右上），自己カウンセリング（左下）の様子．森の香りを楽しみ（中下），採取した木の葉から芳香蒸留水をつくる（右下）.

7.7.3　中国

　大国中国においても，アジアの他国同様に，森林の保健休養の社会的な基盤整備に力を注いでいる（写真 7.6）．特に北京オリンピックの開催前後からその傾向が強くなり，大気汚染や公害，温暖化対策としての緑化，造林にまずは力点が置かれているのが，他国にはない中国での特徴である．つまり，緑化，造林事業と並行して保健休養の事業も展開されてきている．

　しかしながら，その森林保養での目的はやはり都市部で働く人々のメンタルヘルスや心理的な保養が中心であり，他国と事情はあまり変わらない．中国では，世界的にも「都市林業（urban forestry）」の調査研究も多く，都市の郊外に森林を急ピッチで造成している（写真 7.7）．現在は主に日本からの技術，ソフト指導を受け，森林活用の保健休養の効果データを蓄積していこうとするという，段階途上にある（上原(2016)）.

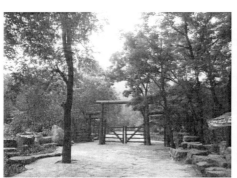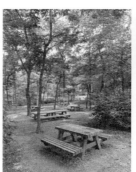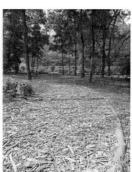

写真 7.6　北京市郊外につくられた森林公園と森林公園内に設置された休養空間

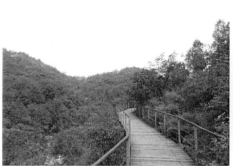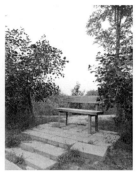

写真 7.7　森林散策の木道と休養ベンチ

7.8　その他の国：イギリス

　そのほかにも，北半球だけでなく，南半球にも森林での保健休養を行っている国々は数多くみられるが，ここではその代表例として，イギリスを取り上げたい．

　イギリスは，グリーンツーリズムの先進国であり，「田園生活」の楽しみ方はかねてから国際的に知られているところである．第一次世界大戦後の長期不景気から生まれた「散策：お金のかからない健康づくり」は，その後，公的散策路である「フットパス（footpath）」を生み，それはイギリス全土に張り巡らされており，「お金をかけない健康づくり」

の面目躍如たるものになっている（写真 7.8 右）．

　イギリスにもまた，「自然保養地」が各地に存在しているが（写真 7.8 左上，左下），その趣は明らかにドイツとは異なっている．その差異の理由の1つは，「個人主義」である．この個人主義は利己主義を意味するものではもちろんなく，「個」の強さを表している．

　例えば，ドイツの自然保養地の森で散策をし，泥濘する悪路や，道に欠損部があった場合，ドイツでは，地域行政が几帳面にその地をならし，補修をすることだろう．また保養客から行政側に修繕を希望するクレームも出ることだろう．しかし，イギリスでもし同様のことがあったならば，どうなるだろうか．実はそのままとしておく保養地が多いのであ

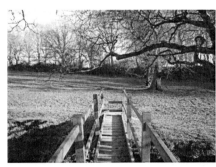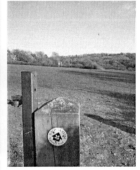

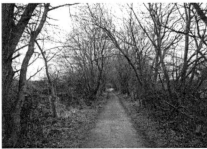

写真 7.8　イギリスの散策路と自然保養地
フットパスの入口（右）．農場，私有林にもフットパスは貫いており，フットパス上を散策することが許されている．管理はナショナルトラストが行っている．くまのプーさんの橋（左上）と植栽されたオークでつくられた木々のトンネルと散策路（左下）．

る.「泥んこや水溜りのところ？ああ，そんなところがあっても，よけて歩けば済む話じゃないか」という構えがイギリス人にはある．個人が強く，個別で判断・行動でき，しかも個々での自然の楽しみ方を心得えているのがイギリスの田園での保養の楽しみ方なのである．

7.8.1 英国の BTCV および「グリーンジム」の活動

そのイギリスにおいて，田園，森林での楽しみ方におけるもう1つの形態を報告する．それがBTCV の行うグリーンジムである（上原(2012b)）.

BTCV とは，British trust for conservation volunteers（英国環境保全ボランティア・トラスト）の略称である．現在，英国全土に 100 ヶ所以上の地方事務所と，2000 以上の地域保全活動グループを有している．

BTCV は，英国環境省，教育・科学省をはじめ，ナショナルトラスト，王立鳥類保護連盟，各地方自治体とも連携した活動を行っており，運営費用は，政府や地方自治体，民間企業，財団，個人からの助成金や寄付金などによってまかなわれている．

BTCV の活動目的は，田園地帯における伝統的な景観の保全をはじめ，自然保護の原理と実践の教育・訓練，また田園地域だけでなく，都市地域における環境保全，自然復元活動などの各支援活動も行っている．

7.8.2 グリーンジム「みどりのジム」

BTCV では，2003 年より「グリーンジム（Green Gym）」と呼ばれる活動を始めている．「ジム」というと，ボクシングジムのような身体をトレーニングする場のようなイメージが浮かぶが，グリーンジムは，地域のみどりの保全活動に取り組むことによって，その技術を身につけながら，自律的な社会生活を行うことができることを目的にした活動のことである．つまり，木を伐ったり，あるいは植えたり，枝条を運んだり，みどりの環境に働きかける作業そのものをトレーニング材料として自律能力や社会性を高めるという「ジム」のことである．

グリーンジムには，「より良い自然環境が，私たちの健康を高めていく（Better environment brings our health better)」という命題が置かれている．自分の身のまわりの自然を健康にしていくことが，すなわち自分自身の健康にもなるという考え方や取組の姿勢は，日本の「森林療法」（ただし観光面を強調したセラピー事業とは異なる）のコンセプトとも共通しているといえるだろう．

グリーンジムの活動には，健常者だけでなく，障害を抱えている方，リハビリ中の方，高齢者，失業中の方などが参加していることが大きな特徴であり，このことが単なるみどりの保全活動ではないことを示している．

7.8.3 グリーンジムの効用

これまでにグリーンジムに参加した方々の事例では，みどりの保全活動に参加することによって，うつ傾向だった気分が改善したことをはじめ，否定的な感情，気分を持った子どもの心の回復，また肥満傾向の対象者の減量など，様々なケースが報告されてきている．さらに，グリーンジムの活動では，その活動を通して個々の参加者の生きがいの獲得や，社会参加に対する支援などがなされている．つまり，各地域の自然の保全活動を行うことによって，その自然の回復だけでなく，参加者自身の生活の立て直しも行われるところがグリーンジムの持つ大きな効用であり，社会的意義であるといえる．

7.8.4 グリーンジムの活動事例

それでは，グリーンジムでは具体的にどのような活動が行われているのだろうか．

グリーンジムでは，森林や灌木，緑地の手入れ，石塀の修理，柵づくり，池の修復，フットパスの修繕など，英国の地域生活におけるみどりに関しての幅広い仕事に取り組んでいる．また，活動にあたっては，参加者の過去の経験の有無などは要求しておらず，まったくの初心者であっても，常に活動に参加することができる．

本項では，2011 年にロンドン郊外と，工業のまちブリストル市郊外で筆者自身が参加した2つの事例を簡単に紹介する．いずれも活動の広報，案内は主にインターネットによって行われ，自然や森林，樹木に興味関心がある人，みどりの保全活動をやってみたい人，障害や疾患を抱えた人，そしてグリー

ンジムを通して社会復帰を目指す人々が集まり，年齢層は20代から60代までと幅が広い事例であった．

参加者は，参加登録と同時に全員が活動保険に加入し，活動登録時に自分の生活，健康状態などについても記録するシステムになっている．一方，グリーンジムを運営するスタッフは，BTCVでの活動トレーニングを受けた地域リーダーが複数体制で担当していた．これらの枠組みは，各地域でも同様である．

(1) ロンドン郊外でのグリーンジムの事例

ロンドン郊外の高級住宅街ハムステッドにある共同墓地を会場に，墓地に侵入し，墓石などを圧迫，被圧している外来種の樹木を除伐するグリーンジムの活動が2011年3月に行われた．「みどりの保全活動」といっても，このように墓地のみどりの整備も活動材料とされるところに，英国のユニークさの一端がうかがえようか．

参加者は計12人．朝10時半に墓地に集合し，作業内容や道具の説明を受け，軽い体操を行ってから，作業に取り組んだ．正午頃に30分程度のティーブレイクがあり（お茶，お弁当は持参），その後14時まで除伐活動が行われた．除伐された樹木はその後チップ化され，園芸用に再利用されている．参加者には，園芸作業が初めてという人もおり，取り組み方は様々であったが，一定の作業内容やペースが指導，強制されることはなく，個々の参加者の自主性と能力にゆだねる姿勢が取られていた（写真7.9）．

(2) ブリストル市での事例

次に工業都市ブリストルにおけるグリーンジムの活動事例である．

前例と同様に，2011年3月に市郊外の森林公園における灌木類（ヒイラギなど）の除伐作業を行うグリーンジムの活動が行われた．除伐の目的は，灌木を除いて林内景観の見通しを良好にすることと，下層植生を豊かにし，多様性を増加させることであり，作業前に参加者全員に事前説明が行われた．

ここでの参加者は計8人．朝9時半に森林公園に集合し，作業内容と留意点の説明を受け，軽い準備体操を行ってから，作業に取り組んだ．11時頃のティーブレイク（お茶，お菓子を持参）をはさん

で，午後1時まで作業が行われ，除伐された灌木類は，生け垣づくりにそのまま利用された．参加者の自主性とペースが尊重されている点は，前日のロンドン郊外での事例と同様である．精力的に灌木を刈り払っていく人もいれば，ゆっくりとしたペースで作業を進めていく人もみられた（写真7.10）．

参加した当日は，おりしも東日本大震災が発生した日であり，イギリスでもテレビ，ラジオともに一日中そのニュースが流されていた．参加者からも口々に，「あなたの家は大丈夫か？」，「家族は無事か？」，「電話をかそうか？」などのあたたかな言葉が寄せられた．

(3) グリーンジムの活動を通しての参加者の感想

ロンドンとブリストル双方の場所で，当地でのグリーンジム活動に参加した人々に，参加した目的を尋ねると，「園芸作業が好きだから」，「みどりを守る技術を身につけたかった」，「運動をしたかった」，「ボランティア活動をしたかった」，「社会復帰前の体験として」，「障害，疾患のリハビリテーションに」，「余暇として」などの答えが返ってきた．また，参加後の感想を聞くと，「自然の中で体を動かすことは気持ちが良い」，「身近な自然を守る喜びを感じる」などの返答があった．これらの答えにうかがえるように，グリーンジムには，様々な動機や目的を持った方々が参加しながらも，活動を体験することによって，それぞれが何らかのポジティブな感情を，自然・みどりと自分自身に対して持つようになる傾向があるように感じられた．また，自然の場を共有することによって，参加者同士の緊張感もいつしか緩和し，共通の作業目的を持つことによって，相互のコミュニケーションやチームワークもまた高まることも感じられた．

(4) 日本における可能性

BTCVおよびグリーンジムの活動は，伝統的な「ボランティア」の考え方や，各個人の市民意識がしっかりしている英国ならではの活動であるともいえる．実際，グリーンジムの参加者には，活動に参加し，みどりの保全活動を継続的に行っても，収益はもちろん，修了証や資格なども得られることはなく，各自の健康度を高め，作業を通しての充実感や満足感，生きがい感が得られるほかには何も利とす

るところはない．しかしながら，地域のみどりと一緒に自分自身がより健やかに変容したという，活動を通しての実体験，実感こそがこのグリーンジムの最大の収穫であり，各地で今日もその活動が継続されている原動力になっていることも推察される．これは現在のわが国の地域でよく見受けられる短絡的な地域活性化事業や，営利目的の資格制度とはまったく次元の異なる話である．

　日本でも全国各地で自然，森林保全の市民活動やボランティア活動が行われている．しかしながら，それらの活動に，このイギリスのグリーンジムのよ

うな健康づくりや生きがいの獲得，社会参加の支援などの目的を加味すること，その自主的な組織運営を行っていくなどはできるだろうか．

　グリーンジムのような地域における自主的な活動形態が根付いていくことが，日本における森林の保健休養活動の今後の大きな課題の1つであろう．

〔上原　巌〕

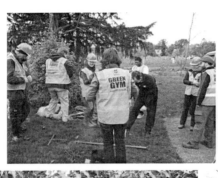
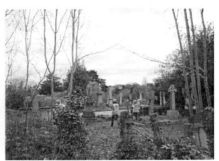
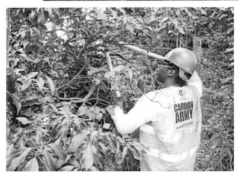
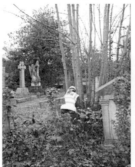
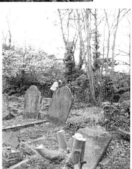
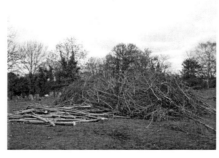
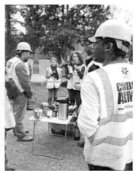

写真7.9　ロンドン郊外でのグリーンジム
「Green Gym」の作業チョッキを着る参加者（上段左），墓地内のみどりの整備作業（上段右），墓地に侵入したつる植物，灌木類の除伐作業（中段左），年代の古い墓石に入り込んだ外来植物の除去作業（中段中，右），伐採された樹木，枝条の山（下段左），これらはチップ化され，散策路に使われる．英国ならではのティーブレイクの様子（下段右），日本から持って行ったおせんべいが大人気！

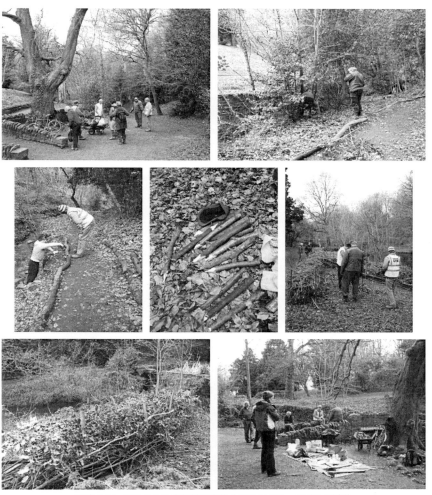

写真 7.10 ブリストル市郊外の森林公園でのグリーンジムの活動

森林公園に集まる参加者（上段左），ヒイラギなどの灌木の除伐作業（上段右），除伐した灌木を活用して散策路，生け垣，柵をつくる（中段，下段左），ティーブレイクのひととき（下段右）．

🏛 課題 🏛

(1) アジアの諸外国（韓国，台湾，中国など）における森林の保健休養活動（森林浴，森林療法）の拡大をめぐる問題点にはどのようなものがあるか？

(2) アジアの諸外国において，森林の保健休養活動が広まっている理由，背景にはどのようなことが考えられるか？

第8章
森 の 幼 稚 園

　現在，日本では，「森の幼稚園」と銘打った，幼児・子どもの野外体験活動が拡大している．オリジナルの「森の幼稚園（Waldkindergarten）」は，デンマークで生まれ，ドイツで広がった野外幼稚園のことであり，毎日をその地域の中で過ごすことが特徴である．本章では，その「森の幼稚園」の日本における現状や課題について考える．

8.1　母なる故郷の森—幼少期の思い出

　筆者は信州に生まれ，山で育った．毎日の遊び場所もまた近隣の山の中であった．50歳を越えた今でも故郷に帰省すると，山や森が今日までの自分を育ててくれたことを再認識する．

　写真8.1は，筆者が6歳のときの写真である．通っていたカトリック保育園の遠足の風景であるが，行先は長野市郊外の大峰山で，森林はアカマツを主とした保健休養林であった．市街地に位置する保育園から，幼児の遠足としてはかなりの長距離であり，また急斜面の林地であったことが今更ながら驚かされる．写真8.2は，2016年現在の同林分の様子である．約50年の年月が経過したが，林地はほとんど変わっていない．まさに，母なる故郷の森林である．

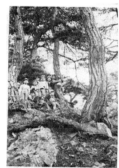 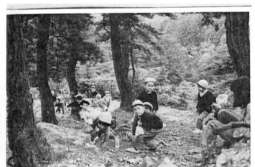

写真 8.1　幼少期の筆者らの森での遊びの風景
写真中央，アカマツの木に抱きついているのが筆者（左）（1970年，長野市）．

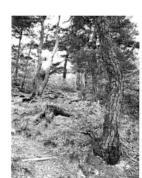 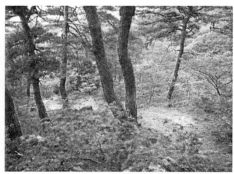

写真 8.2　2016年現在の同林分

8.2　森の幼稚園の概要

　「森の幼稚園（ヴァルトキンダーガルテン，Waldkindergarten）」は，1960年にデンマークの首都コペンハーゲンの郊外で誕生した．当時，ヨーロッパには環境保護の思想が広がり，その影響も受けて生まれている．しかし，森の幼稚園は，公的な組織として生まれたのではなく，その母体となったのは，コペンハーゲンに住む，子どもが好きな親のグループであった．民間の草の根の萌芽であったことも森の幼稚園の特徴であるといえる．

　森の幼稚園はその名が示すとおり，園舎や園庭を持たずに野外，森林の中で過ごす，いわば「青空保育」のことである．雨天，降雪であっても，1年を通して毎日野外で過ごすことを保育活動の基本としている（写真8.3）．

　その後，南隣の国ドイツでは1968年に初めての森の幼稚園がつくられた．ドイツはもともと「幼稚園（kindergarten）」を19世紀に生んだ国であるが，その幼稚園をつくったのは，幼児教育者ではなく，森林技官であったフレーベル（1782-1852）であった．フレーベルは「子どもたちが自由に花咲く庭」として幼稚園をイメージし，創案している．フ

レーベルは，仕事で山歩きをしながら，森の木々から積み木を考案したともいわれている．

　フレーベルの時代から100年以上の後の時代に，野外・自然で過ごす新たな幼稚園の形態として，森の幼稚園は生まれ変わったともいえる．もしかしたら，当のフレーベルが構想していたのは，森の幼稚園のような形態，形式の幼稚園であったかも知れない．

　現在，森の幼稚園は，発祥地デンマークには70ヶ所，ドイツには500ヶ所以上もあるといわれる（上原（2001c））．

8.3　森の幼稚園の保育・教育効果

　「森の幼稚園」は現在ドイツでは全土に広がり，日本でもインターネットで検索することができる．

　それでは，森の幼稚園には，どのような特徴のある保育，教育効果が期待できるのだろうか．これまでに森の幼稚園の保育，教育効果としては，以下のようなことが報告されている．

　①身近な森林環境を利用した全人的な保育，教育活動を展開できる，②言葉の発達が，通常の保育園児よりも早い，③風邪などをひいても長期欠席することが少ない，④夜間，安眠できる児童が多い，⑤

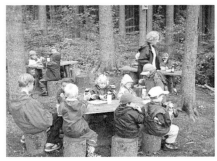
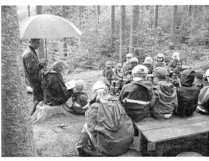
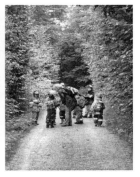

写真8.3　雨が降っても風が吹いても野外で過ごす「森の幼稚園」
昼食（お弁当）も野外で食べる（左上，アウグスブルク）と物語の朗読を聴く時間にドイツ語にじっと耳を澄ます子どもたち（左下）．傘をさしてもらっているのは先生だけ．子どもは自分で雨をしのぐ．

感情が安定している，⑥五感の発達が促進される，手先が器用になる，⑦小学校入学後，友達作りが上手く，協調性がある，⑧1人遊びもできる，⑨集中力や忍耐力などが育まれ，小学校入学後の学習面でも良好である，などである.

　図8.1に，小学校入学後の通常の幼稚園出身の生徒と森の幼稚園出身の生徒との成績の比較を示す．母集団に差があるので，正確な対比とはならないが，いずれの評価項目においても，森の幼稚園出身者の方が，成績が良好な様子が見てとれる．特に学習に対するモティベーションと姿勢（やる気），耐久力，集中力と，集団での協調性の評価が高い．これらのことにも，森の幼稚園における保育効果の一端がうかがえる.

8.4　ドイツにおける森の幼稚園の事例

　それでは，次にドイツにおける森の幼稚園の事例を紹介する.

8.4.1　アウグスブルクの森の幼稚園の事例

　アウグスブルク市は，ドイツ南部バイエルン州の古都である．モーツアルトの父親が生まれた町であり，劇作家のブレヒトもこの町の人物である.

　そのアウグスブルクの郊外に1つの森の幼稚園がある（写真8.4）.

　そのアウグスブルクの森の幼稚園の一日は，朝8時に，集合場所となっている私有林の入り口に親子

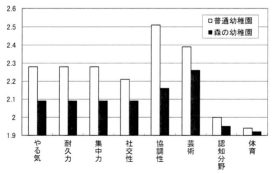

図8.1　小学校入学後の成績の比較
母集団 $n=344$（普通の幼稚園出身114人，森の幼稚園出身230人）．ドイツでは，ポイントが低いほど，成績が良好であることを示す．Häfner P.（2002）"University of Heidelberg" より作成.

と保育士が集合することから始まる．この森の幼稚園は，2人の保育士で運営されている.

　園児たちは，林内での様々な遊びを通して，一日を過ごしていく．この園では，ちょうど時間割のように，経時的に異なる林分に移動し，異なる林相のもとで遊ぶことがプログラムとされている．このことによって，園児たちは様々な森林環境を体感できるとともに，ある程度の時間の感覚も身につけていく．また，森での遊びの中にも，個別の樹種ごとにその性質が異なり，個性があることをはじめ，遊びの中で共同，協働，チームワークの姿勢やルールを学び，コミュニケーションの基盤も形成していっている.

　森の幼稚園によっては，禁止事項を設定しているところもあり，このアウグスブルクの森の幼稚園では，ドイツの子どもたちにも人気のあるポケモンカードを持ってくることや，キャンディー，チョコレートなど，人工的なお菓子を持参すること，また流行りの外国語を使うことなども禁止されている．人生の基盤である幼児期にきちんとした食生活や，正確なドイツ語を身につけることに留意がなされている.

8.5　日本における森の幼稚園の事例

8.5.1　森のようちえん「ねっこぼっこ」の取組

　それでは，現在，日本にもいくつかある森の幼稚園のうち，愛知県春日井市の自然を活用した「森のようちえんねっこぼっこ」（織田敦子園長）の事例をまず報告する.

　同園では，地域の東海自然遊歩道や里山，森林公園を中心に，就学前の満3歳から6歳児までの異年齢の子どもたちが，月曜から金曜までの週日，9：30〜13：30の間，毎日弁当を持参し，現地集合・現地解散する野外保育が実践されている（写真8.5）.

　毎日の活動内容のほとんどは散策活動である．朝の会でその日の目的地と活動場所を，年長児を中心に保育士が相談をして決定している．子どもたちの様子，また季節，天候によっては，保育士から提案する日もあるが，年間を通して同じ公園内の活動拠点を散策することで，季節の変化を子どもたちが体

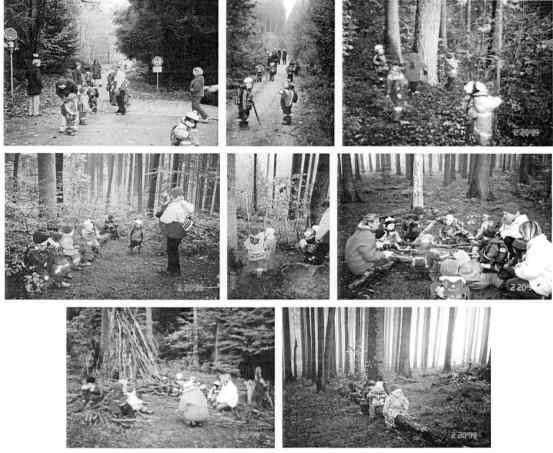

写真 8.4　アウグスブルクの森の幼稚園の事例

朝8時に私有林の入り口で集合（上段左）．この私有林には自動車やオートバイは進入禁止であるため（背後の標識），子どもたちは安全に活動ができる．森の入り口で木の枝を拾って歩く（上段中）．木を揺らし，樹種ごとにしなやかさが異なることを体感する（上段右）．森の中でのお話の時間（中段左）．音楽の時間，異なる樹種の枝や木片を先生が吊るし，それらを叩く．音や反響の違いを体感する（中段中）．林内の倒木を井桁状に組み合わせ，それらをお神輿のように上下させながら，先生のリードでドイツ民謡を歌う（中段右）．コミュニケーションの時間，最近の自分の生活であったことを，一人ずつ話をする．自己表現と同時に，他者への傾聴の姿勢も学ぶ（下段左）．電車ごっこ，役割分担，順番を守るなど，社会的ルールの遵守なども集団遊びの中で学ぶ（下段右）．

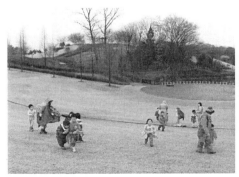
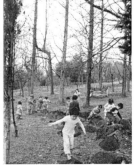

写真 8.5　愛知県春日井市の森の幼稚園「ねっこぼっこ」

感し，子ども自身の遊びの展開・展望を考慮しながら毎日の活動を継続している．また，野外料理，絵画，季節行事なども行い，地域に根ざした日常生活を過ごすことも大切にしている．

　森で過ごす時間の中では，自然の恵みである森のドングリ，アケビ，クリ，クワの実など，食用できる果実を食べたり，身近な草木で染め物をしたもので手仕事をしたり，森の中の様々な要素を活用している．

8.5.2　ねっこぼっこの保育理念と運営理念

　「ねっこぼっこ」は，スタッフと親たちが子どものしあわせを願い，つくり上げた，手づくりの「青空ようちえん」であり，人は，生まれながらに本能・天分・個性・自我などの力を備えもっており，「自然の中で自然な育ちを見守る」ことを保育理念に掲げている．四季を通じたゆっくりとした時間の流れの中で，子どもたちが五感をフルに使いながら「自然と人，人と人の間で，人と自然を愛すること」，「人として生きる力・豊かな心・丈夫な体を育てる」ことを学ぶ目的に定め，のんびり，ゆっくり，たっぷり，伸びやかにしなやかに育てることに留意されている．

　また，園の運営は，スタッフ・保護者・ボランティアが，日々の保育を円滑に進めるために役割分担をした，「協同保育・運営」体制を取り，「できる人が　できる時に　できる範囲で　できる事」をモットーに掲げ，仲間同士のチームワークを深めている．現在，子どもを取り巻く環境は，多くの情報や知識が溢れ，その中から選択をする際，核家族で育った現在の母親たちは経験不足なこと，判断に苦しむことが多く，日常の生活においても，母親たちの負担が大きい．そのため時に孤立化したり，親子が安心して身をゆだねる場が狭小になるケースも多いことから，そのような運営理念が置かれた．

　また，月に一度の定例会を持ち，その月の行事と子どもたちの様子を伝えあい，悩みや問題の共有の場も設定している．

8.5.3　ねっこぼっこの子どもたちの様子

　ねっこぼっこで過ごしている子どもたちの様子として，次のようなことが報告されている．

・毎日違った出逢いや感動があり，それを見つけ，感じることの素晴らしさ，仲間と共感する喜びを得ている．
・一人一人のペースで好きな遊びを満足するまで遊びこみ，「子どもなりの遊び」を仲間と考え，創り出している．
・森の中には，大人がつくったおもちゃがないので，想像力・創造力が育つ．
・友達関係の中で，順番を守る，ケンカをする，などの社会性も学んでいる．
・異年齢の縦割り保育のため，木登りやザリガニ取りなどで，年長児の行動を模倣し，学んでいる．逆に年長児は年少児へのいたわりの心，姿勢を学んでいる．
・四季を通して自然の中で過ごすことで，夏の暑さと森の涼しさ，冬の寒さと森の暖かさ，梅雨の湿度などに耐える体と精神力が鍛えられている．
・日々癒され，心地よい生活を送っている．
・危険は常にリスクとして存在するため，その危険予知，事故回避など，身を守るすべを自然に学んでいる．
・日常生活の中で，各自が自分の意志で行動し，判断するようになっている．

8.5.4　森の幼稚園「まるたんぼう」（鳥取県智頭町）

　次に鳥取県智頭町にある森の幼稚園「まるたんぼう」（西村早栄子園長）の事例を紹介する．

　智頭町は，いわずと知れた，林業の町である．その智頭町にも森の幼稚園が生まれた．現在2人の保育士によって30人の園児たちとの活動が行われており，運営には町からの助成支援も受けている．

　まるたんぼうの一日も前述のねっこぼっこ同様に，森林環境を中心とした地域の野外で過ごす．保護者と園児たちは毎朝町役場で集合し，造林地や森林公園を継時的にめぐって，時を過ごしていく（写真8.6）．

　まるたんぼうでの森の過ごし方の特徴は，子どもたちが日々の森での遊びを自らリードしていくことである．落ち葉があれば落ち葉で遊び，鳥の声がすれば，その主の姿を林間に探す．それらは子どもたちの気の済むまで，ゆっくり，たっぷりとした時間がかけられる．「さあ，そろそろ次に行こうか」と

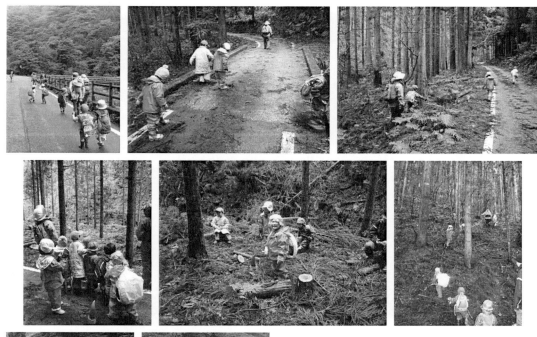

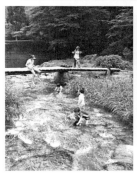
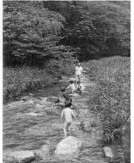

写真 8.6　智頭町の森の幼稚園「まるたんぼう」
朝の様子（上段左）．林道上のスギの落ち葉を，いつの間にか足で掻き出し始め，やがて「お掃除」となっている（上段中）．散策途中，道から逸れていく子どもは，再び道に戻される（上段右）．鳥の鳴き声を聴き，その声の主が見つかるまで辛抱強く林を見つめ続ける（中段左）．前日に間伐作業のあったヒノキ林分で，香りを放つ落ち葉や切り株で遊ぶ（中段中）．急傾斜の林内を歩く（中段右）．年少児であっても，手足を使って，たくましく登っていく．渓流での水遊び（下段）．裸になって遊ぶ子どももいるが，濡れた体を拭いたり，衣類を再び着たりするのは，すべて自分自身で行っている．

保育士の方から時間や場所を仕切ることは基本的には行われていない．「子どもには危ない」，「子どもには無理なのでは」とはじめから制限がかけられることも少なく，泥んこになっても，全裸になって遊んでも許容されるが，その後始末や着替えなども基本的に子どもが自分自身で行っている．これらは，現在の日本の保育事情，保育関係の中ではかなりユニークで特異な状況であろう．しかしながら，まるたんぼうの園児たちは実にのびのびと地域の自然，森林の中で毎日過ごしている．

今後のこの子どもたちの成長経過も楽しみなところである．

8.6　日本における課題

8.6.1　子どもの居場所をつくるワークショップ

前項では，日本国内の森の幼稚園の 2 園の事例を紹介した．地域の森林，自然環境をいずれの森の幼稚園も活用しており，ユニークな活動が展開されていた．

それでは，次に子どもは一体どのような場所を好み，自分たちの居場所をつくるのであろうか．森林の中ではどんなふうに過ごし，どんな要素を必要とするのだろうか．

こうした素朴な疑問に答えるべく，愛媛県松山市の郊外の森林にて，「子どもの居場所をつくるワークショップ」が 2008 年に開かれた．

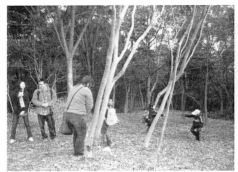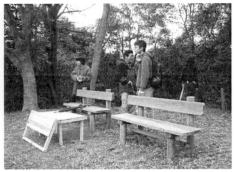

写真 8.7　子どもの居場所をつくるワークショップ
大人が製作，設置したベンチ（右）.

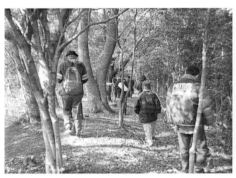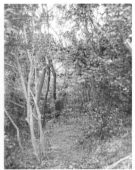

写真 8.8　子どもたち自身が自分たちの好む森の中の場所を大人に案内する
大半の子どもたちが好んだ場所は常緑灌木の繁茂する藪であった（右）.

　まずは保護者が先行して作業をし，放置林を除伐し，そこで出てきた材も活用して，見晴らしのよい場所にベンチをつくった（写真 8.7）．しかしながら，子どもたちはその場所やベンチにはほとんど興味を示すことがなかった．「見晴らしがよい」，「休憩用のベンチ」などはいずれも大人の考える空間だったようである．

　次に，それでは，当の子ども自身は一体どんな場所を好むのか，その場所に大人を案内してもらうことになった（写真 8.8）．その結果，子どもたちが大人たちを導いていった場所は，常緑樹の灌木の繁る藪であった．子どもたちにとっては，はじめから伐開された整地ではなく，想像力をたくましくさせるような，また自分たちの身体が完全に覆われるような藪に未知の世界を見出していたのかも知れない．これら大人の想定する空間と，子どもたちの想定する空間とのギャップは，今後の野外保育，教育活動を考える上でも一助となるものであろう．

　また，一般的に，木登りを好む子どもの割合は高い．誰に教わらなくても木登りが得手な子どももいれば，ちょっとアドバイスをすることで，木登りを体得できる子どももいる（写真 8.9）．木登りは学術的にも研究されており，木登り中は五感の機能が促進されていることも報告されている．

　そして，木登りにおいても，そこに伴うのは冒険心であり，開拓精神である．前述の藪の環境を選ん

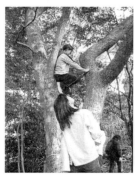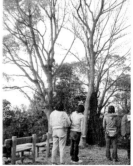

写真 8.9　木登りをする子どもと，それを心配そうに見上げる保護者

でいく心理との共通要素もうかがえる.

　つまり，子どもの好む自然環境とは，冒険心，開拓精神，好奇心が喚起されるような場所であり，自分の一挙手一投足の行動が環境に反映されるような場所であるとも考えられよう.

8.7　保護者からよく訊ねられる質問

　日本の保護者から，森の幼稚園について訊かれる主な質問としては，
・森の幼稚園を卒園して，小学校に入学後の様子はどうですか？
・森の幼稚園を卒園すると，勉強ができるようになると聞きましたが，保育，教育効果は本当にあるのですか？
・雨の日，雪の日でも，本当に森林，野外で過ごすのですか？
・風邪をひいたり，ケガをしたりしたら，どなたが責任を持つのですか？
などのことである. いずれの質問も現在の保護者事情，教育事情を反映しているものであるといえよう.
　これらの質問に対して，筆者は，
・森林，自然での日常的な遊びは，「自然欠損障害（nature deficit disorder）」と元気回復に対して効果がある（Louv.(2005)）.
・遊びの持つ機能は，「身体的・運動的発達」，「社会性の発達」，「情緒安定化」，「自発性・自主性の獲得」，「知的能力の発達」の5つの発達を促進する.
・森林，自然での活動は，注意欠陥・多動性障害の療法としても有効に働き，薬物療法や行動療法の代わりになる.
などの理由を述べ，返答することにしている.
　この中で，「自然欠損障害」とは耳新しい言葉であるが，これは自然体験が欠落，欠乏していることにより，人としてのあるべき発達が促されず，身体面だけでなく，感情面，感性などでも偏りや未発達がみられることを指す. 現在の日本では，たとえ大都市の環境でなくとも，かなりの地域の生活が都市化されており，子どもたちの自然体験が減少している.「自然欠損障害」とはこのような現況の中から生まれた新たな側面である.

8.8　日本における森の幼稚園の現状

　それでは，ここで日本における森の幼稚園の現況について述べてみたい.
　一言でいって，現在は，「玉石混交」の状況にある. つまり，本来の「森の幼稚園」の形態のもの（季節を通して，その地域の森林，自然環境のもとで過ごす）はごく僅かな状況にあることが特徴である.「森の幼稚園」と銘打っているこころみは全国ににわかに林立してきたものの，そのほとんどは，単発的，短期的に行われる野外体験，野外イベントに「森の幼稚園」の名称を冠しているものが多い. また，その中には，教育，保育の専門職が関わるのではなく，まったくの門外者やイベント業者が運営しているものもみられる.
　森の幼稚園に興味を持つ保護者としては，「どんな教育効果があるか」とメリット論からアプローチするケースが多く，その保育効果の「対価保証」まで求められることもある. このことにも，現在の日本の教育，保育における偏重された意識がうかがえる.
　また，地域の森林所有者側においても，もし子どもが立ち入ってケガや何かが起きた場合に責任問題となるのは面倒だ，と子どもの立ち入りを拒む所有者もみられる. このことは，前述したドイツのアウグスブルクの私有林を活用した事例とは対照的であるともいえるが，いつの間にか責任の所在が問題になりがちになってしまっている日本の現況の一端をあらわしているともいえる.
　さらに，日本では，智頭町は例外として，一般に森の幼稚園に対しての公的な運営助成金などは支給されない. このことから，森の幼稚園は「無認可幼稚園」として単独運営，経営することが基本となっている. このことも森の幼稚園の普及拡大の阻害要因の1つとなっているだろう.

8.9　日本における今後の展望

　最後に，日本では，森の幼稚園，野外保育においては，今後どのような展望と可能性が考えられるだろうか.

まずは，保護者への啓蒙，幼稚園への啓蒙，林家への啓蒙といった，森の幼稚園の活動，あるいは森林を利用した幼児保育に関する地域での理解を図ることが必要とされる．前述したように，「森の幼稚園」と称して，野外体験や野外遊びなどを行っている施設，団体，グループは日本各地に存在しているものの，ドイツの「森の幼稚園」のように，週に5日のフルタイムで，1年を通して屋外で活動を続けることは，今日のわが国においては高いハードルであるといえる（上原（2005c））．

次に，日本は森林の地形は急峻なところがほとんどである．森林と呼ばずに「山」と呼ぶ方が馴染み深いことからもそのことは自明である．地形での配慮はもとより，定期的な活動場所の確保といった根本的なことから取り組む必要があり，ドイツでは，各地域の公有，私有地を借りて，森の幼稚園の活動を展開しているが，子どもたちを定期的に受け入れてくれる公有林，私有林がわが国にはどのくらいあるかは未知数である．

そして，森の幼稚園には，子どもたちと日常的に森林，野外での活動を指導できる保育士，または子どもの保育，ケアが適切にできる人材が必要である．このこともまた大きなハードルであるのかも知れない．

最後に，地域への啓蒙，活動場所，人材の確保ができ，日本の森林を活用した幼児保育，森の幼稚園の活動が定期的に展開できるようになると，変化が考えられるだろうか．

1つは，子どもたちや保護者と一緒に地元の自然の再発見をすることができるだろう．普段何気なく，あたりまえのように見過ごしている地域の身近な環境の中に，子どもの新鮮な目や感性を通して，それまで大人の視点からは気付かなかった，地域の宝物を新たに発見することができるかも知れない．

2つ目には，子どもや保護者が地域，山林に出かけることによって，地域社会にも活気が吹き込まれることが期待される．

そして，3つ目には，野外での保育活動を通して，地域の自然，森林もまた息を吹き返していくことが期待される．

しかしながら，子育ても，森づくりも一朝一夕にできることではなく，長い月日をかけて育むものである．子どもをはじめ，私たち人間と森林とが共に健やかに暮らしていけるような地域社会のモデルが，日本でも創られることを期待される．筆者もまた微力ながら，その支援をしていきたい．

〔上原　巌〕

⑪ 課題 ⑪

(1) デンマーク，ドイツにおける「森の幼稚園」と現在の日本で急増している「森の幼稚園」には，どのような差異があるか？
(2) 本来の「森の幼稚園」の運営には，どのような条件が必要とされるか？

第9章

森 林 美 学

　本章で解説する森林美学は，19世紀末にドイツで発行された林業技術書の書名であり，明治期に林業・林学の導入とともに，ドイツからわが国に紹介された学問体系である．明治神宮林造成や，国立公園の，特に普通地域の森林施業に影響を与え，わが国の森林保健休養機能やそのための森林造成の起点とも言われている．その要諦は，合自然的な施業による，多様な森林美育成であり，現代的な表現としては，多様な生態系サービスを享受できる施業林育成をめざしていると換言できる．

　本章では，このような森林への考え方が，わが国に導入され，戦前戦後を経て森林美学から森林風致（計画学），そして森林アメニティへと展開した経緯を，1. 森林美学の概説，2. 森林美学のわが国への需要の歴史，3. 森林美学における森林施業，4. 現代に残る森林美学の森，そして5. 総括と今後の展望の順で解説する．

9.1 森林美学の概説

9.1.1 森林美学とは

　森林美学とはドイツで1885年に出版されたフォン・ザーリッシュ（von Salisch）（写真9.1）によって著された Forest Ästhetik の訳語である．18世紀から19世紀前半の林業の発達は近代林業の基礎をつくり，「森林美学」はその基礎の上で林学とともに，発展した．19世紀初頭の，林業経済上の発展は，針葉樹の一斉林の法正状態に森林を導くことを目的とする「土地純収益説」学派によるもので，この時代の森林美は「針葉樹で作られた法正林の美」，針葉樹の一斉林で構成される構築的な空間美という

視点で美を追求されるものであった．しかしその後，国土に広がった一斉林によって様々な気象害，虫害，地力の減退を招き，19世紀中盤，人工的な造林の方法を排し，自然的な森林と美を追求した「森林純収穫説」学派が興り，両学派の間で森林美学をめぐる論争が興った．しかし，両学派とも森林美に対する主張の違いこそあれ，森林に求めたものは，それが人工的であれ，自然的であれ，施業林の「功利」と調和する「美」の必要であった．

　このような論争の渦中であった1885年，ザーリッシュの『森林美学』が著された．ザーリッシュはドイツ東部のシレジア地方（現在のポーランド共和国南西部からチェコ共和国北東部）の貴族で，林学をエーバースヴァルデ山林学校に学び，森林官の経験を経て，林業経営を行った大山林地主であった．

　森林美学は，森林管理の技術者，経営者に向けて，森林の育成は木材生産目的と同時に，森林環境を美的に向上させることが，住民の利用に役立つ点を明らかにしている．また，森林美学を林学の部門とすることを主張した．

　森林美学は1885年から1911年までの間に2版と3版が出版された．3版とも一貫して，前半と後半とで構成され（表9.1），前半の基礎編で主に森林の中の自然美全般に関して言及している．すなわち，土地利用の技術は芸術に高めることができ，林業もまた森林芸術となりえること，また，自然美は芸術

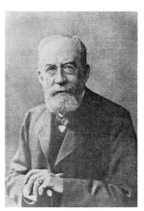

写真9.1 ザーリッシュ

美に勝るものであり，人間にとって，美の喜びの原因は光線と大気による色彩の知覚，森林の要素である岩石，樹木，音と芳香に美の喜びが感じられることを述べている．後半の応用編は主に林業経営を構成する路網，区画，作業種，樹種などの諸要素に対する具体的な森林美への配慮が，森林を美しくするのみならず，林木の成長をかえって助長させる場合などを紹介し，森林技術者は施業方法の選択と林業

表 9.1　『森林美学』の目次（第 1 版〜第 3 版）

森林美学　1911 年第 3 版　構成	第 1 版 1885 年	第 2 版 1901 年	第 3 版 1911 年
第 1 篇　森林美学の基礎			
A　森林美学の概説			
第 1 章　森林美学の定義と使命	○	○	○
第 2 章　美に関する快感の原因			○
B　自然美の論及			
第 3 章　自然美と芸術美の関係		○	○
第 4 章　風景の色彩美	○	○	○
第 5 章　地形に関する美的考察			○
第 6 章　森林の装飾としてみた岩石		○	○
第 7 章　植物界の美に関する一般的考察			○
第 8 章　樹木の美的価値	○	○	○
第 9 章　森林の草花、及び下草の美			○
第 10 章　植物区界の美的考察			○
第 11 章　ドイツにおける天然記念物の樹木			○
第 12 章　森林の動物の美			○
第 13 章　森林の匂いと音響	○	○	○
第 2 篇　森林美学応用篇			
A　美的顧慮を必要とする森林施業上の諸問題		○	○
第 14 章　森林美の観点より観察しての土地利用法	○	○	○
第 15 章　森林経理における路網の設計と森林区画に関する美の諸問題	○	○	○
第 16 章　作業種	○	○	○
第 17 章　樹種の選択	○	○	○
第 18 章　輪伐期確定法	○	○	○
第 19 章　更新法	○	○	○
第 20 章　撫育法	○	○	○
第 21 章　副産物利用法	○	○	○
第 22 章　林地所属の草生地	○	○	○
第 23 章　林地保護			○
第 24 章　林内における工業施設			○
第 25 章　森林美の保護			○
第 26 章　狩猟施設			○
第 27 章　林内構築物			○
第 28 章　附属庭園			○
B　美的興味によって実行される施業林の装飾		○	○
第 29 章　公園かまたは森林か		○	○
第 30 章　修装林		○	○
第 31 章　遊苑の処理法	○	○	○
第 32 章　遊苑による森林の美化と林道の装飾	○	○	○
第 33 章　林内の並木	○	○	○
第 34 章　林内の装飾としての老樹	○	○	○
第 35 章　外国樹及び在来種の園芸変種の美的応用	○	○	○
第 36 章　潅木及び草本類の保護	○	○	○
第 37 章　岩石による森林の装飾			○
第 38 章　廃墟、工作物、記念物の処理			○
第 39 章　展望	○	○	○

結語

技術の発揮によって森林を健全な状態に持続させ，林業利益と両立する美の喜びを高揚させることを述べている．

　以上の内容を受けて，ザーリッシュは森林技術者の美的配慮を行うことの利点として，以下の4点をあげている（von Salisch（2008））.

1.　美的観点の考慮は経済的な失敗を防ぎます．なぜなら，完全さに向かう美のために努力することに一致して，善と有益が同時に達成されます．
2.　森林官の職務遂行の熱意は，その担当区の美によって左右されます．
3.　森林の美に向けられた人びとの愛着は多くの点で森林にとって有用です．
4.　近くの森林の美しさを楽しむことは，人びとを定住させます．

　林学の歴史の中で森林美学は，森林の観察に基づくフィールドサイエンスとしての知見を重視した経営管理や，森林環境の社会的意義の増大を背景とした，資本主義の成熟期に出現した新時代の林業観を醸成したものと言えた．

9.1.2　森林の保健休養利用と森林美学との関係

　ドイツにおいて19世紀は近代化，工業化が急速に進展する社会であった．都市に人口が集中し，都市環境は極度に悪化し，改善が求められた．森林や田園環境は，生活環境から消失し，環境悪化は住民の健康を蝕む状態が生じた．

　1902年に出版された『森林美学』第2版の序文では，フォン・ザーリッシュ自身が環境改変に対する郷土保護運動への賛同を表明し，その後この運動に参加している（ヘルマント（1999））.また，著書の中で，過酷な労働条件にあった労働者の休息のために森林環境の持つ意義を主張している．

　工業化により増大する労働者層の生活改善の要求が大きくなり，日常的な休息のための森林環境の必要は増大した．

　ザーリッシュは林業経営者の立場から，森林による経済的利益を得ることによって，森林を持続し，さらに，森林美を向上させる森林施業によって，保健休養の要求を受け入れる林業経営者，森林官の社会的貢献の可能性を森林美学によって示した．ま

た，都市周辺や保養地周辺に森林環境を存続させる主張は，緑地計画への先鞭を付けるものであった．

　このザーリッシュの森林美学は，日本においてドイツ林学の導入とともに受け入れられ，戦前から戦後の長い議論を経て現代に続く，森林の保健休養利用とその森林造成の技術として期待されてきたといえる．

9.2　わが国における森林美学の受容：保健休養と森林の歴史

9.2.1　森林美学の導入と森林の近代的風景観

　1897年（明治30年），わが国初の森林法が制定された．これによって，国策としての森林秩序の確立がなされた．そして民間の林業も，明治期の殖産興業の一環として1902年（明治35年）を期に急激に増大し始めた．『森林美学』はドイツに留学した若き林学者らによって，学問としての林学の継受と同時にもたらされた．1896年（明治29年）にドイツ留学から帰朝した林学博士川瀬善太郎によって東京帝国大学林学科での林政学の講義において本邦初の森林美学の紹介が行われた．続いて1910年（明治43年）に本多静六によって，「森林美学」は東京帝国大学林学科の造林学の講義にて継続された．本多は，ドイツで師事したステッツェル（H. Stoetzer）の著書『森林美の保続』を翻訳し，わが国で初めて「森林美学」という訳語をあて，これを用いた．そして翌年の1911年（明治44年）ドイツから本郷高徳が帰国すると，本多と同じ造林学の教室にて教鞭を取り，ザーリッシュの『森林美学』を紹介した．本郷はドイツにおいてはミュンヘン大学の造林学者，ハインリッヒ・マイル（Heinrich Mayr）に師事した．マイルは，ザーリッシュの森林美学を支持し，森林の自然的取り扱いを重視した「森林純収益説」支持者の一人だったため，おそらく本郷によって初めて，森林美学で主張された自然的施業方法が具体的に紹介されたと考えられる．

　明治期初期から中期にはまだ，人と森林・林業との関係は，近代以前の価値観に依拠した社寺・名所，または旧跡に付随する森林の眺め（風景・景観）にしか向けられていなかった．それは「風致」という言葉で表現された．森林に対する「風致」という語は1897年（明治30年）制定の森林法にも使

用されていた．この場合の風致とは社寺・名所，または旧跡に付随した森林の風格や風趣を指した抽象的な評価であったが，木材生産以外での評価は，ごく一部の森林ではあるが，この時代にもなされていたことが分かる．

　こうした旧来の場での「風致」のほかに，新しい景観に対する価値観の萌芽も見られた．その始まりは，1891年（明治24年），ウォルター・ウェストン（Walter Weston）によって著された『日本アルプス』であり，この著書によって，近代以前には認識されなかった山岳風景の自然美に対する認識が広がった．続いて1894年（明治27年），志賀重昂による『日本風景論』，1905年（明治38年）に小島烏水の『日本山水論』が発表された．『日本風景論』では，日本の代表的な風景として，長野県の駒ケ岳，富山県の立山などをあげ，風景美の特長について，初めて地理学的な解説を加えた点で，近代風景論のさきがけと位置付けられている．その後続の出版物へ与えた影響は大きく，殊に1905年（明治38年）に発表された小島烏水の『日本山水論』はその代表的な成果とみなせた．小島はウェストンとの交流があった事で，特に山岳美論を主題としており，山岳美においての「森林美」の重要性を説くとともに，森林美を，山・自然と人，あるいは科学と歴史の統合したものと捉え，全体として『日本風景論』を発展させた風景観を示した．

　明治中期から後期における森林は，木材生産の場としての価値のほかに，保安林制度によって治山や水源涵養という，現在の多面的機能に類する価値は

すでに取り沙汰をされていた．こうした利用以外にも，旧来の価値観による風景と，新しく興った価値観による風景，両者の風景美創出のための要素の1つとしても捉えられていたことは，特筆に値する．しかしながら，森林のそれは，まだ見て眺める対象ではあったものの，同時代の欧米のように何らかの利用行動の場としての捉えられ方は，時代を先に譲らなければならない．

9.2.2　林業技術の進展と森林美学

　第一次世界大戦が1914年（大正3年）に開戦し，翌年の1915年（大正4年）から景気の急好転があり，大正バブルが始まった．この時代の波に乗り，造林事業はそれまでの事業推進が功を奏し，1913年（大正2年）には国有林が，1915年（大正4年）には民有林が，造林面積のピークに達した（図9.1，林政総合協議会(1980)）．

　1915年（大正4年）明治神宮造営が行われた．明治神宮は，その社寺林苑という性質から，施業林とは異なり，美的な目的，「森厳」を表現するためのみに育成された森林であった．一方，その森林造

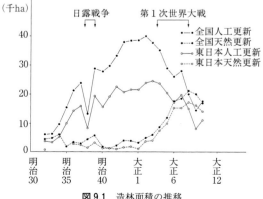

図9.1　造林面積の推移
林政総合協議会（1980）より．

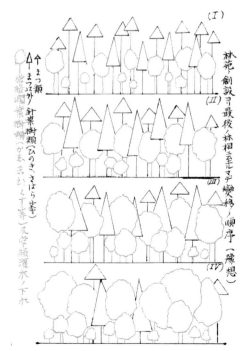

図9.2　林苑ノ順序ヨリ最後ノ林相ニ至ルマデ変移ノ順序
本郷（1921）より．

成の手法は，潜在植生や，森林の遷移，天然更新を論拠として組み立てられた，最新ドイツ造林学に拠ったものだった（図9.2）．この点より最新林学の手法（経済的な手法）に依拠して美的（換言すれば造園的）な視点で森林を造成したといえた．森林形態の点では，この時代のわが国では例外的にドイツ直流「森林美学」に類似した森林であり，森林美学を評価していた本郷高徳の森林計画によって造成されている（写真9.2，3）．

　明治神宮造営の翌年，1916年（大正5年）に本多静六の門下生であった田村剛は，『森林美学』でも取り上げられた「林業芸術論」を発表した．ここで田村はドイツでの一斉皆伐造林方式に対する反省を論拠に，日本での大面積で経済一辺倒の森林の取り扱いに対する反省を促し，森林，殊に施業林に対して若干でも造園的な美的取り扱いを考慮する必要性を，実用と美を一元的に兼ね備える建築物を例に用いて説いた．

　1918年（大正7年），ドイツにおけるザーリッシュの『森林美学』第3版刊行の実に7年後，北海道大学でドイツ流の林学（森林保護学）を講じていた新島善直と，その卒業生村山醸造によって『森林美学』が刊行された．本書は，実存する北海道の天然林を題材とした具体的な例を示し，「森林美」を説明した．これはまだ当時の日本人にとって，ドイツ林学の観念的でしかなかった「森林美」の理解から，日本的で，具体的な「森林美学」への新しい展開であり，わが国での学問としての出発であったといえた．しかし日本，特に北海道の天然林の多様な

樹木の日は，鑑賞のための記述に止められ，ザーリッシュ森林美学の主眼となる林業経営の元で発揮される森林美とは隔たりがあった．

　1887年（明治20年）前後から，わが国を訪れる外国人の漸増によって新しいレクリエーションやスポーツが導入された．前述のウェストンによる登山のブームと新たな風景認識，エルヴィン・フォン・ベルツ（Erwin von Bälz）による温泉療養の紹介などがあり，1911年（明治44年）にはオーストリアの軍人によりスキーがもたらされ，同年には日本で初めての組織だったキャンプが実施された．明治末期から大正初期になると，中産階級による郊外住宅地造成と，生活改善運動が展開され，健康状態が「健康な身体」という規範を効率よく達成すべく行動しはじめる契機のひとつとなった．これに端を発し，スポーツやレクリエーションが，健康的で合理的な生活様式と結合しているものとして理解されるようになり，その需要も増大していった．現代社会においても要求される，わが国の森林の保健休養利用は，このようにして始まった．

　折からの大面積皆伐一斉造林方式に対する批判から，国有林の造林方式が人工更新面積と天然更新面積とが逆転し，1922年（大正11年）天然更新方式汎行期が開始された（図9.1）．そして，ドイツでの皆伐一斉方式の批判からの，自然的取り扱いによる森林生態学的造林の導入や，同じく1920年（大正9年）にドイツで登場したアルフレート・メーラー（Alfred Möller）の恒続林思想を理論根拠として造林方式を転換していった．この背景には，特

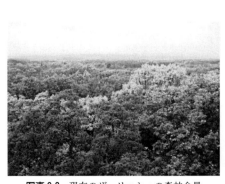

写真9.2　現在のザーリッシュの森林全景

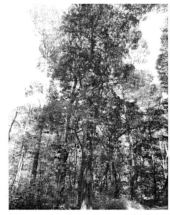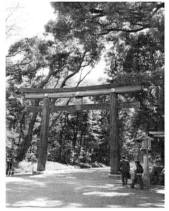

写真9.3　明治神宮林

別経営期の適地適木の判定ミスなどによる，不成績造林が各地で多発，顕在化したことや，第一次世界大戦後の好況に対する反動不況があげられた．そして，年とともに森林生態学を根拠とした領域が拡大され，国有林造林の大半が天然更新によるものとなった．

9.2.3　国立公園の成立と森林の風致保健的利用

1930年（昭和5年）の鉄道省での国際観光局の設置を契機に，外国人観光客の誘致による外貨獲得のための国際観光が活発となった．また，国内観光も以前の風景ブーム，国内旅行ブームから発展して活発化し，観光の目的地である風景地に対する国民的な関心が生み出された．この関心の最たるものは，1927年（昭和2年）の「日本新八景選定」であった．選定は旧来の八景のような故事や詩文などによるのではなく，地形学的，景観上の分類による科学的な，海岸，湖沼，山岳，河川，渓谷，瀑布，温泉，平原の8つの風景型をあらかじめ設定して選定された．この点で，日本新八景の選定は，明治以降のわが国の新しい風景観への，広範な認知に貢献したといえる．1927年（昭和2年）の新八景選出は，その後の1931年（昭和6年）国立公園誕生の気運の高まりへと展開していった．

1931年（昭和6年）4月に「国立公園法」が施行され，1934年（昭和9年）と1936年（昭和11年）で12ヶ所の国立公園が指定された．そして公園選定の際，核心部分の風景，特に現在の「特別保護地区」にあたる国立公園の景観上，コアの部分は禁伐として，「史蹟名勝天然紀念物保存法」の流れを汲む取り扱いとされていた．しかし，このコアの部分と普通地域とをつなぐバッファーとなる，公園区域の多くの面積を占める森林の取り扱いについては，公園区域全体の風致に関わる最も重大な問題であった．「地域制」を採用したわが国の場合，国有，公有地のほかにかなりの面積の私有地が公園区域内に包含され，施業制限に留めざるを得なかったためであった．この施業制限的な取り扱いには，多くの林地の所有者が不安を訴え，国立公園誘致が大々的に行われた一方，誘致反対の運動も生じた．国立公園法制定後も，この施業制限的な取り扱いに関しては，各方面から論議を呼んだ．

1929年（昭和4年）田村によって『森林風景計画』が著された．この著書は，1931年（昭和6年）の国立公園法制定を視野に入れた著書であることが，1929年（昭和4年）刊行というタイミングにうかがい知れた．「施業林の美」については，全体の中で割かれたページ数としては相対的に少ないが，恩師本多と共に観光計画策定のために全国を廻った際の報告書には，名勝地を取り巻く森林環境について言及した．このように田村は「核心の風景」を取り巻く環境として森林を位置付け，この核心部の風景とのセットで森林を取り扱うという現実論を採用した．

次に施業方法に関しては，アカマツの画伐のような，当時の最新ドイツ林学に基づく施業方法の解説と施業論が展開された．このように，田村は一貫して風致的な森林造成の技術的可能性を，ドイツの最新林学における「森林美学」に見出したと思われる．ザーリッシュが考案したポステル間伐法のほかに，1920年（大正9年）に発表されたメーラーの「恒続林思想」の紹介までが記載されている事がその証左であるといえる．

最後に田村は風致的利用のための施設計画の重要性を主張し，本書の後半部分では，かなりのページ数を施設計画に割いた．森林が，真に鑑賞に堪え得る風致を構成し，その保健的利用のための快適な環境を形成するためには，自然的な広がりの要素の濃いものであっても，広義の造園学の理にかなった美装を施さなくては，目的に沿う森林とはなり得ず，保健休養的に快適な林相や林地を保ち得るとは限らないと主張した．

田村は本書を通じて，ドイツ林学での「森林美学」の「自然美」を，国立公園の「特別保護地区」に風景の中核を置き，この景観上のコアから，地域利用で区域を広げた普通地域をバッファー部分の森林風景として，施業林を許容しながら保健休養的な利用を導入することで，「功利」が「美」に調和する森林造成の目的として置き換えた．そうして地域の観光開発の要請を背景として，国立公園区域の森林に林業的視点，造園学的な利用の要素を加え，統合化し，積極的に「森林美学」を実行可能な「風致保健林」造成の技術として位置付けたと考えられた．

戦前の国有林において，美的森林の取り扱いがなされた最も著名な例は，大阪営林局の「嵐山風致林計画書」に示された京都嵐山の風致林施業であろう．嵐山国有林はその主要素であるアカマツ，サクラ，カエデ類での森林景観が古くから風致的な価値を絶大なものにしており，明治以前から日本の代表的な名勝地であった．1916年（大正5年）に「風致保安林」の指定を受けて禁伐とされてきたが，1917年（大正6年）での台風被害対応のため，また，この時代における森林景観に対する関心の高まりを受けて，1931年（昭和6年）施業計画が策定された．1931，1934年（昭和6，9年）に小寺農夫ほかの「風致的取扱いによるアカマツの割伐作業」，「嵐山風致林について」が発表され，これによって施業計画では綿密な生態的な調査に基づいて，アカマツの画伐作業による積極的な，名勝嵐山の森林景観の維持，固定化が計画された事が分かった．アカマツの画伐作業は，田村が風致的施業として取り上げたものであり，この嵐山の施業でも「風致施業」の語が使用されているが，この「風致施業」は旧来的な意味も含めた「風致保安林」を施業する「風致林施業」であり，田村が保健休養的な利用を目しているのとは異なり，あくまで名所旧跡の山腹の森林景観の達成に使用された．田村の『森林風景計画』ではこの混同を避けるためか，「風致保健林」を造成する「風致的施業」という語を用いているが，戦後の「風致施業」の多様で広義な使用のされ方は，林外からの「眺め」としての森林景観と，快適なレクリエーション利用のための林内環境の創出に対する名称の混同がもたらした可能性があった．

9.2.4　森林美学から森林風致への転換

明治期に導入された「森林美学」は，戦前までに大まかに3つに展開されたと考えられる．1つは明治以前の旧来の名所・旧跡のような景観の固定的な維持を行う，嵐山の「風致施業」であり，次に新島・村山から今田に至るまでの林学としての「森林美学」の学問体系の確立で，最後に田村の，新しい風景観によって選定された国立公園に視座を置いた，実現可能な，社会的ニーズを背景にした具体的な利用を目した「保健風致林」創出であった．嵐山の「風致施業」は，この風致維持に生態的な手法

で，森林の自然美を引き出す施業指針を立てた．技術的な側面では，森林の遷移を援用するこの技術は，遷移による経年変化を是とし，当時の林学での天然林施業汎行時代に矛盾のない方法ともいえた．しかしながら，風致景観の固定的な維持という目標と，この手法の間にギャップが生じ，後年にはアカマツ，サクラの植栽といった人為的な施業方法への逆転が起こった．これは，嵐山に期待された森林が，旧来的な名所・旧跡・社寺の延長線上に位置付けられていたためと考えられた（写真9.4）．

一方で，近代的な手法で，計画段階から森林の自律的な遷移を受け入れ，森林美学の手法を援用したと考えられる明治神宮は，「森厳」という新しい森林美を受け入れたことによって，100年という月日を超えて，目的にかなった姿で現存し，植栽によってつくられた「生産林ではない森林」は，現代においても希少な都市林として，林学のみならず，ランドスケープの分野において耳目を集めている．

林学分野では，新島の日本版『森林美学』が出版されたが，その後，森林美学に基づいた林業技術の展開は見られなかった．さらに戦後の拡大造林などの国策の中では，林学林業分野で実際の施業林に美の要素を包含させる考えは，わが国林業の実情には合わなかったと考えられた．

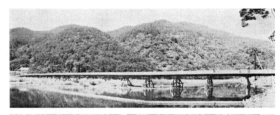

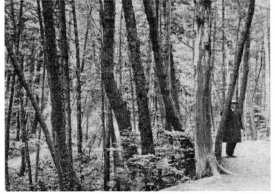

写真 9.4　嵐山（上）と東山（下）の森林景観

国民の観光志向をナショナリズムに変換させた国立公園を背景として「森林美学」を継承し，その実行のための現実路線を採用した田村は，保護的な核心風景と，それを取り巻く森林景観をセットとしたことで，核心風景の周辺の森林に対して，保健休養やレクリエーション利用に対応し，同時に施業林的な側面を包含出来る技術として，「森林美学」における「美」の目的を，それまでと一線を画する新しい森林風景創出や時代が要求した新しい利用形態であるレクリエーション利用の目的へと拡大し，施業林としての「功利」の調和として展開した．すなわち，新時代の森林利用に資する，新しい価値観による風景観に対応した森林景観を，当時の最新のドイツ林学による技術の下で行うことにより，「森林美学」は時代のニーズと技術に対応した，実効性のある「風致保健林」へ展開した．

　第二次世界大戦が開戦後一時中断された「森林美学」は，昭和45年から昭和55年にかけて（1970年代）の余暇ブーム，放置林問題の打開のための方策により再発され，現在に至る．この後，「風致保健林」をめぐる広い研究分野を包含し，戦後は「森林風致」という学問分野が成立した．「森林風致」はやがて，様々な社会情勢によって浮沈し，最終的には「森林アメニティ」へと引き継がれていく．次節はその歴史的経過を概説する．

9.2.5　戦後の林業問題と森林レクリエーションの行方

　戦後の社会は第二次世界大戦後の経済復興から始まり，経済の変動は，人々の働き方や暮らしに大きな影響を与える．本節ではまず，戦後から現代までの経済変動を，戦後復興期（1945〜59年），高度経済成長期（1960〜69年），低成長期（1970〜85年），バブル経済期（1986〜91年），低迷期（1992〜現代），の5度の起伏によって時代区分し，それぞれの時代の森林林業問題と森林の保健休養利用との関係を記載する．それぞれの時代区分の中で，経済変動によって各時代の林業問題が生じ，国民生活に影響を与え，森林休養・森林レクリエーション，休養地開発，森林アメニティ・リゾート開発・森林療法と，異なる利用が出現してきた．

　戦後復興期（1945〜59年）には，戦争による森林荒廃のため，1950年代中盤まで「復旧造林」の政策で山地の森林回復が図られた．しかし，生活域に近接した山地は長年の資源採取によって禿山の状態であった．戦災の復興途上という森林の状況の中で，加藤誠平は森林の保健休養機能を引き出すための活動利用，特に経済復興の中での国民の労働時間の増大に伴う心身の疲弊からの転換を効用として，森林でのレクリエーションを捉え，木材産業や国土保安に並ぶ，森林第3の効用のための資源と位置付け，その重要性を訴えた（加藤，1947）．続いて，国土の代表的風景を指定した戦前の国立公園法は，戸外レクリエーションの場を拡大する自然公園法に改正された．これはアメリカの国立公園の拡大を手本にするものであった．戦後の労働者の権利向上と生活条件の改善は，労働時間の縮小による余暇時間の確保によって，都市近郊山地のハイキング，ピクニックなどの日帰り戸外レクリエーションが盛んになったが，前述の加藤の言はその先鞭を付けたのであった．

　高度経済成長期（1960〜69年）には経済回復が進む中で，石炭から石油へのエネルギー転換が生じた．この燃料革命によって薪炭林は不要と見なされ，スギやヒノキを中心とした「拡大造林」が急速に進展した．さらに，木材需要逼迫を背景に木材価格安定緊急対策が閣議決定され，これを契機に外材輸入が本格的に開始し，60年代終盤には，外材率が50%を超え，国内林業は次第に逼迫していった（半田（1990））．都市への人口集中によって都市拡大による近郊緑被地の減少が顕著になる．所得と余暇の増大で生じた生活の余裕は自然休養の要求を増大させ，自家用車の普及によるアウトドア活動，観光などの広域レクリエーションが盛んとなり，緑地保全の動きが顕在化してきた．

　次の低成長期（1970〜85年）は高度経済成長をさらに継続しようとした新全国総合開発計画（列島改造論）がオイルショックによって破綻し，1990年代の定住圏構想へと転換した．環境行政と生活環境の整備が重視され，自然休養林，森林公園が各地につくられた．1966年に提出された科学技術庁資源調査会「自然休養地としての森林の保全開発に関する勧告」に森林レクリエーションの増大と森林環境の提供の必要が指摘され，このとき，風致施業と

いう言葉が政策の中で明示された（科学技術庁調査会(1966)）．ここでの風致施業とは「森林の美的効用を発揮させ，風景の装飾に役立たせると同時に，経済的な生産をも行う森林の美的取り扱い」の技術とされ，その技術創出が学術界の１つの使命として位置付けられた．これを契機に，大学における森林風致計画学講座が３大学（東京大学，東京農工大学，信州大学）に設置され，国有林では自然休養林制度1968が作られ，民有林に対しては生活環境保全林整備事業1971が施行された．1980年代の定住圏構想では，都市環境の住みやすさとして，アメニティという言葉が導入され，森林の体感環境にも森林アメニティの語が使われるようになった（伊藤(2013)）．この時代は社会の要求，国策，学問分野の成立など，森林美学の脈絡からの森林風致の成熟期であったといえる．

バブル経済期（1986〜91年）には，民間活力の増進を目的とした第３次全国総合計画のもとで，急速な好景気が出現した．得られた資本の投資先としてリゾート開発に期待が集まった．リゾート法（1987年総合保養地域整備法）が制定され，余暇の増大による長期保養のための保養地を開発することを政策として取り上げた．しかし，余暇増大のための労働時間の短縮は，好景気への不安から企業の利益追求に反することとして受け入れられなかった．一方，外材輸入による国内林業の低迷は放置林を増大させ，規制緩和も手伝い，林地開発を容易にした．大資本によるゴルフ場，スキー場，別荘地などの複合的な観光利用を目的とした，大規模開発が全国各地に行われるようになった．この結果，施設重点型の大規模な開発のために周辺森林の利用は進まず，林地保全は不十分な場合が多く，山地の破壊が問題とされた（岡田(2010)）．

この時代の森林風致の分野では，大規模な観光開発を背景として，国土利用としての広いスケールでの森林景観の分析技術の開発や（溝口(1987)），森林風景デザインを包含する景観デザインの研究が進展した（塩田(1983)）．また，林床植物の景観向上を目的とした保全と育成や（養父(1990)），林地開発による施設型レクリエーション偏重の動静に対し，周辺の経営林の森林管理の停滞に警鐘を鳴らし，利用と資源管理の調和を主張も生じた（林

(1988)）．しかしいずれも，過剰な林地開発からの林地，特に施業林の資源管理の停滞を危惧していたことには変わりはなかった．

バブル景気は大資本の一時的な活性化にはなったが，地域の活性化に役立つことが少ないまま，保養地の建設が進められた．バブル経済の縮小とともに，これらの施設利用は急速に冷え込み，施設は遊休状態となっていった．

1989年の度重なる日銀公定歩合の引き上げや，政府が1990年に行った総量規制が引き金となり，バブル経済が崩壊した．次の時代は，高度経済成長期の都市開発，バブル期での規制緩和による，農山村の林地開発と，２度に渡る開発行為で失われた身近な樹木や森林に対する反省から始まった．人々の価値観も，従来の経済性や効率性，機能性の追求などの量的な側面から，良好な住環境のための，森林や樹林を求める質的な向上へと変わりつつあった．

この時期の第５次全国総合計画では，民活への依存の破綻とともに公共投資の軽減を期待した，地域，住民主体の環境形成が取り上げられた．森林の維持管理も，バブル後期に始まった空前の里山ブームに乗じた，行政による森林ボランティア活動推進への取組が多く見られるようになり，住民自身がより良い里山環境の創出のために，自ら森林管理に携わる例が増え，その方法論や里山利用に関する報告が増加し，活況を呈した．その一方，危険が伴い重労働である林業作業では，住民が対応できる範囲が限られていることや，計画者側の景観や里山に対するビジョンの欠如，また，活動のための立地が，市民による管理や利用に適当ではなかったことが問題となった．特にバブル期の民間開発計画（リゾート計画やゴルフ場など）が頓挫した大面積の森林を，自治体が買い上げざるを得なくなった森林にその傾向が顕著に見られた（林(1988)）．

バブル期の過剰な開発行為に規制を設ける意味で，環境アセスメントの法制化である環境影響評価（1997年），景観法（2004年）が制定されたのもこの時期である．景観法は特に，農業または林業を中心とする地域の景観保全・形成に重点が置かれ，従来の都市部の建築物などを中心とした景観の保全・形成とは異なる．そのため，農林業の振興と景観保全・形成との調和を目的に，市町村森林計画の変更

などの制度が設けられた（小林(2006)）．こうした社会的背景を受けて，森林環境評価の可視化（斎藤(2000)）や，森林景観シミュレーションなど（吉岡(1994)），コンピューター技術の飛躍的な向上によって，個人の知覚から近隣住民の視野というスケールの拡大で，森林風景の保全に関する技術が進展した．

また，1993年の生物多様性条約の締結や，2001年のミレニアム生態系評価へのわが国の参加など，自然生態系の保全に関する話題が多く，折からの里山への関心の高さと相まって，森林の保健休養利用を目的とした森林にも，生態的な要素が不可欠となった．こうした情勢によって，当然森林に対する社会の関心が高まり，保健休養利用に供する森林にも，生態的な視点が不可欠となった．このような森林に関する動向に対して，質の高い森林体験を目的とした林内環境に対する人の評価に関する研究（井川原(2000)）や，従来の一斉皆伐型林型から自然的な森林への転換を目指した風致施業に関する研究（清水(2003)）も一定の成果を上げた．

しかし，こうした社会の動向の受け皿となる現実の森林は，林業の低迷，木材価格の下落，高齢化による林業労働力の不足により，手入れ不足の状態が続き，放置林問題が顕在化し，その荒廃の程度は，ますます深刻となっていた．そのため，森林の保健休養利用を目的とした風致施業を行う資本的な余裕は生じず，さらに，森林の風致に関する心理的評価や林相の改良技術などの効果として，生態的な視点や林業的な価値という視点と，社会的意義の論拠が行き渡りづらかった事が起因し，森林美学を起点とした保健休養利用に供する森林風致や風致施業という言葉への関心が希薄となっていった．

2008年の米金融危機を契機に，デフレ経済が影響し，長引く不況や石油価格の高騰など社会情勢のマイナス要因が影響し，国民のレクリエーションへの志向は変化した．例えば，海外旅行より国内旅行，宿泊より日帰りといったように，旅費を抑えるために身近なスポットが人気となった．施設中心の消費的なレクリエーション活動から，「安近短」，家族による自然環境を活用する戸外レクリエーション活動が盛んになった．また，高齢化社会の進展は，各自の健康管理の志向が増大し，ウォーキング，散歩の要求を増大させ，ガーデニングブームも到来した．一方，特に少子化によって減少する若い世代では，低賃金，重労働から健康と福祉への関心が高まった．

9.2.6　森林風致から森林アメニティへの発展

現代に到る，このような社会情勢の中で，都市の労働，環境ストレスからの癒しを必要として，森林環境のアメニティに包含される，森林療養の活動や研究が展開した．従来のアメニティと異なり，森林の，人の健康やストレスに対する効果が医学的にも研究された点も人々の耳目を集めた．自然環境への関心の高まりも手伝い，森林療法は急速に広がっていった．ウォーキングや散策など，人々の日常生活の中での保健休養利用を行うことで達成できるという面も，高齢化，労働環境の悪化によるストレス，地域医療の危機など，社会の問題や動向に対峙している点で多くの人々から支持された．森林アメニティの脈略とも位置付けられる森林療法の広がりは，次第に森林風致の分野ともオーバーラップし，幅広い活動や研究が行われ，森林林業白書の中の「森林風致」や「風致施業」という言葉に代わって，「森林療法」，「森林のセラピー効果」などが頻出するようになった．

明治期に遠くドイツから導入された森林美学は，林学やランドスケープ，森林の保健休養利用，国立公園の森林管理などに多くの影響を与え，第二次世界大戦を乗り越え，森林風致，森林アメニティへと進化した．一方，これらの対象となる森林は，林業の低迷が若干上向きになり始めたとはいえ，未だ根本的な解決は難しいのが現状である．しかし，近年，放置林での保育作業による林内空間の変化に対する効果など，新しい成果が発表され，森林経営との関連付けが始まっている．森林の「美と功利の調和」を眼目とする森林美学が起点となって到達した新時代の森林アメニティは，人の心身の健康を増進するとともに，健全な森林経営も達成できる可能性を包含していると言える．

9.3 森林美学における森林施業

9.3.1 森林経営管理と森林美との接点

　森林美学の構成は，初版から第3版を通じて，美の問題と森林施業に関する項目に二分した構成を有し，基本的にはこの骨格に変化はない．自然美の論及では，樹木の美的価値と風景の色彩，森林の匂いと音響に関しての美的特性などが取り上げられている．その解説は，例えば色彩に関しては，光学的な色彩理論などによって色彩美の体験の考察がなされている．さらに，ゲーテやシラーの文芸による解説が加えられ，ギルピンの絵画的な風景美の影響を強く受けた美的体験が述べられる．その他にも，樹木の美的価値には植物分類に基づいて，分布，美的特性が述べられている．このように，森林を中心として，広い自然界の現象に関する当時の最新の科学，芸術，哲学に依拠し，ザーリッシュの貴族という立場に基づいた高い教養や知識，美意識によって森林美が述べられている．

　森林施業に関しては，基礎編と応用編に分けられ，基礎編ではその作業種，樹種，伐期などの森林経営の業務過程における美的配慮に関して，そして応用編では，森林の装飾要素として遊苑，並木，老樹，外国樹，潅木・草本の保護，ビスタについて，いかに林地に取り入れるかを論じている．

　森林美学は，森林を直接造成する技術者たちのための美学的基礎と，それを応用する施業林への美的配慮に関する骨格を示しているといえる．こうして著書の前半で論じた森林の，半ば芸術としての位置付けは，自然美を考えに入れた森林施業の実行による「美と功利の調和」によって，実現することを示唆した．

　また，ザーリッシュは，森林が保健休養の場となるところから，森林技術者にその土地に最もふさわしい森林施業を選択して，最高の収益と最大の美が発揮される森林をつくり出すことを勧めている．岡崎（1970）は，森林の直接造成に関与する施業に関する記述は，出色のものであり，自然科学的に基礎を置いた知見の確かさについて言及している．

　このような森林経営を損なわない施業林の美的配慮は，のちに「最も美しい森林は，また最も収穫が多い森林である」という名言を残したメーラーの著書『恒続林思想』（メーラー（1984））の中でも，高く評価をされている．ザーリッシュの提唱する森林経営管理はまず，対象地ごとに自然環境条件を的確に把握し，林地毎に異なる多様な自然環境を尊重した審美と人間の経済的な事情とを折り合いながら森林施業を行うという大きな特徴がある．

9.3.2 森林美学における森林管理と施業

　本節では特に，直接森林の経済的な経営につながる作業種の選択，樹種の選定，伐期齢の決定，更新，森林の手入れと，それら営為の経済を損なわない自然美への配慮について解説する．

（1）作業種

　作業種とは，目標林型の立体的な大きさ（高木や低木）による森林管理法の種類を指す．ここではどのような生産を行うか（木材や薪炭生産など）を視野に入れた選択をする．林分の樹木の高さにより，高林，中林，低林に分類され，それらに応じて作業を行う．「森林美学」で解説している作業種は，高林の択伐作業，皆伐作業，中林（上層は高木，下層は低林の二段林），低林の短伐期薪炭林作業（薪炭林）が取り上げられている．

　作業種を説明する前に，ザーリッシュは，まず，狭義の原生林を「原生林保護のために必要な面積スケールが大きすぎるため，現実的ではなく，休養利用に関し，落枝や倒木の危険が生じること，木材の収益は見込みにくいことによって，森林管理の責任を，森林官が取りにくいため，現実的ではない」として本書では問題として取り上げていない．これに対して，木材生産と人間の保健的利用の両方に供するとして，あくまでも施業林を対象としていることに関して，念を押している．

　作業種の選択のほかに，樹種と伐期齢との相互の関連が大切だとしている．作業種が経営管理戦略としたならば，さしずめ樹種は商品，伐期齢は販売時期といったところだろうか．そして何よりも，経営戦略を行使する土台となる自然環境の把握によって，これらが決定されることも合わせて指摘している．

　作業種では最初に，高林作業として択伐林作業を推奨している．本書が発刊された19世紀後半は

ちょうど，森林を木材価値のみで計る土地純収益説から森林全体を収益として考えるという森林純収益説への移行期であることから，林業界にすでに木材生産に森林の持続を中心に置いた択伐作業を推奨する論考がすでに出現しており，これを取り上げるとともに，広い林地や起伏に富む丘陵地形の場合は，皆伐作業で生じる様々なサイズの樹木によって構成される森林の眺望景観，美しさについて説明をし，その一方で，択伐林は多様な樹木とともに，特に林内光の多様な変化の美しさを説明している．単木単位の取り扱いで多くの手間が必要であることを踏まえ，管理を怠ったまま荒れてしまった林分を例にあげ，択伐林のみを固定的な林型として固執することの危険性にも言及し，一貫して収益説での管理よりも，まず，場所の特性や事後の育林コストを鑑みた柔軟な選択を推奨している．

(2) 樹種の選択

　樹種の選択について述べる前に，ザーリッシュは，まず，美しい林分とは，林分を構成する個々の樹木が，活力に満ちていることを前提としている．その前提を背景に，樹種の選択では土壌の状態をまず検討し，特に地位による樹種の決定を呼びかけている．これはとりもなおさず，長期的な樹木の成長を担保するためであり，持続的森林造成のはじめの一歩である．

　また，広い林地をすべて一様だとは考えておらず，例えば「広大なマツ林の中にわずか数 ha でもブナにふさわしい肥沃な土壌がある場合には，それを無駄にせずにブナのような落葉樹の林分を造るべき」と述べている．またマツ林の中にわずかな割合で落葉樹を混交することにより，一斉林の単調さを補い，多様な景観を得られるメリットについて取り上げる．これは同時に間伐における下層落葉樹の落葉が土壌を肥沃にし，林床植物を育成する効果，例えば，前樹として更新をになう樹木の出現や生物のすみかとしての効果として，美と功利の調和を説明し，作業種での説明にあったように，混交林を推奨している．

　モミ・トウヒ・ブナのような耐陰性の高い樹種では，長期にわたって林床植物が貧相になりがちであり，地力低下などのデメリットを生じることを示唆する一方，特徴的な地形の場所では，林床植物の不

在は地形を浮かび上がらせることを指摘している．このように，樹種選択も対象地によって柔軟に対応し，固定化を避けることを勧めている．

　また特に，ページの多くを費やして樹種の樹形特性やその美しさに言及しており，樹形の美的な側面に重きを置いた選択も例示している．その1つが建物との相性である．通常の建築物には，トウヒやイトスギ，ピラミッドポプラのような尖頭型の樹種を，他方で塔のような先の尖った建物には，樹冠の丸い樹種が適合すると考えている（写真 9.5）．

　ザーリッシュは，純林も混交林もそれぞれ異質の美しさがあるとしながらも，単層の一斉皆伐型林型のデメリット，すなわち地力の低下や単調な景観に関しては，否定的な態度を一貫させ，単層林のデメリットの解消方法として，例えば，針葉樹の単層林に侵入した広葉樹は，各樹種全体の5%程度ほどを取り入れることを提案している．とりもなおさずこの数値は，単層林の経済的なメリットを損なうことなく，地力を維持しながら（成長を担保し，経営的な配慮をしながら）美しい森林をつくっていくための工夫である．

　樹種の選定のみならず，森林の経営管理のおよそ全編において，対象地，管理方法，その他の条件と，数多ある森林施業との組み合わせによって，様々な問題を解決できる方法が考えられることを力説し，厳密に従うべきルールを設定せず，「おおよその方向性」の提示にとどめていることを明記している．

(3) 伐期齢の決定

　伐期齢とは林業経営の目的から見て，森林の伐採利用に適切な時期を指す．

　伐期齢の決定に関しては，林業経営を左右する重大事であるという側面とともに，森林の美しさを大

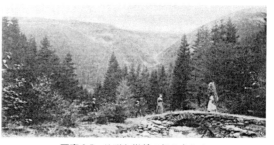

写真 9.5　地形と樹種の組み合わせ

きく発揮させるという2つの側面を持つと述べている．伐期齢の上限と下限の幅は広く，ヨーロッパアカマツで80年から200年，オークで80年から300年というばらつきを提示した．下限はおそらく材積収穫最多の伐期齢，上限は平均樹命（自然枯死の平均樹齢）としての生理的伐期齢と考えられる．

　19世紀中盤から，特に後半の産業革命による工業化の林業への波及に起因し，木材価格は急上昇し，林業は利潤を生む存在となった．こうした時代背景から，この時代は森林の土地純収益ブームが到来し，森林は，針葉樹一斉皆伐型造林と結び付いて理論構成される．土地純収益説の方が，木材需要の急増に適応する性格が強く，投下コストが早期に回収され易い点で，広葉樹から針葉樹に急速に転換され，森林に対する経済優先の機運が高まった．そのため，材積収穫量最多の短伐期齢が敢行され，大木の多くが伐採された．

　このような情勢の中，ザーリッシュは本文中で，収穫量最多伐期齢の経済性を一旦認めながらも，行きすぎた経済優先の姿勢を批判した．そして，伐期齢を上昇させ，大木を多く有する森林を残すことの景観的なメリットを，観光資源としての森林，土地の不動産価値を高める要素としての森林の，観光地や高級住宅地全体の価値を高めている存在として，現実に成功している地域を実例とし，森林が持つ，木材以外の関節的な価値の証左として取り上げ，伐期齢の上昇もまた経済的な価値を生み出すこと，そしてそれ以上に人々の日常の疲れを癒し，幸福感をもたらす保健休養としての効用を主張し，大木を森林内に保残することを推奨したのであった．

　こうした考えは，ザーリッシュ固有のものではなく，前述の土地純収益説と森林純収益説との論争の中でも取り上げられた．ただ，林業と美（現代的には環境）との両立を実行し，技術として体系立てた事は大きな前進であり，ザーリッシュの成果とも言える．本書によって，木材収益による土地所有者への経済的恩恵占有のみの議論から，森林の持つ多機能性を林業の場に包含させること，殊に森林の保健休養機能の市民への開放を意味し，後世のドイツの多機能林業論にも影響を及ぼし，ドイツ連邦森林法設立に寄与した（林尾(2017)）．

(4)　林分の手入れ

　林分の手入れとは具体的に，樹木の除伐・枝打ち・間伐の作業を指す．ザーリッシュは，これらの手入れはいずれも林業では大切な作業であることを踏まえつつも，作業直後は樹木を傷つける「破壊的行為」であり，一般の森林来訪者にとっては好ましくない眺めであること，林業家として自覚，美の配慮以前に注意を喚起し，作業を行う間伐区域，除伐，間伐，枝打ちの順で美的配慮の具体的な方策について述べている．

　林業作業は，生産と森林の維持のためには必要である．作業を行う区域に関する配慮について，ザーリッシュは冒頭に自分自身の所有林での工夫を紹介している．すなわち，665 haの所有林地を4分割にし，毎年1つの同一区域のみで，伐採，間伐，枝打ち，道路管理などを行い，ほかの3つの区域では，作業を行わず，静寂を保つことで，作業自体，そして作業後の状態を目立たせず，森林来訪者の人々を不安にさせない配慮を行っている．

　また，一見，生産に直接関与しない，むしろ主たる生産品である木材の生産力を低減させるともみなされる，林床植物を様々な林業作業において，一網打尽するような，極端な手入れについては厳しく戒めている．その理由は，林床植物が，季節ごとに異なる様相を呈し，施業林の美的価値をあげる以上

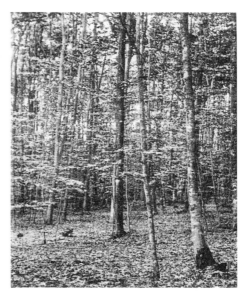

写真9.6　ブナ林でのポステル間伐

に，表土を保護し，土壌を肥沃にし，野生生物の住処や食料にもなること，また，それらのいくつかの樹種は，上層を占める樹種に対して，次世代への更新樹にもなり得るなど，その役割を多岐に説明し，保残することの価値を力説している．

　林床植物を残すことも含め，作業種，樹種の選択，伐期齢でのこれまでの解説内容を総合的に考慮して行う美的間伐について，ザーリッシュは自身の森林で考案した間伐方法を，ポステル間伐法と名付けて例示している．ポステルというのは，所有林の存立している地名である．ザーリッシュが考案した方法は最初に樹木の木材としての形質，生育状況になどに応じて等級を決めた後，以下のように行う（写真 9.6）．

1. 最初の間伐はできるだけ早期に行う．
2. さらには，更新木として有望となる可能性のある劣勢木で，1 級木の生育を阻害する位置にある 2 級木を間伐対象木として除去し，優勢木に生育に充分な空間を与える．
3. 被圧木（3 級木）は間伐収入が少なく，伐採コストがかかるものを残す．

　さらに上記のような間伐は，少しずつ丁寧に，3〜5 年回帰で行われるべきとし，樹木の成長段階に応じた個体がまだ弱い若齢段階では弱度に，壮齢になるに従って，強度に行うとし，これによって残存した 1 級木と 3 級木の大きさの差は，ますます顕著となる．1 級木は，2 級木伐採によって順当に生育し，3 級木は被圧されながらも下層を構成し，将来的にほかの樹木からの妨害なく，残存し続けると主張した．

　このポステル間伐法は，ザーリッシュの所有林内に建設された森林の展望塔，ヨハンナの塔という建造物の前にコーヒーテーブルを設置し，ここで休憩し，森林を眺めるための美を配慮した施業の必要から考案したと記載されている．ヨハンナの塔の周辺はブナ林であったが，耐陰性の高いブナは，林冠閉鎖後も生存し続け，分厚い林冠層は視界を暗くし，林床を衰退させて，ついには目線高の視界が開け過ぎて，ブナの幹しか視界に入ってこなくなった．その状態を是正すべく考案されたという．この方法の採用は，ザーリッシュ自らも述べているように，森林の持続に寄与する次世代木のストックと，間伐に

よる樹冠からの入射光によって侵入する林床植物の生育によってつくり出される目線高の緑で自然美を発揮させる目的を同時に適える．目線高から視界に入る緑は，森林の快適性には不可欠であることは知られている．また，ポステル間伐法は劣勢木を，頻度を高く，比較的弱度で伐採するため，伐採直後に樹木が疎開しすぎることも付け加えた．そのほかにも間伐作業の際の，選木の目印に入れる鉈目（この時代は，選木する樹木は鉈目を入れて目印にした）も普通の人々の目に触れないように，例えば道から見えない位置に入れるなどの配慮を呼びかけ，技術の専門家として，間伐の準備段階から森林を楽しむ人々に対する配慮を注意深く行うことを奨励した．

　単木的な手入れである枝打ちに関しては間伐以上に注意深くする必要を説いた．前半部分では，多くの樹種に関して，その樹形の特性と樹形が生み出す美性について，相当のページを割いて説明をしている．枝打ちはまず，そうした樹形特性をよく把握し，それを損なわない配慮を行うことが肝要であるとした．現代的に説明を加えるとすれば，樹木にとって自然樹形とは，その樹種が持つ葉の光合成特性に従い，受光がもっとも効率よく行われる形である（竹中(1997)）．樹形を損なわないことは，美しさと同時に，その樹種のより確実な生育を担保する

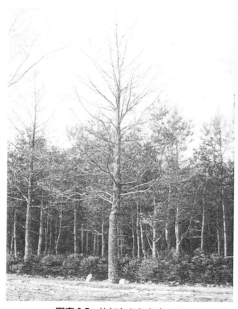

写真 9.7　枝打ちされたオーク

事とザーリッシュも捉え，言及した.

　枝打ちによって樹形を損なわないための注意事項として重要な事は，若齢のうちに勢力の強い枝を除去すること，その際に，少し離れたところから樹を俯瞰し，樹形を損なわないように注意深く観察しつつ，対象の樹木から残す枝をまず決定する事である. このとき，立ち枝や徒長枝などを最初に伐るのは，これらの枝を放置しておくと，将来枝が太くなりすぎて，枝打ち跡が，大きな傷になってしまうからである. さらに針葉樹でよく見られる，低い位置にあるすべての枝を機械的に伐採する枝打ちは，樹冠の上部に優勢な枝を残存してしまい，樹幹との養分競合を避けられないと説明し，行うべきではない行為としている.

　樹形は森林の美しさを構成するもので，また，自然の産物であり，樹木の生存戦略である. ザーリッシュは手入れの説明をする中で再三，生産のため行った誤った手入れによって，破壊的行為を行うことは，樹木個々の美も効率の良い生産もすべてを失ってしまうことだと森林官たちに問いかけている（写真9.7）. そして，この作業に関しては特に，個々の樹木の状態をよく観察しながら判断することが必要とした.

9.3.3　森林美学の森林造成とは

　『森林美学』におけるザーリッシュの美に対する解釈の基本は，

1.　樹木個々の樹形の美しさを尊重し，森林のベースを形づくる高木層の樹木が健全に育てること
2.　その樹木を健全に育成するには，土壌や森林内の生き物すべてが調和的に存在させるように配慮すること

を首尾一貫，柱として掲げている. この美の基本は，1. については生産の対象の品質管理として重要であるし，2. に関しては，持続的な生産を担保するものとして配慮に値すると考える. このような考えは，イギリスの僧侶，のギルピン（William Gilpin）後期の書，『ニューフォレスト森林風景』で主張された「美しく「調和」した自然は各々が美しく「結びつき」ながら地域全体を包み込んでいる」（今村（2007））の影響を多分に受けていると考える. ザーリッシュが尊重する自然の「調和」は，

現代でいう，エコ・システム的な自然観といえるが，生態学が1966年に，ドイツのダーウィン主義生物学者エルンスト・ヘッケルによって造られ，その後の学問的な確立は20世紀に入ってからである事情を考えると，森林への深い洞察と科学的な知見に驚愕を禁じえない. また，この時代は，ドイツ林学の成熟期で，生産一辺倒の森林造成への批判が背景にあったが，19世紀中期での，ガイヤー（Karl Gayer）が第一声を発した，「自然へ帰れ」という言葉から議論が激化した. 施業林の自然的取り扱いは，現実の森林経営としては前人未到であった. ザーリッシュは，当時，林学の最高峰の学府であったエーバスヴァルデ山林学校で学んだ科学的知見と，林業現場での深い観察，そして高い文化的教養に基づく自然賛美の姿勢によって，それを乗り越え，現実に美しい施業林をつくり出した. そしてその森林は，現在でも，美しい生産林として，ポーランドで大切に取り扱われているのだ.

　森林の美に対する配慮は，本節で解説した森林経営管理の基本の上に，並木の造成や，景観的な向上のための大木の残存，目線高の適度な見通しを担保する林床の管理，林内の構造物との相性などを，美を増強するものとして解説している. 今泉（2015）によれば，明治神宮林の造成技術も森林美学の影響だとのことだが，現在の神宮林への評価を鑑みても，相当高度な森林管理と自然的な美しさを提唱していることが，窺い知れるのである.

9.4　現代に残る森林美学の森

　森林レクリエーション利用増大のための，森林施業展開の事例は，森林美学の著者ザーリッシュによってつくられた森林が第一の事例であることは確かである. 現在，ポーランドの地にそのザーリッシュの森が現存する. わが国の事例では明治神宮内苑の林苑計画であり，大正期当初の森林造成に，ザーリッシュの森林美学を信奉していた本郷高徳が関与して計画された森林である（本郷（1921））.

　戦後，森林レクリーションの要求が増大するとともに，レクリエーション利用の専用区域としての自然休養林，森林公園がつくられるようになった. しかし，公園利用と施業林の持続を，森林管理を通じ

て共同させている南箕輪村村有林の公園林の事例は希有である.

　戦前と戦後の事例に，明治神宮と大芝森林公園を取り上げて，その森づくりとともに，森林美学との関係を解説する.

9.4.1　明治神宮内苑の林苑計画と森林美学

　明治神宮内苑の敷地面積は 72.2 ha，造成期間は 1915 年（大正 4 年）から 6 年間であった. 造成完了後の 1921 年 12 月に本郷高徳の直筆で書き残した記録「林苑の計画一般及将来施業の方法」（本郷（1921））があり，今日に及ぶ境内林管理の大綱を示すものとされている.

　境内林は計画に添付された林況図にある既存樹林をそのまま残存させ，施設計画のある場所では移植樹として利用するなど最大限活用している. 神宮林は「荘厳なる林苑」が目標とされ，「スギ，ヒノキ等の針葉樹類を主とし，カシ，シイ，クス等の常緑広葉樹類を交えたる密林となし，常に亭々たる樹木鬱蒼として昼なお暗く敢えて人為の植栽を行なわずして，永久に繁茂し得べきものたるを要す」としている. さらに，スギ，ヒノキなどの針葉樹類は大気汚染に弱く，カシ，シイ，クスなどの常緑広葉樹類を主とする照葉樹林を最終林相と想定している. スギ，ヒノキなどは造成当初の風致のために一時的に利用するものとし，神社にふさわしい荘厳なる風致として，森厳なる林相の造成に必要としている. しかし，神宮の北側，宝物殿周辺や南側の御苑は，森の中の別天地として芝生の広がる苑地と庭園を造成・保存している.

　現在，森林を構成している樹木はおよそ 100 年に及んでいるが，すでに林苑計画では，造成時からの遷移過程を想定していたものである. この想定では，高木の既存木や移植木の下層にシイ，カシ類を植栽し，上層の衰退と下層の成長が入れ替わって，照葉樹林が成立するというものであった. 現在，照葉樹林の中に落葉広葉樹の大木が混生し，造成当時に移植された高木のヒノキが照葉樹林の中に残存している. 一方，既存林分だったアカマツの高木はほとんど現存していない. 森厳な照葉樹林の中に，巨木の落葉樹，高木の針葉樹が混生して，森林を多様なものとしている. 広い参道は大勢の人々に溢れて

いるが，都心の喧噪と酷暑から原生林の森厳が人々を守り，森林美学に多大な賛同を寄せた本郷高徳の林苑造営の熱意が持続しているようである（写真9.8）.

9.4.2　施業林の公園林への転換—南箕輪村大芝公園林

　長野県南箕輪村大芝村有林は全域 102.3 ha の平地林でアカマツ-ヒノキの二段林施業が行われてきた. 比較的通直なアカマツの高齢林（当時 80 年生以上）によって，良材生産地としての評価が高い. 戦後，半分が運動施設などの公園区域（50.6 ha）とされ，残りの林地の施業計画となる大芝村有林施業診断書が 1986 年につくられ，10 年間の施業計画（皆伐施業，齢級配置の適正化）が実行された. しかし，以降の経営計画がないままで，公園区域に関係して，公園林としての利用が問題となってきた. そこで，村民と地域の大学の教員らによる研究会によって，1999 年に大芝公園林調査報告書を作成され，翌年に長野県で生活環境保全林整備事業を導入して，公園林の整備が進められた（林業土木コンサルタンツ（2001））.

　村有林の林地部分は林班によって 6 区画（1 区画がおよそ 8 ha）に区分され，林班内の小班ごとの林相は，主林木であるアカマツ林が様々な齢級（林木の 5 年の生長期間を 1 齢級とする）によって，相違している. 大芝村有林の森林施業は，アカマツ高木林の下層にヒノキの植栽によって二段林とし，アカマツを，保残木を残して収穫下層のヒノキ林を育

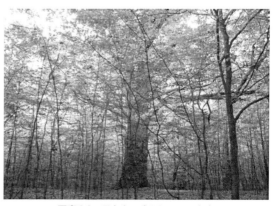

写真 9.8　現在まで残されている大木

成，ヒノキを皆伐収穫，アカマツ保残木の母樹によるアカマツの更新，これを循環的に繰り返す二段林施業である．次の植林のための地ごしらえ作業も軽減される．

　生活環境保全林整備事業は，施業林を公園林に転換し，レクリエーション利用に必要な森林アメニティの向上，増大が目的とされた．公園林への転換は林班の境界に設定された管理道に，現地の微地形の変化に応じて歩きやすく，林木を回避する歩道が設定された．沿道の修景は，単木，群落，林床を選択保存し，周囲の刈り払いを行い，カーブでは，正面に目立つサクラ，シラカンバなど際立たせた．

　アカマツ-ヒノキ林内の風致改善のために，ザーリッシュのポステル間伐を参考に，「風致間伐」による林相改良が行われた．森林美学のポステル式間伐は，優勢な1級木と被圧木となるような劣勢木を残し，優勢木に競合する2級木を伐採する点で，ここでの「風致間伐」の意味するところに共通している．相違点としては，優勢木と劣勢木が共存する林分単位を設定し，林分の更新と林分（林冠群）の拡大のために林冠ギャップを設定した．林冠ギャップとは，樹冠を構成する樹木が，枯死や伐採によって樹冠層に生じる，孔状部を指す．これによって，林木は不規則な配置となり，林分を構成する樹群の

林木の樹形がそれぞれ，大小，樹形に差異を持ちながら，バランスのある均衡を示し，林床植生は変化に富んだものとなった．林小班は多様な林分で構成され，林班と森林全体は林小班の林相によって構成される．この林地では，ポステル間伐を施した林分は，通常のアカマツ-ヒノキ二段林よりも快適とされ，鳥のさえずりや虫の声，木漏れ日などによって，自然的で好もしいと評価をされた（清水ほか(2008)）．林業経営によって森林の循環的な収穫と更新，管理を行っていくことができれば，ザーリッシュの森林美学の実行に近づくことができるはずである．大芝公園林の利用者は，非常に多くなり，常時，散策の人々を見かける状態である（写真9.9,10）．

9.4.3 Park w Postolinie（ポーランドに現存するザーリッシュの森）

　「森林美学」の著者であり，実践者であるザーリッシュの森林は655 haの所領が，24 haの自然保護区（ヨハンナヒル自然保護区）に内包される5.2 haの歴史景観公園となって，現在ポーランドの地方の中心都市，ブロツワフの北50 kmほどに位置する．ドルヌィーシロンスク県ポストリンに現存する．森林の管理は，国有林としてミリチュ郡森林管理署によって，維持されている（Salisch(2008)）．多くの利用者が訪れ，ヴロツワフ大学農学部の学生たちと近隣住民とで，植林活動も行われている．『森林美学』にも登場する様々な林相によって構成され，林地によって多様な維持管理が行なわれている．引き出しが容易な場所はフォワー

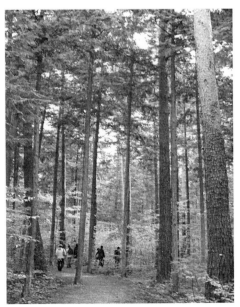

写真 9.9 大芝高原アカマツ林

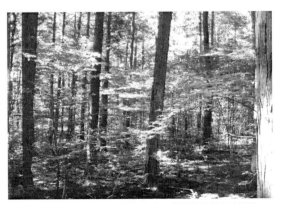

写真 9.10 ポステル間伐後 20 年の信州大学構内演習林

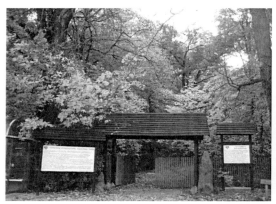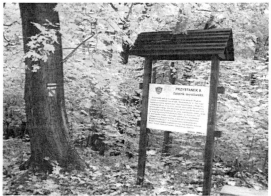

写真 9.11　現在の Park w Postolinie の入り口（左）と森林内（右）

ダーなどを用い，長大な良い材がある場所，引き出しが困難な場所は，馬搬がなされ，施業方法は林地ごとに多岐にわたり，状況によってフレキシブルに異なった施業が行われているようだ．また，天然更新での森林更新が行われているが，場所によっては，植林によっても更新されている．また，ザーリッシュの時代から残っている大木も多く，公園内の最も樹高が高いダグラスファーは 30 m を超え，最も太いオウシュウハンノキは直径 122 cm を超えている．

　この公園は，地域の生活環境を美しく彩る緑であり，また，大事な観光収入源でもある．森林内に存在した，ザーリッシュの居城は朽ちる寸前となっているが，森林はそこに現存し続けている．ザーリッシュが亡くなって 100 年近くが経っている現在，森林は成長し，看板やサイン，ベンチや狩猟のためのマナーハウスが導入され，暖かい季節にはサイクリングやハイキングやハイキングで家族連れや若者が多く訪れ，寒い季節には狩猟が行われている．おそらく当時のザーリッシュが描いたであろう，生物が豊かで美しく，季節に応じた保健休養利用に供され得る森林として，地域に存立している（写真 9.11）．

9.5　森林美学から森林アメニティ学へ

　本節では，最初にザーリッシュの著書『森林美学』を概説し，その後，森林美学がどのようにしてわが国に導入され，発展して現代に至ったのかを，社会の経済的背景と共に，林業，景観，保健休養の視点から捉えて解説した．次にこれまで情報があま

りにも少なかった，森林美学の施業に対する考え方の基本的な部分を紹介した．日本においてもそうであったように，森林の保健休養に対する効用は，早い段階でドイツ林学界での論議となっていたが，『森林美学』は，それを森林経営管理に携わる森林官に向け，「十分な生産力を有した美しい森林」造成を体系立て，指南をしている．この考えは，19 世紀終盤でのドイツの社会的な必要によって生じたことは本章第 1 節に示した通りである．

　本書のタイトルの森林アメニティ学は，森林美学導入を起点として，長い間に様々な社会経済の情勢を乗り越えて，発展した先に行き着いたといえる．森林の持つ効用が，社会の多様な問題に対峙し，解決に寄与できる可能性を示した点においても，ザーリッシュの考えに類似しているのではないだろうか．また，社会に明るい兆しを与え，多くの人々が明るい未来を感じて，魅了されている点においても，然りである．

　長い歴史を背景としながらも，まだ始まったばかりの森林アメニティ学であるが，森林美学の脈略として考えるとしたならば，ザーリッシュの目指した，真の意味での「美と功利の調和」が叶う森林の造成技術への挑戦によって，時代を超えた普遍的な学問体系となることを確信する．　〔清水裕子〕

⚙ 課題 ⚙

(1)「森林美学」発刊によって，ザーリッシュが目指したのはどのような森林であったのか．「森林美学」が書かれた背景を勘案し，考察せよ．

(2) 明治期の導入当初は，ザーリッシュの森林美学

における森林育成の考え方が受け入れられ難いものとして，浸透しなかったが，大正，昭和戦前，戦後と時代を経て，現代に至って徐々に受け入れられつつある．その理由を考察せよ．

（3）戦後は，森林の保健休養利用の多様化が起こり，成熟していったといえるが，利用の対象となる森林育成となる目標の林相は定まらず，利用と利用環境との間に齟齬が生じていると考えられる．その理由を考察せよ．

第 10 章

森 林 と 芸 術

　古来よりわれわれ人間はその歴史とともに様々な芸術活動を行い，様々な形態の作品を生み出してきた．紀元前の芸術作品としては，ラスコーの壁画などが有名であるが，土器に刻まれた模様なども芸術＝アート＝artであるといえる．現在では，野外アート，ネイチャーアート，アースアートなどの現代美術の分野も生まれており，森林，樹木は，絵画や写真のみならず，映画やDVDといった映像，ビジュアルアートの対象としても好まれる対象となっている．詩，小説などの文学作品はもとより，俳句，短歌などでも山や森，樹木にまつわるものは多い．これらのことから，古くから，森林はわれわれ人間にとって芸術の対象となり，また芸術の創造性を育む環境であったことがうかがえる．

10.1　森林と芸術

　日本では，ブナ帯の新潟県津南地域を中心に「火焔型土器」が出土されているが，その造形美は21世紀の今日であってもなお新しい．その分厚く重厚な火焔型土器を生む源となった火は，当時の樹木，木材の燃焼であるから，火焔型土器は，森林の産物であるとも換言できる．また，ヨーロッパブナ（Gemain Buche）の樹皮は，文字や記号，絵を刻む媒体としても使われたことから，ドイツ語の本（das Buche）の語源にもなっている．

　このように森林，樹木は美を生む母体になっているのだが，森林の風景，光景や，春の芽吹きから，夏の濃緑，秋の黄葉・紅葉，冬の白い雪景色と，季節そのものも，芸術的な事象である．林間に射し込む木漏れ日の光景や，風に揺れる樹冠の風景，また水墨画のような冬の森林の風景などはいずれも一幅

の絵のようでもあるし，枝葉を揺らす風の音や葉擦れの音，また林床にドングリの落ちる音などは，森林環境の持つナチュラルな音楽療法であるともいえよう．

　現在では，野外アート，ネイチャーアート，アースアートなどの現代美術の分野も生まれている（写真10.1）．また，森林，樹木は，絵画や写真のみならず，映画やDVDといった映像，ビジュアルアートの対象としても好まれる．詩，小説などの文学作品はもとより，日本の俳句でも山や森，樹木にまつわる句は多い．音楽においても，ベートーベンの交響曲「田園」は，ベートーベンがウィーン郊外の森を歩きながら着想を得て書かれた楽曲であり，森の小道や木々，小動物たちの情景などが描かれているとされ，シューベルトのピアノ曲「森の情景（Waldszene）」などはまさに森林の中の場面，風景などが巧みに表現されている．

　これらのことから，古くから，森林はわれわれ人

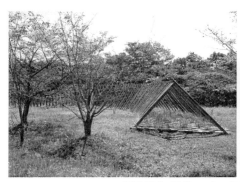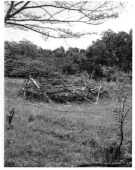

写真 10.1　野外アートの作品例
埼玉県鳩山市，2013 年.

間にとって芸術の対象となり，また芸術の創造性を育む環境であったことが受け取れる．

10.2 森林の美的要素

それでは，そのような芸術のインスピレーションを与える森林には，どのような「美的要素」があるのだろうか．森林の持つ要素を個別に細分化していくと，それらは，形，色彩などにはじまり，光や影，視覚的要素，物理的な構成・構造，音，風，気温，湿度などの因子に分けられ，あるいは有機物と無機物，水，石，生物などに分類していくこともできる．しかしながら，それらの１つ１つを細分化していくと，同時に森林の美的要素もまた減少，減衰していくように感じられる．つまり，森林の美的要素は，細分化された各要素にあるのではなく，重層的，多層的な因子によって呈示されていることがうかがえる．例えば，森の中を微風が通り過ぎていく情景を眺めてみても，そこには，風，気温変化という気象因子によって，緑などの色彩を有した生命体である樹木の枝葉がしなやかに揺らされ，光の変化や葉擦れの音を伴う，といった多層，重層の変化，現象が起きており，それらが重なり合い，融合して美を生んでいるのである．また，それらの動きは，まったく同じ動きをするのではなく，再現不可能で不可逆的なものであり，非線形の現象でもある．

10.3 美林とは？森林施業と芸術

物理学分野でのカオス研究のアプローチから見て，現代の科学の粋を結集した高層ビル群よりも，自然の森林の方に美を感じるのはなぜか，と考察した例がある．その場合，森林の中にある，直線，点などの秩序と，乱雑性，変形などの無秩序の組み合わせによって，美を生んでいることが報告されている．

このことから，いわゆる「美林」について，森林施業的に考察をしてみる．まずは，その当地の森林自体の持つ条件・要素である．林分密度にはじまり，林内照度，林相の色彩，林間の奥行き感，林地の地形，斜度，樹種，樹形，樹高，枝下高，胸高直径，整備状況（下刈り，除伐，間伐，ツル切り，枝

打ちなど）などの項目を１つ１つ確認をしていくことは，その森林の美を構成している各要素を確認することになる．また林齢，樹齢，下層植生，音環境，林内生物なども同様である．それらの各要素が１つの美林を構成，成立させるのだが，森林施業はそれらの各要素に強いインパクトを与える．例えば，間伐や枝打ちは，林間の木漏れ日を変化させ，林内で過ごす者に視覚的な美を呈示し，また植生的には下層植生の繁茂を促し，小動物の生息場所にも影響を与える．つまり，森林づくり，造林そのものが究極的な芸術＝アートであるともいえる（写真10.2）．

また，林内における知覚，感覚にも様々なものがある．林間の色彩をはじめ，体感温度，林間の見通し，風通し，樹皮の色彩，枝下高，鬱閉度，照度，林床の感触など，様々な体感がある．それらの各体感要素にも，施業はインパクトを与えることになる．

美林は，各美的要素の構成，組み合わせであり，森林施業はそれをアレンジする働きを持っている．

10.4 森林風致―保健休養および森林風致を享受できる森林の種類

森林の美的な取り扱いの中で，「森林風致」という言葉がある．「風致」とは，おもむき，あじわいのことであり，「風致地区」といえば，自然の美しさや歴史的財産の景観を残す目的で指定された地区のことを指す．

その森林風致においては，「風致保安林」という森林もわが国には存在している．保安林は，農林水産大臣もしくは都道府県知事が指定するものであり，風致保安林は，一般的には社寺，名所，旧跡などの風致を添えるために指定される保安林のことを指し，具体的には，京都の嵐山などがその代表例である．また，「保健保安林」は，公衆衛生に役立つ森林をはじめ，美しい森林環境に接することによって精神が安定することが期待される，あるいは野外レクリエーションの場所として提供され得ると思われる環境が指定を受けることが多い．しかしながら，その定義，指定には，大きな問題点，矛盾点もはらんでいる．「美しい森林環境」の「美しい」は，何を持ってそう判断するかという，根源的で哲学的

な問いがあるからである.

　森林の美は様々なその様々な要素によって，多層的，重層的に構成されていること先述したとおりである．だが，さらにその美の受け手である人間側もまた多様である．ある森林環境はある人には美を感じさせるかも知れないが，別の人にはあまり感じさせない森林であるかも知れない．このことから，森林，人間相互の多様性により，その嗜好の組み合わせは膨大であり，さらに個別の嗜好，感覚の差異が大きいため，「美しい森林」を定義したり，万人共通の森林環境の成立要素を条件付けたりすることは不可能である．よって，風致的，美的に優れた森林を造成するということは，人間の多様性に応じる豊かさを有した多様性のある森林環境をつくり，保全することであるといえよう．

　そのほかにも様々な名称の森林が定義されており，1968年（昭和43年）に制定された自然休養林制度によって「自然休養林」という森林も生まれた．これは国有林内で森林風景の優れた場所を国民に開放し，自然を観賞しながら自然に親しむことによって，自然を愛護する精神を高揚するために役立てることが目的の森林のことである．一般観光地と比較して，少ない経費でレクリエーションその他の休養ができることが大切とされ，生まれた．

　また，学術参考林，天然記念物などの保護林や，自然環境保全区域内の森林のことは「自然保護林」，県民の森，市民の森，昭和の森，千年の森などは，「森林公園」として類別されている．

10.5　森林美学

　森林の持つ美については，「森林美学（Forstäthetik）」という言葉が1885年（明治18年）頃にドイツの林学者ザーリッシュの著書によって発表され，その後わが国でも北海道大学教授の新島善直とその門下生（後に山口大学教授）の村山醸造の両氏によって1918年（大正7年）に，「森林美学」という本が編まれ，東京・成美堂から出版されている（新島，村山(1918)）．

　ザーリッシュの提唱した森林美学は，人工林，施業林の持つ美を主な対象とし，「施業林において経済的な利益を追求することと，美しい森林を造ることは基本的に調和する」と考え，施業の誤りは，森林の美的な取り扱いによって防ぐことができるとした．これらのことから，ザーリッシュは人工林の育成を1つの芸術ともみていたと推察される．同時期のドイツの林学者メーラーは，彼の恒続林思想（der Dauerwaldgedanke）において，「最も美しい森林が，最も良い材を，最も多く生産する」とも提唱している．

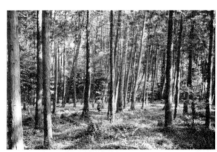
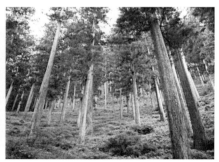
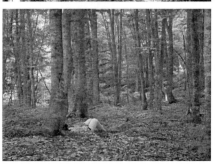

写真10.2　美しい森林
木漏れ日が射し込み，林床を柔らかな植生が覆う（左上）．そのような美しい森林を造成する自体が芸術であるといえる（岐阜県のヒノキ林）．300年以上の年月をかけてつくられたスギの人工林（右上），立木は壮麗であり，下層植生も豊かである（奈良県吉野）．林床に安心して横臥のできるブナの二次林（下），福島県只見町の私有林．

ザーリッシュのもとで学んだ新島は，天然林の持つ風景の美も含め，針葉樹，広葉樹の樹木の持つ美的な価値，美的な取り扱いの手法，作業種，更新や保育の方法などについても考究し，「森林美学」とは，「美学と森林の風景との関係，森林美と樹木の美的価値，森林美造成の技術的手段であり，森林に関する一切の美的活動を考究すること」と発表している．

「森林美学」の研究，実践は，森林風景計画，森林風致計画，フォレストランドスケープ，生態系サービス，エコツーリズムなどにも継承され，「機能的に優れている森林は，デザイン的にも優れている」とややアレンジを変えて表現されることもある．また，わが国においては，これらが林学，森林科学の学会よりも，造園学，ランドスケープ学会において，現在では主に扱われているところも特徴である．

森林環境の持つ保健休養機能，風致効果などは，現在，広く国民に期待，要求される対象にもなってきた．「森林美学」の出版から90年後の今日，新たに健康増進や福祉・医療での利用もふまえ，この森林美学の分野はあらためて考察されるべきものである．

10.6　森林と芸術の課題

科学として「美」を追求する場合，まずは普遍的な美の定義と美の存在を証明，数値化されなければならないとする考え方がある．しかしながら，美（beauty）は，本来主観的な要素であり，科学的に数値的に取り扱うことは不可能である．ブナ林の美を100，ヒノキ林の美を90などと普遍的に数値化することはできない．

けれども，各地に「風光明媚」な場所は存在し，「美林」も存在する．「見事だ」，「美しい」と数多くの人が評価する森林も確かに存在するのである．

「芸術」とは他者に提示することである（千住（2015））．森林を芸術に置き換えた場合も同様である．普遍化，数値化は困難であっても，「ここは美しい森林ではないでしょうか？」と第三者に提示できるような森林が，人工林，天然林を問わず，また針葉樹林，広葉樹林，混交林を問わず，芸術的であ

り，森林美を有しているといえるのではないだろうか．

10.7　森林と芸術療法との融合の事例

10.7.1　森林と芸術療法のつながり

森林と芸術とのつながりは，現在では，また新たな方法で表現されている．例えば，森林と芸術療法（art therapy）との結び付きである．そのワークショップが2008年3月に東京農業大学で開かれた．

世界には森林と芸術分野とを結び付けることによって，心身の治療やケアを実践している国々があるが，このワークショップではイギリスで芸術療法を学び，イギリスの病院や精神障害者の施設での勤務経験のある西川直子氏を講師として行われた（上原（2008c））．

西川氏は，イギリスのダービー大学大学院芸術療法修士課程で，芸術療法士（Master of Art，Art Therapist）の資格を取得し，日本に帰国後は，精神病院や生活支援センターで芸術療法を実践している方である．

イギリスでは，芸術療法士（art therapist）が，1990年に正式な国家認定資格として登録され，作業療法士や理学療法士のように，医療スタッフの一員として位置付けられて，健康保険上も芸術療法は適用されている．また，イギリスでは，病院以外でも，ホスピス，福祉施設，養護学校，刑務所などの多様な場で芸術療法が取り入れられている．

ワークショップでは，午前中は芸術療法のコンセプトをはじめ，西川氏のイギリスでの実際の取組の様子やケースなどについて学び，午後は，東京農大キャンパス内で，参加者全員がそれぞれ自分の作品制作に取り組んだ．

10.7.2　芸術療法とは

芸術療法とは，「創作で自己表現をおこない，心を癒す心理療法」と定義される．絵や物をつくることによって，自分の心の中にあるものを，心と体の外に出し，その作品をつくる過程においてあらわれてきた自分自身と向き合い，心の問題や悩みの根源となるものに気付くことによって，心を癒し，どう生きていくかを学ぶ療法のことである（写真10.4）．

芸術療法では，創作過程の中にあらわれてくる自分の世界，考え，現状，気持ち，パターンなどに気付き，創作過程での身体運動によって五官を刺激し，自分の潜在能力を引き出し，自発的に生きる能力や，他者と調和する能力を育成していくことも目指している．

また，芸術療法においては，創作した作品の「上手・下手」ではなく，その作品をつくる過程においての，自分の思考，行動，生活パターンへの気付き（根気がない，結果ばかりを気にする，自分本来の気持ちや表現よりも周囲の目を気にするなど）が大切な要素である．「自分は絵が下手だから」，「こういう芸術なんてものは自分には縁がない世界だから」とはじめから拒否してしまう人もいるが，もちろん強制的に行う必要はなく，上手下手でなどの問題でもなく，自分自身の楽しみとして，行うことが基本である．

どんな人でも芸術的な要素を大なり小なり有している．人相の好みをはじめ，風景，音楽，園芸，食事，言葉，感触など，日常生活の様々な事象がその人の持つ芸術性によって選り好みされている．

10.7.3　芸術療法において大切なポイント

研修会では，まずは西川氏よりイギリスの精神障害者のデイケアセンターで，隣接の森林公園の環境を利用して芸術療法のセッションを行っていた事例を紹介され，①野外・森林環境では，対人との距離を自由に保つことができること，②創造に使える事物が豊富に存在すること，③野外に出ること，森を散策することは気持ちがよく，参加者のモティベーションが高まることなども報告された．

芸術療法で大切なポイントとしては，前述したように「上手，下手」ではなく，また，安易に「分析」をすることでもなく，クライエント自身の気付きや，自発的に生きる能力，自分を取り巻く自然・人間環境との調和を図ることであることも再確認され，お互いに短絡的に批判・批評をしたりすることは控えるマナー，エチケットも指導された．どの制

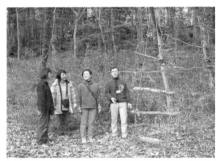

写真 10.3　森の中でのオブジェ製作
東京・高尾の雑木林でのワークショップ（2006 年 2 月）.

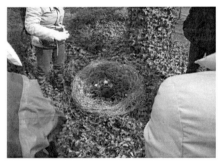

写真 10.4　東京農業大学キャンパスでのワークショップ
落ち葉や落枝，ツル植物などでオブジェを製作し，作品の中に作者の個性や思いが込められた.

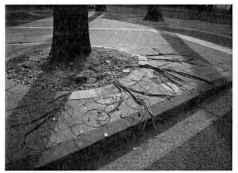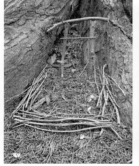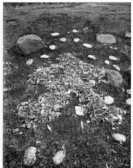

写真 10.5　筆者の作品
作品 1「私は生きている」（左），ユリノキ（私）の地中の根系の無言のメッセージを落枝で表現した．作品 2「コロボックルのお社」（中），微視的な観点からの作品．作品 3「グリーンマンの復活」（右），材料は，落ち葉と石.

作過程も，その人によって様々であり，その人のその時点による姿勢や状況が反映される.

　ワークショップでは，30分ほどの時間の中で，参加者各自が自由に農大キャンパス内の落ち葉，落枝，落し物，草木などを使って，それぞれタイトルのついた作品を創作し，創作後にお互いの作品を共有した．共有の時間では，西川氏から，その作品のテーマ，なぜそこにつくったのか，つくった感想，これからその作品はどうなるか，などのことについて各参加者に尋ねられたが，それがどんな意味を持つかなどの分析的な批評はなされなかった．むしろ参加者自身の方からは，「この作品を作ってみて，自分のこんな面がわかりました」，「作っていくうちに，自分のこんなことに気がつきました」という説明がなされていた（写真10.3）.

　筆者も，キャンパス内のユリノキの根が舗装を持ち上げている箇所に落枝を置いて，見えない根系を表現した「私は生きている」という作品や，メタセコイアの根元の世界に着目した「コロボックルの神社」という作品，また落ち葉を集め，人型をかたどり，春のおとずれを待つ「グリーンマンの復活」など，3つの作品をつくった（写真10.4, 10.5）．これらの作品をつくりながら，自分自身で，「声なき声の生きものたち」の代弁者になりたいこと，環境内にみられる「調和空間」に関心があり，自然の作用を肯定的に考えていること，また基本的にマイペースで「創造」をしていきたいと考えていることなどに気付いた．予想以上に自分の内面性も再認識することができたのである.

　こうした森林と芸術の融合も森林療法のカテゴ

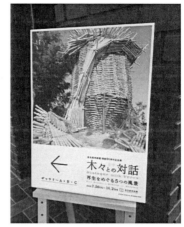

写真 10.6 「木々との対話　展」東京都美術館（2016年8月）

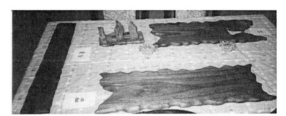

写真 10.8 端材の木材から筆者が製作した木工品

リーの1つであるといえる.

10.8　樹木と芸術

　樹木もまた古今東西の芸術，アートの材料であり，題材となってきた.

　東京・上野の森にある東京都美術館で2016年夏には，その名も「木々との対話」という展覧会が開かれた（写真10.6）.

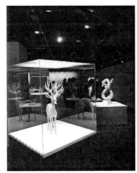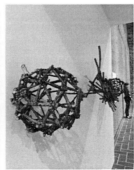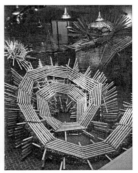

写真 10.7 「木々との対話　展」の作品
クスノキを材料に使った，土屋仁応氏の作品（左），サクラの枝を使った，田窪恭治氏の作品（中），國安孝昌氏の作品（右）.

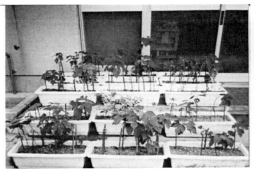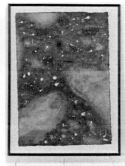

写真 10.9　コウゾの挿し木苗（左）と，コウゾを原材料に作られた内山和紙に筆者が描いた抽象画（右）

　会場には，クスノキやスギをはじめ，様々な樹木，木材を使った作品が展示されたが，美術館では珍しく写真撮影可のスペースも多い展覧会であった（写真 10.7）．手で加工できるうえに，様々な木目の表情を持つ木材は，芸術の最高素材の1つであることが再確認された．

　こうした樹木，木材を利用した芸術，アートの創造は，アーティストのものだけでなく，もちろんわれわれ市民にとっても身近なものである．写真 10.8 は，身近にあるスギ，ヒノキ，広葉樹の端材から筆者が製作した木工品である．また，写真 10.9 は，クワ科の樹木コウゾの繊維からつくった長野県北部の伝統産業品である内山和紙に筆者が描いた抽象画

である（上原(1995)）．いずれの作品も素人の作品であるが，樹木，木材，繊維の持つ素材そのものに個性があるため，作品として成立することができている．樹木，木材は，人類の起源からも，またこれからの時代においても，芸術のテーマと材料であり続けることだろう．　　　　　　　　　〔上原　巌〕

⚙課題⚙
(1) 森林の美と森林施業にはどのような関連性があるか？また，森林美に結び付く施業にはどのような手法，アプローチが考えられるか？
(2) 森林，樹木には，芸術においてどのような素材を有しているかを列記せよ．

第11章

森林アメニティの計測と評価尺度

　森林浴，森林療法，森林セラピーの現場では森林環境に由来するアメニティ，回復効果，リラックス効果などをどのように計測しているのだろうか．また，そういった効果をもたらす森林の物理的な環境要素についてはどのように測定されているのだろうか．本章では，既往の造園学，景観工学，森林科学ならびに心理学，医学・生理学分野で開発され，森林アメニティ学分野に逐次導入されてきた計測・評価尺度（①物理環境の計測，②森林環境の評価，③アメニティ効果の測定）について学び，森林アメニティ学への理解をより深める．

11.1　森林アメニティを計るには？

　これまでにほかの章で論じられてきたように，森林環境は訪れた私たちに様々なアメニティを与えてくれる．では，一体どういった森林環境がより高いアメニティをもたらしてくれるのだろうか．また，どのように森林に手を入れればより高いアメニティを得られるのだろうか．もしアメニティに関わる森林の環境特性を計測・測定できれば，上記の問題に対する合理的な回答が得られるかも知れない．それにはまず，森林環境を構成する代表的な環境要因を選出してその状態を計測し，次に，森林環境に対して私たちが懐く，心身由来の評価を測定することが必要である．その上で，計測した環境要因と測定した私たちの評価との対応を数値上の関係に置き換えて検討することで，物心両面の関係についてより深い理解に至るだろう．

　また，一方で，心理的に評価の高い森林環境は，私たちの心身に対してどの程度のアメニティをもたらしてくれるのだろうか．さらには，そのアメニティの効果を評価の低い森林環境のそれと比較した場合には，どの程度の差があるのだろうか．こうした疑問を調べるためには，任意の尺度を使用してアメニティの効果を測定することが必要になる．自己の心身の状態を数値化して，森林環境に滞在する前後での心身の状態の比較が可能になれば，体験した人それぞれが森林環境から享受したアメニティの効果を具体的に確認することが可能になるだろう．

　そこで本章では，森林アメニティへの理解をより深めるため，造園・建築，森林科学，景観工学，環境心理学，臨床心理学，医学・生理学等の分野で用いられる様々な測定方法を援用しながら，①森林環境の代表的な計測尺度とその計測手法，②森林環境の評価尺度，③アメニティ効果の測定手法の順に，森林アメニティの計測と評価を調べるための方法論について，具体例とともに紹介する．

11.2　環境計測のための尺度

　森林アメニティの効果は，生身の人間が森林環境に滞在し，五感を通じて，樹木や草花，鳥や昆虫の営みなど，森林のあらゆる環境要因を感じることによってもたらされる．したがって，その効果を担保し受け皿となる森林内の環境の状態を知ることはとても重要である．ここでは，五感に作用するという視点から，森林環境における代表的かつ計測可能な環境要因の計測尺度について紹介する（表11.1）．

11.2.1　視環境
(1)　樹木の種類・立木密度・胸高断面積合計
　森林環境において主な視覚的な情報が何かについて考えた場合，その主題が森林内に林立する樹木であることには議論を待たない．したがって森林内の樹木に関する情報，すなわち樹木の種類や立木密度（単位面積あたりの本数密度），および胸高断面積合計（単位面積あたりの樹木を胸高（地上から高さ1.2 m）で切ったときの幹の断面積の合計）は，森林における代表的な視覚情報だといえよう．林業的な観点からも重要な情報であるため，これまでにも

表 11.1　森林内の環境計測のために使用できる尺度

視覚	視環境	本数密度・胸高断面積合計・下草の高さ
	光環境	絶対照度・相対照度・1/fゆらぎ（木漏れ日など）
触覚（皮膚感覚を含む）	温熱環境	気温・相対湿度・風速・幅射熱・PMV（温冷感指数）・PPD（予測不不満足指数）・WBGT（暑さ指数）
	踏圧環境	土壌反発係数・土壌硬度
聴覚	音環境	音圧・音質・音の種類・1/fゆらぎ（小川のせせらぎなど）
嗅覚	嗅気環境	フィトンチッド・空気イオン
味覚	—	

様々な実測方法などが考案・実施されている．一方，森林アメニティに関わる尺度を簡易かつ確実に計測する方法に着目すると，デジタルカメラ（COOLPIX 4500, Nikon）と魚眼レンズ（FC-E8, Nikon）の組み合わせによって森林内で全天空写真（写真 11.1）を撮影し，その後，専用のソフトウエア（例えば，"円空"など）を使って比較的容易に立木本数や胸高断面積合計などを算出することも可能である（高山(2009a)）．

(2)　光環境（絶対照度・相対照度・1/fゆらぎ）

森林内においては，日射と樹木の枝葉があやなす木漏れ日などに代表される光環境がよいことがアメニティを高める要因になっているように思われる．その点で照度（絶対照度，相対照度）は森林内の光環境を調べることのできる代表的な尺度である．それでは実際の森林内の照度はどのような状態にあるのだろうか．筆者らが 2005 年度に 10 ヶ所の森林散策コースで照度計（T-10A，コニカミノルタ）を用いて行った調査によると，森林散策コース上の絶対照度（lux）の平均値は約 0.81×10^4 lux だったのに対し，同時刻に調査した都市散策コース上のそれは 4.45×10^4 lux であった（高山(2007)）．単純に考えると，森林内の絶対照度の値は都市部の 1/5 程度であり照度の分散も森林内の方が小さい環境であった．このことから，森林内は都市部よりも相対的に不快グレアなどが発生しにくい，眼に優しい光環境だといえる（写真 11.2）．また，相対照度（一般的には裸地と林内の絶対照度を計測し，林内の照度を裸地のそれで除算することで得られる：%）については，すでに紹介した全天空写真を使用して特定のソフトウエア（Gap Light Analyzer など）を使って解析することが可能である（高山(2009a)）．さらに，照度の性質について，藤澤ほか(2008)が，密度の高い頻度で自動計測が可能なデータロガーと照

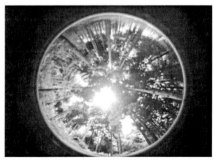

写真 11.1　針葉樹林内の全天空写真
水平（対角でない）180° の魚眼レンズを使用するとこのような森林環境の映像ができる．これを分析対象として，相対照度・開空率（Gap Light Analyzer），本数・胸高断面積合計（円空）を求めることができる．

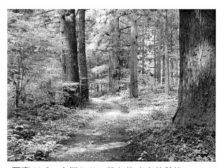

写真 11.2　木漏れ日の降り注ぐ森林散策コース
適度に管理された森林には多くの木漏れ日が降り注ぐ．明るく見通しのよい森林環境は利用者の不安感を減じるとともに森林環境そのもののアメニティを高める効果がある（高山ほか(2009a)）．

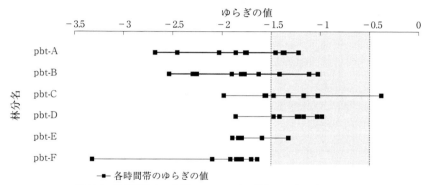

図 11.1 針葉樹林内の木漏れ日のゆらぎ（藤澤ほか（2008）を改変）

ゆらぎの値が－0.5〜－1.5 の範囲（図中の網掛け部）にある場合に，いわゆる「1/fゆらぎ」が存在しているとみなされる．このように針葉樹林（pbt-A〜F）では時間帯によっては木漏れ日に 1/f ゆらぎの性質があることが報告されている．

度計（Do9721 および Lp-Phot01，Delta-OHM）を使って計測し，FFT 解析（Flexpro6.0，Weisang）分析を行った結果，森林環境の木漏れ日には 1/f ゆらぎの性質があり，それが滞在者のアメニティを高めている可能性があることを報告している（図11.1）．

11.2.2 温熱環境

温熱環境については複数の要因が複雑に絡みあっており，もし主要な要因を用いて総合的な評価ができると理解しやすい．そこで，気温（℃）や（相対）湿度（%）といった個別に計測が可能な尺度だけでなく，PMV（predicted mean vote，予測温冷感申告）や PPD（predicted percentage of dissatisfied，予測不満足率）といった総合的な尺度が用いられることがある．ここで PMV とは気温，湿度，輻射熱（℃），風速（m/s）のデータに，分析者が想定する着衣量（clo）や運動量（met）を加えて算出する．つまり温冷感に関する尺度である．また，PMV から PPD を算出することもできる．

高山ほか（2007）がアメニティメータ（AM-101，京都電子工業）を用いて夏季の 10ヶ所の森林散策コースでおこなった調査によると，森林散策コースにおける PMV の平均値は 0.23 で，都市散策コースの平均値の 1.31 よりも低く，相対的に森林内は涼しいことが報告されている（PMV では－3〜＋3 の範囲で数値が与えられ，「0」が近いほど暑くも寒くもない温冷感であることを意味する）．また，PPD については，森林散策コースの平均値

は 18.2 % であるのに対して，都市散策コースでは 43.6 % であり，（不満足率の比較になるので）森林内の方が相対的に温熱環境として快適であることが報告されている．

11.2.3 音環境

音環境については，環境内の音の大きさである音圧（db）を調べる方法と，実際に聞こえていた音の内容である音質を調べる方法がある．音圧については，継続記録可能な騒音計（TM-103，マザーツール）を使って和歌山県高野町，神奈川県厚木市，長野県小谷村の森林散策コースと 3ヶ所の近隣の都市散策コースの音圧を比較した報告などがある（高山ほか（2007））．それによると，夏季日中の森林散策コースにおける音圧の平均値は，44.7 db であったのに対し，都市散策コースでは，64.3 db だったことが報告されている．これは相対的に，森林内の方が静かで落ち着いた音環境だったことを意味している（写真 11.3）．

一方，音質については，現地で直接またはボイスレコーダなどの録音機に録音した環境音の種類を聞き取ったり，市販のソフトウエアで周波数を解析することで，その環境音の質を把握しようとするこころみなどが行われている．

11.2.4 フィトンチッド

森林アメニティの効果をもたらす素因として，よく取り上げられるのが主に樹木の枝葉から大気中に放出される揮発性物質（フィトンチッド）である．

フィトンチッドとは，微生物の活動を抑制する作用を持つ樹木などが発散する化学物質のことで，森林の香りの成分であり，健康だけでなく癒しや安らぎを与える効果があるといわれている（谷田貝（2005））．このフィトンチッドの成分はヒノキ・アカマツなどの針葉樹とブナやコナラなどの広葉樹ではかなり性格の異なることが知られている．大平ほか（2007）の調査によると針葉樹では α-ピネンと呼ばれる物質が多く検出されるのに対して，広葉樹ではイソプレンと呼ばれる物質が多く放出されてい

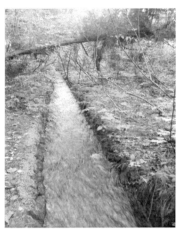

写真11.3　森林内で聞こえる環境音としての小川
森林環境の内部は都市環境と比較して音圧レベルが小さく静かで快適な環境である．野鳥や昆虫の鳴く声や小川のせせらぎなどの自然音が私たちの心身に安らぎを与えてくれる．

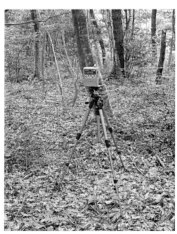

写真11.4　森林環境に設置したポンプと捕集管
電池式のポンプを森林内に設置して森林内の空気の成分を捕集管に吸着させる．森林内のどこに設置するかによって吸着する物質も異なることから，設置するときには代表的な森林環境を慎重に選ぶ必要がある．

るようである．また，放出量が多いのは春～夏季にかけてであり，明け方から正午にかけて空気中の濃度が上昇することが知られている．計測方法としては，屋外で使用可能なポンプ（MP-Σ30，柴田科学）および捕集管（PEJ-02，Supelco）を森林環境内に数時間から数日の間設置し，捕集管に森林の大気の成分を充分に吸着させた後で，ガスクロマトグラフィーを使用して成分の解析を行う（写真11.4）．

11.2.5　空気イオン

巷では，森林環境にはマイナス（ネガティブ）イオンなどの空気イオン類が豊富だといわれる（菅原（2003））．しかし，本当のところはどうなのだろうか．基本的な情報さえもまだ整っていない状況であるのは心許ないが，マイナスイオンやプラス（ポジティブ）イオンの生体への影響については，今後の医学，生理学的な解明が待たれるところである．森林環境での数少ない計測例として，空気イオン計測器（ITC-201A，アンデス電気）を使用して，夏季に10ヶ所の森林散策コースで行われた計測結果を紹介すると，森林環境内では，マイナスイオン（ちなみに同計測器はプラスイオンについても計測可能）の数が約1570個/cc（平均値）であったのに対し，都市部では約870個/cc（平均値）となり，全体としては倍近い差があったことが報告されている（高山ほか（2007））．正確な理由については不明だが，相対的に森林は湿度が高いこともあり，イオン化可能な物質（H_2O 等）が多い分，マイナスイオンについても森林の方で計測されたということなのだろう（写真11.5）．

11.3　環境評価のための尺度

森林内の代表的な環境要因の計測とともに，森林アメニティについて具体的に把握し考えるために必要となるのは，私たちがその森林をどのように評価しているのかに関する情報だろう．したがって，ここでは私たちの心身を通じて森林環境を客観的に評価するための尺度について紹介したい．

11.3.1　心理評価

心理現象の把握について厳密にいうと，私たちが

対象を単にどのように把握（認知）したかというレベルと，対象に対してどのような価値判断（評価）を行ったかというレベルに分かれる．しかし細かい部分は心理学の図書（服部ほか（2015））などに譲るとして，本章では特に分けることなく，両者を単に「心理評価」として記載する．実のところ，心理評価に関する調査研究は，国内では1970年代中頃から今日までに渡ってかなりの数が行われており，自然や森林や自然を評価対象としてそのイメージや評価構造，評価そのものを調べた研究についてもかなりの蓄積がある．その理由としては，調査票が比較的作成し易く，入手しやすいと思われている（無論，本当は違う）こと，調査票の持ち運びが比較的容易で森林内などの現場にも持ち込みやすいこと，結果が言語情報として得られるため解釈がしやすく，管理や計画に反映しやすいことなどがあげられる．表11.2に示すように，これまでに多くの調査法が存在するがここでは森林アメニティの把握に役立ちそうな代表的な尺度を取り上げて詳しく紹介したい．

(1) SD法

SD法（semantic differential method）とは，森林環境の印象を評価するために，最もよく使用される尺度のひとつである．オスグッド（Osgood, C. E.）によって開発され，印象・イメージなどの測定に適した手法（反対の意味を持つ形容詞（または形容動詞対）を対置させる）である（岩下（1983））．色彩などの心理効果や，商品のイメージ調査などに広く使用され，建築，都市工学の分野でも空間体験の結果として生じる心理反応を捉える手法として応用されている．森林アメニティに関連する分野でも1980年代初頭から用いられており，近年では，こ

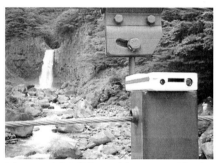

写真11.5　森林環境内での空気イオンの測定の様子
データロガーが内蔵されており，一定の時間であれば森林環境内のマイナス（ネガティブ）イオンやプラス（ポジティブ）イオンの測定が可能である．このように滝の側などで測定すると，20万〜40万個/cc程度のマイナスイオンが観測されることもある．

れまで視覚中心だった評価尺度の項目に加えて，ほかの五感に関わる項目が採用されるようになっている（例えば，大石ほか（1994，2003），白藤ほか（2002），綛谷ほか（2008））．各評価尺度の測定に用いるスケールは−2，−1，0，1，2または1〜5の5段階（5件法という），あるいは−3，−2，−1，0，1，2，3または1〜7の7段階（同7件法）で作成されることが多い（図11.2）．森林環境全般の印象を捉えるのに優れた手法だといえる．また，何を調べたいのかによって自由に評価尺度の内容を変えることができるため適用の範囲も広い．一方，対象に対するイメージの把握はできるが，その結果をどのように森林環境の整備や管理につなげていったら良いのかなどに関する情報は得られにくいといった側面もある．

(2) PRS

PRS（perceived restorativeness scale）とは，任意の環境に付帯する回復特性（私たちの心身の状

表11.2　森林内の環境評価のために使用できる尺度

心理尺度	森林環境のイメージ・評価構造を調べる	SD法・PRS・注意回復尺度・多枝選択法・自由記述法・描画法・評価グリット法・GTA（grounded theory approach）
	森林環境への評価・判断を調べる	一対比較法・品等法・AHP（analytic hierarchy process）法・多段階評価法・評定尺度法・マグニチュード推定法・SBE（scenic beauty estimation）法・Qソート法・デルファイ法
生理尺度	注視点行動を調べる	アイマークレコーダ

奥，田中（1999）を参考に作成．

態を正常状態に回復してくれるような性質）の有無
やその性格について調べることができる尺度であ
り，森林アメニティの調査でも近年よく用いられ
る．もともとはアメリカミシガン大学の環境心理学
者であるカプランら（Kaplan and Kaplan, 1989）
が考案した注意回復理論（attention restoration
theory）という理論的枠組に基づいている．注意回
復理論とは，環境が回復的だと評価されるかどうか
には，「逃避（being away）」，「魅了（fascina-
tion）」，「拡がり（extent）」，「適合性（compatibili-

ty）」が関係しているとする理論である．それぞれ，
「逃避」は，日常の出来事から離れリフレッシュで
きると感じられる程度のこと，「魅了」は人々の心
を奪い，興味をひきつけるような環境の特徴がどの
程度含まれているか，「拡がり」は，その環境自体
の拡がりや環境に含まれる要素の豊かさに関するこ
と，「適合性」は，環境を利用する人の目的や行動
にその環境がどの程度適しているかを意味してい
る．また，カプランらは，森林などの自然環境に
は，上記の 4 要素がより多く含まれていることを指

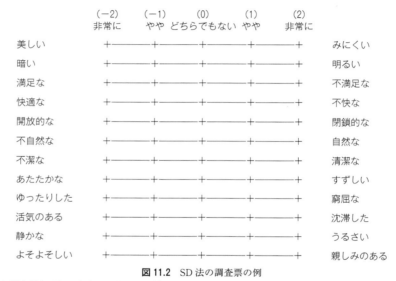

図 11.2　SD 法の調査票の例

SD 法では調査者が調査対象ごとに自由に形容詞対の種類や組み合わせを変更できる．調査結果に対して複数の形容詞対の背後に
ある共通した要因を探り出す，似ている変数をまとめてデータを扱いやすくすることを目的として，多変量解析の 1 つである因
子分析等を行うことがある．

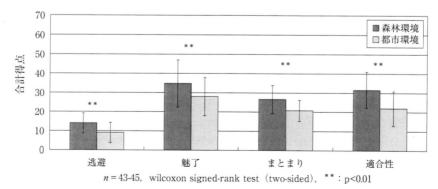

$n = 43\text{-}45$．wilcoxon signed-rank test（two-sided），＊＊：p<0.01

図 11.3　森林環境と都市環境の PRS の各指標の比較（高山（2012b）を改編）

森林環境の方が逃避，魅了，まとまり，適合性のすべてにおいて都市環境よりも高い．これは森林環境の方が回復環境としての
ポテンシャルが高いとして評価されていることを意味している．なお，本図では注意回復理論で用いられている拡がり（extent）
が PRS ではまとまり（coherence）に置き換えた結果を示したが，芝田ほか（2007）の日本語版では，拡がりはまとまりとゆと
り（scope）の 2 つに置き換えられている．

摘しており，回復環境としての森林環境の機能に対する期待は大きい．また，自然環境の回復的特性を調べることを目的として，これまでに様々な調査票が作成されており，多くの調査で使用されている．特にスウェーデンのハーティングほか（Hartig *et al.*(1997)）が作成したPRSは，すでに多くの国内外の環境心理学の分野において使用された実績を有しており，芝田ほか（2007）によって日本語版（PRS日本語版）が開発，一般公開され，国内でも無料で使用可能である（図11.3）．PRSは統一的な理論的背景（注意回復理論）に基づいて設計された調査票であるため，海外や過去の研究と比較し易いという点に優れる．一方，環境の有する回復特性を測定することしかできないため，SD法などに比べると，適用範囲が狭いという性格も有している．なお，日本でも尾崎・藤田（2008）がPRSとは別に，注意回復理論に基づく独自の尺度（日本語版注意回復尺度）の開発を試みており，国内でも拡がりをみせている．

（3）　評価グリッド法

評価グリット法（レパートリー・グリッド発展手法ともいわれる）とは，認知心理学より派生したレパートリー・グリッド法と呼ばれる手法をさらに改良して，環境や空間に対する評価構造を効率よく抽出するために考案された尺度である（讃井・乾(1986)）．

評価グリット法では単にエレメント（例えば，眼の前に色々なタイプの森林環境があることを想像して欲しい）相互の類似点や相違点に焦点を当てるだけでなく，エレメント間の優劣を判断させることによって，評価に関与する項目（主要素）だけを選択的に言語化して抽出する手法である．なお，主要素を抽出した後，さらに，なぜそれを挙げたのかについて被験者に補追的にインタビューを行うことで，上位（感覚的要因）・下位（物理的要因）の副次的な評価項目を抽出することができる．これをラダーリング（なぜ，その主要素が導かれたのかを，あらためて問うことで感覚的要因または物理的要因を抽出する方法）といい，最終的に感覚的要因―主要素―物理的要因のネットワーク図（図11.4）を作成し，そこから評価項目相互の関連を明らかにすることができる（高山(2002)）．したがって，長所とし

ては，より詳細な対象（例えば森林環境）の分析が可能になる点で優れている．一方で，分類調査とインタビュー調査を同時に行うことになるため，1人あたりの調査時間が膨大になるという弱点もある．

（4）　LIST

また，描画から森林環境や森林アメニティに対するイメージや評価構造を調べる尺度もある．ここではLIST（landscape image sketching technique, 風景イメージスケッチ手法）を紹介したい．LISTでは，まず回答者が頭に思い描く（任意の）風景イメージを象徴的な位置シーンの描画として描いてもらう．そしてその描画から風景イメージの空間的構造と意味的構造を読み取る手法である（図11.5）．描画してもらうことで，回答者に意識された森林環境の要因や特徴だけでなく，各人の風景イメージを構成する要因，その種類や形態，大きさに現れる画面の距離や向きなどから無意識下の森林環境の情報についても把握可能である．また，さらに描画上の構図に現れる視点の位置によって，風景イメージに投影された描画者と環境との心理的な関係性をも読み解くことが可能になる（上田・高山(2011)）．また，質的な分析だけなく，風景を構成する要素を抽出し，出現頻度や割合を算出して数値化できる．したがって，ほかの対象（例えば，場所を変えた森林環境のイメージなど）や回答者間での客観的な比較が可能になる．

11.3.2　生理評価

心理評価より得られた情報と比べて，生理的（身体的）な情報は科学的なエビデンスとしての価値が高いものとして考えられることがある．これは人間の主観が入らず意図的な操作が困難であることが関係している．実のところ，森林アメニティに関連する分野において，森林環境の状態を生理的に評価する尺度については，これまであまり使用されてこなかった．その理由としては，まず，森林環境の優劣や美醜といったアメニティ測定に必要な問題を生理的な情報として抽出することが困難だったこと，大抵の機材は大型でさらには電源を必要とするため，今日のように機材や電源のモバイル化が進む以前は現場での使用が困難であったこと，たとえ生理的な情報が得られたとしても，森林内のどのような環境

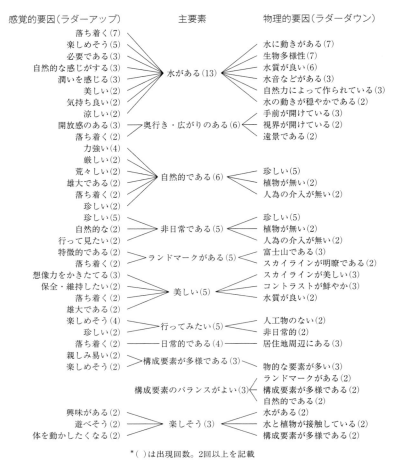

感覚的要因（ラダーアップ）　　　主要素　　　物理的要因（ラダーダウン）

落ち着く（7）
楽しめそう（5）
必要である（3）
自然的な感じがする（3）　　　水がある（13）
潤いを感じる（3）
美しい（2）
気持ち良い（2）
涼しい（2）
　　　　　　　　　　　　　　　水に動きがある（7）
　　　　　　　　　　　　　　　生物多様性（7）
　　　　　　　　　　　　　　　水質が良い（6）
　　　　　　　　　　　　　　　水音などがある（3）
　　　　　　　　　　　　　　　自然力によって作られている（3）
　　　　　　　　　　　　　　　水の動きが穏やかである（2）

開放感のある（3）　　　奥行き・広がりのある（6）
落ち着く（2）
　　　　　　　　　　　　　　　手前が開けている（3）
　　　　　　　　　　　　　　　視界が開けている（2）
　　　　　　　　　　　　　　　遠景である（2）

力強い（4）
厳しい（2）
荒々しい（2）　　　自然的である（6）
雄大である（2）
落ち着く（2）
珍しい（5）
　　　　　　　　　　　　　　　珍しい（5）
　　　　　　　　　　　　　　　植物が無い（2）
　　　　　　　　　　　　　　　人為の介入が無い（2）

自然的な（2）　　　非日常である（5）
行って見たい（2）
　　　　　　　　　　　　　　　珍しい（5）
　　　　　　　　　　　　　　　植物が無い（2）
　　　　　　　　　　　　　　　人為の介入が無い（2）

特徴的である（2）　　　ランドマークがある（5）
落ち着く（2）
　　　　　　　　　　　　　　　富士山である（3）
　　　　　　　　　　　　　　　スカイラインが明瞭である（2）

想像力をかきたてる（3）
保全・維持したい（2）
落ち着く（2）　　　美しい（5）
雄大である（2）
　　　　　　　　　　　　　　　スカイラインが美しい（3）
　　　　　　　　　　　　　　　コントラストが鮮やか（3）
　　　　　　　　　　　　　　　水質が良い（2）

楽しめそう（4）　　　行ってみたい（5）
珍しい（2）
　　　　　　　　　　　　　　　人工物のない（2）
　　　　　　　　　　　　　　　非日常的（2）

落ち着く（2）　　　日常的である（4）　　　居住地周辺にある（3）

親しみ易い（2）　　　構成要素が多様である（3）
楽しめそう（2）
　　　　　　　　　　　　　　　物的な要素が多い（3）
　　　　　　　　　　　　　　　ランドマークがある（2）

構成要素のバランスがよい（3）
　　　　　　　　　　　　　　　構成要素が多様である（2）
　　　　　　　　　　　　　　　自然的である（2）

興味がある（2）
遊べそう（2）　　　楽しそう（3）
体を動かしたくなる（2）
　　　　　　　　　　　　　　　水がある（2）
　　　　　　　　　　　　　　　水と植物が接触している（2）
　　　　　　　　　　　　　　　構成要素が多様である（2）

* ( )は出現回数。2回以上を記載

図 11.4　評価グリット法によるネットワーク解析の例（高山（2002）を改編）

調査対象ごとにネットワーク図を作成して比較することで，より重層的にそれぞれの環境特性の比較が可能になる．一方で，インタビュー調査は調査者の経験や技量によって得られる内容の質や量に大きな差が生じるため調査前に一定の訓練が必要になる．

要因がそのような結果をもたらしたのかについて，生理的な情報から直接解釈することが困難だったこ

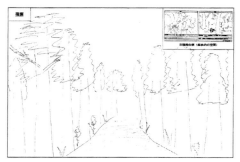

図 11.5　アメニティの高い森林のイメージの描画の例

このようにして描画にすることで，描かれた内容や構図から本人が意識している森林アメニティに関する情報だけでなく，無意識下における情報についても分析対象とすることができる．

となどが挙げられる．

(1)　アイマークレコーダ

一方，数少ない評価方法の例として，ここではアイマークレコーダについて紹介する．アイマークレコーダは主に視覚的な側面を調査する手法で，私たちがどこを見ているのかを可視化・測定可能にする視線測定システムの事である（写真 11.6）．このような視覚測定は心理学，医学，人間工学，産業の各分野で広く行われているが，一般的には調査者が撮影した動画や静止画を用いて実験室内で行われることが多い（少なくとも筆者は実際の森林内でアイマークレコーダを使ったような調査を知らない）．森林アメニティの評価についても，電源などの確保の問題もあって屋外で行われた研究はほとんどみられず，室内での実施に留まるようである．調査の目

的として，現実の風景の写真などを提示して，森林内の風景のどこが見られやすい（注視点）のかを探ったり，フォトモンタージュ（合成写真）などを使用したシミュレーション画像を複数枚提示したりすることで，森林環境内の視覚的デザインなどに有用な情報を抽出することが可能である（例えば，山本・前中（2003），山本ほか（2006）など）.

11.4　回復効果の測定のための尺度

　森林アメニティに関わる環境要因の物理的な情報や，それに対する評価を明らかにすることは森林環境の状態を物心両面から知るために必要だが，やはり気になるのは，そのような森林環境で過ごす私たちにはどのようなアメニティ効果がもたらされているのかについて知ることだろう.そこで，ここでは，森林環境から得られるアメニティの効果を回復効果（ストレスがない，くつろいだ心身の状態に回復させる効果）として読み替え，それを測定するための心理的および生理的な尺度について紹介する.

　回復効果を調べる場合，15分～2時間程度の短期的な滞在についての回復効果を調べる必要があるのか，あるいは丸1日～数日間といった比較的長期に渡る滞在についての回復効果について調べる必要があるのかによって，測定に用いられる尺度の種類が異なる（表11.3）.したがって，ここでは短期滞在効果と長期滞在効果を測定するのに適した心理尺度および生理尺度をそれぞれ紹介することにしたい.

11.4.1　心理尺度

　森林の持つ心理的な回復効果については，生理的なそれと比べて早い段階から効果の視覚化がなされ

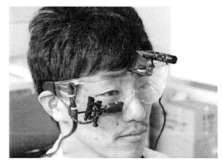

写真11.6　アイマークレコーダを使った眼球運動の記録
主に注視点（どこを見ているか）を調べるために使用される.以前はスライド写真（シーン景観）を用いた調査が多かったが，昨今は動画（シークエンス景観）を用いることが多い.数少ない生理的な環境評価の尺度として利用価値は高い.

てきたといえる.その理由は，環境評価の場合と同じく，調査票が入手または作成できれば時と場所を選ばずに調査可能だったことが大きな要因だろう.しかし，ある時期まで調査者が独自に作成した調査票が用いられることが多く，客観的・科学的に正しい手続きをふまえた検証がなされていなかった.心理尺度については，血圧や脈拍などの比例尺度（身長や体重，速度のように，数値の差だけでなく数値の比にも意味がある尺度）である生理的な測定とは異なり，序数尺度（順序には意味があるがその間隔には意味がない数値を割り当てた尺度）あるいは間隔尺度（目盛が等間隔になっている，すなわち，等間隔であると仮定されている尺度）を用いるのが一般的である.したがって，分析の折には定量的な分析（例えば，分散分析など）と併せて，対応する定性的な分析（例えば，Kruskal-Wallis検定など）が行われることもある.

　心理尺度には，何を測定するのかについての調査者の選択の自由度が高いという便利な面もあるが，

表11.3　回復効果の測定のために使用できる尺度

心理尺度	短期滞在効果	POMS・STAI（state-trait anxiety inventory）・PANAS・ROS・SVS・VAS（visual analogue scale）・TMS（temporary mood scale）
	長期滞在効果	SCI・WHOQOL26・S-H式レジリエンス検査・GSES・TBS
生理尺度	短期滞在効果	唾液中アミラーゼ・唾液中コルチゾール・血圧（収縮期・拡張期）・脈拍・副交感神経活動・交感神経活動・脳血流量
	長期滞在効果	NK細胞・抗がんタンパク・免疫グロブリン・アドレナリン・ノルアドレナリン

これは同時に，充分に注意しておかないと，一体何を測定していたのかが分からなくなる危険性があることも意味している．また，調査者が調査の都度個別に調査票を作成したのでは，ほかの研究結果と比較することが困難になる．それでは，客観的な妥当性について主張することができず，後続研究のための資料としての価値も低下する．したがって，心理的な回復効果を比較可能な形で視覚化するには，目的とする心理的な現象を捉えることができているか（妥当性），回答の安定性があるか（信頼性）といった点を確認しながら調査票を作成し，多くの調査者に使ってもらえるように訴えていく必要がある．以下では実際に森林アメニティの調査に使用されるもので信頼性・妥当性が確認された調査票をいくつか紹介する．なお，心理尺度において短期的な効果の測定を行う場合は，気分や感情，主観評価などが測定の対象となるのに対して，長期的な効果の場合には，個々人の価値観や特性，考え方などが測定の対象となることが多い．したがって，ここでもそのような区分に基づいて短期・長期の分類を行う．

（1）短期滞在効果の測定

① POMS

森林環境に滞在することによって，気分の状態はどのように変化するのだろうか．森林アメニティの調査では，気分の状態を調べるために，マクナイアーほか（McNair *et al.*(1964, 1971)）が作成し，横山（2006）が国内に導入した POMS（profile of mood states，気分プロフィール検査）日本語版という尺度がよく使われる．POMS とは，臨床分野でもよく使用される調査票で，緊張–不安，抑うつ–落ち込み，怒り–敵意，活気，疲労，混乱，の 6 指標で気分の状態を測定できる．森林アメニティの分野では，この POMS を使って，よく森林滞在の前後での気分の状態の変化を調べられる．例えば，綛谷ほか（2007）の研究によると，15 分程度の森林滞在の後には，統計的に意味のある程度（「有意」という）に緊張感，不安感が低下し，心の躍動感・元気な状態を意味する活気感が高まるといった効果があることが報告されている．これまでの POMS を使用した調査を俯瞰すると，座って風景を観るような静的な活動を行った場合には，心の中で色々な考えがモヤモヤとして，整理が付かない状態を意味する混乱感が低下するようである．また，森林内を散策するといった，比較的動きのある活動を行った場合には，活気感が上昇するという報告が多々みられる．なお，バージョンがいくつかあり，以前より設問が 65 項目の正規版と 30 項目から構成される短縮版が販売されている．また近年，「友好」尺度を追加するなど，一部尺度を変更した POMS2（profile of mood states 2nd edition）が発表された．POMS2 では，13〜17 歳を対象とした青少年用と 18 歳以上を対象とした成人用の 2 バージョンがあり，それぞれ設問も 60 項目と 65 項目（短縮版はそれぞれ 30 項目と 35 項目）となっている．

② ROS

ROS（restorative outcome scale）とはフィンランドの環境心理学者であるコルペラほか（Kolpera *et al.*(2008, 2010)）によって開発された尺度である．設問項目が 6 項目（英語版，フィンランド語版には 9 項目版もある）とシンプルな設計になっており，藤澤・高山（2014）によって信頼性，妥当性が確認された日本語版もある（図 11.6）．この ROS では主観的な回復感（ストレスなどによって疲労した心の状態が，何らかの原因によって主観的に回復してきたと感じる度合）を調べることが可能である．ROS では森林アメニティの短期的な心理的効果をかなり高い感度で測定することができる．森林環境がどの程度の回復感をもたらすのかについては，高山ほか（Takayama *et al.*(2014)）などで調査が行われており，例えば 30 分程度の森林滞在の後に，滞在前に比べて主観的な回復感が有意に上昇することが明らかにされている．ROS は無料で使用可能であり，項目数が少なく回答者への負担も小さい．したがって今後拡がりが期待できる質問紙のひとつだといえる．

③ PANAS

森林環境が感情にもたらす効果については，元々，ワトソンほか（Watson *et al.*(1988a，b)）によって作成され，佐藤・安田（2001）が日本語版を開発した，PANAS（positive and negative affect schedule，ポジティブ・ネガティブ感情目録）が尺度として使える．PANAS は感情状態をポジティブ・ネガティブの 2 指標から測定可能である．高山ほか（Takayama *et al.*(2014)）が実際に PANAS

を用いて森林環境と感情の関係を調べたところ，森林環境における短期的な滞在によってポジティブな感情が有意に上昇することが報告されている．一方，森林環境がネガティブな感情を低下させるかどうかについては確かな報告がないため，現時点では明確な回答はできないが，都市の繁華街に滞在した後には，滞在前よりも有意にネガティブ感情が高まるといった結果が得られていることについては触れておきたい（Takayama *et al.*(2014)）．

④ SVS

　また，主観的な活力に着目した尺度も存在している．主観的活力のレベルは心理的健康や幸福感に関係するという指摘がある（Ryan and Frederick(1997)，Taylar and Lonsdale(2010)）．その点に着目し，ライアンほか（Ryan and Frederick(1997)）が主観的な活力（以降，活力感とする）を測定する尺度として，SVS（subjective vitality scale）を作成している．国内では，高山（2015）によってSVS日本語版が開発されている．日本語で主観的な活力レベルを知ることができるようになっており，すでに高山ほか（Takayama *et al.*(2014)）によって森林環境に短時間滞在しただけでも，滞在前と比べると有意に活力感が回復することが報告されている．また，SVS日本語版はROS日本語版と同じ6項目（オリジナルのRyan版は7項目）から構

成されているため，回答者への負担が少ない．また，無料で使用することができる（図11.7）．

(2)　長期滞在効果の測定

① SCI

　ストレスコーピングとは，ストレスに対する対処のことである．国内ではラザルス式ストレスコーピングインベントリー（Lazarus type stress coping inventory，SCI）という尺度が日本健康心理学研究所（2007）によって開発されている．SCIでは，現代のストレス理論の基礎をつくったリチャード・ラザルスのストレスコーピング概念（小杉ほか(2002)）に基づいて，個々人がストレスに対してどのような反応や対応をする傾向（対処傾向）があるのかを調べることができる．64項目（3件法）の調査Ⅰと30項目（○×）の調査Ⅱの2つの調査票によって構成される．ストレスコーピングの分析には主に調査Ⅰを分析対象とし，調査Ⅱは補助的に参照する．ストレスへの対処の仕方によって大きくは問題解決型（問題に向き合って解決しようとすることでストレスに対処しようとする型），情動中心型（旅行や気分転換をすることでストレスに対処する型）に分けられ，数値に基づき客観的に判定される．また，その他に計画型，対決型，社会的支援模索型，責任需要型，自己コントロール型，逃避型，隔離型，肯定評価型などの指標についても測定およ

ROS日本語版 森林散策 前・後	まったく当てはまらない	ほとんど当てはまらない	どちらかといえば当てはまらない	どちらともいえない	どちらかといえば当てはまる	よく当てはまる	非常によく当てはまる
1. 穏やかな落ち着いた気分である	1	2	3	4	5	6	7
2. 集中力と周囲に対する注意力が高まっている	1	2	3	4	5	6	7
3. 毎日の日課に対して新たな意欲と活力を感じる	1	2	3	4	5	6	7
4. 元気を取り戻し，安らかでくつろいだ気分である	1	2	3	4	5	6	7
5. 日々の心配事に煩わされることがない	1	2	3	4	5	6	7
6. 頭がすっきりしている	1	2	3	4	5	6	7

森林散策前（合計点）＝＿＿＿＿＿点　　　森林散策後（合計点）＝＿＿＿＿＿点
回復得点：森林散策後−森林散策前＿＿＿＿＿点

図 11.6　ROS（restorative outcome scale）日本語版調査票

森林滞在前と滞在後にそれぞれ実施し，差分値を計算することで主観的な回復の度合いを簡便に確認できる．短期滞在効果を測定するのに向いた尺度である．単独で実施することもできるし，比較的容易に測定可能な生理尺度である血圧・脈拍と組み合わせてもよい．

び比較が可能である．森林アメニティに関係した研究としては，高山（2017）が 4 泊 5 日の森林滞在によってストレスコーピングに変化が生じるかどうかを調べた研究があり，滞在後には計画型，問題解決型など一部の指標に変化がみられることが報告されている．

② WHOQOL 26

QOL（quality of life，生活の質）とは一般に，個々人の人生の内容の質や社会的にみた生活の質のことを指す．つまりある人が，どれだけ人間らしい生活や自分らしい生活を送り，人生に幸福を見出しているかに着目した概念である．国内では，WHO（世界保健機関）が編集し，田崎・中根（2007）によって翻訳・監修された WHOQOL 26 が QOL 測定のための尺度として知られており，臨床分野や保健分野で活用されている．この調査票では，26 項目を 5 件法で質問することで，回答者の QOL を身体的領域，心理的領域，社会的関係，環境領域，そして全体の 5 つの指標から把握することが可能になる．森林アメニティに関連した分野では，高山・斎藤（2016）が 4 泊 5 日の森林滞在による QOL の変化を調べたところ，森林滞在の前後でいずれの指標にも有意な差異は確認できなかったことが報告されている．

③ S-H 式レジリエンス検査

レジリエンスとは，精神的回復力やストレスに対する抵抗力・復元力などと訳される心理学用語である．より簡単にいうと，しなやかで折れない心の力ともいいかえられる．レジリエンスを調べる尺度に，祐宗（2007）が設計した S-H 式レジリエンス検査票（Sukemune-Hiew resilience test）がある．調査票は 27 項目 5 件法によって測定されるパート I と，8 項目 4 肢選択式のパート II に分かれており，パート I はソーシャルサポート，自己効力感，社会性の 3 つを指標として総合的にレジリエンスの状態を調べることができる．パート II では，内在的態度志向が積極的か消極的か，および外在的態度志向が積極的か消極的かを組み合わせることによってレジリエンスの状態を調べることができる．単にレジリエンスの高低を見る場合はパート I の結果が，内心と行動との関係性について知りたい場合にはパート II の情報が必要となる．森林アメニティの分野では，中長期の森林滞在の体験がレジリエンスに与える影響について高山（2017）が 20 代の学生を対象に上記尺度を用いた調査を行っているが，4 泊 5 日程の森林滞在ではあまり際立ったレジリエンスの変化は認められなかったことが報告されている．

SVS 日本語版 森林散策 前・後	まったく当てはまらない	ほとんど当てはまらない	どちらかといえば当てはまらない	どちらともいえない	どちらかといえば当てはまる	よく当てはまる	非常によく当てはまる
1. いきいきとして力が満ち溢れているように感じる	1	2	3	4	5	6	7
2. だるくてあまりやる気がおきない※	1	2	3	4	5	6	7
3. 活力に溢れ意欲に満ちている	1	2	3	4	5	6	7
4. 毎日新たな日がくるのが待ち遠しい	1	2	3	4	5	6	7
5. 意識がはっきりしていて冷静である※	1	2	3	4	5	6	7
6. やる気が溢れている	1	2	3	4	5	6	7

※項目 2，5 は反転項目：8 から各得点を引いた値を計算に用いる得点とする．
森林散策前（合計点）＝＿＿＿＿＿点　　　　　　　森林散策後（合計点）＝＿＿＿＿＿点
総得点：森林散策後－森林散策前＝＿＿＿＿＿点

図 11.7　SVS（subjective vitality scale）日本語版調査票

項目数などの点で似るが，ROS が注意回復理論の考え方を基礎に，どれだけリラックスしているのかに着目した尺度であるのに対し，SVS は活力感（どれだけ主観的に元気であるか）に着目して回復効果の測定をしようとする尺度であり，設計思想がかなり異なる．

④ GSES

　自己効力感（セルフ・エフィカシーともいわれる）とは，カナダ人の心理学者であるバンデューラ（Bandura（1985））によって提唱された概念であり，ある行動を起こす前に個人が感じている感覚のひとつである．バンデューラによると，自己効力感とは自分自身がやりたいと思っていることの実現可能性に関する知識，あるいは自分にはこのようなことがここまではできるものであろうという感覚のことであり，自己効力感を通して，人は自分の考えや，感情，行為をコントロールしているとされる（本明ほか（1997））．森林環境を体験したことによる自己効力感の変化を調べるために，坂野（1989）によって開発された GSES（general self-efficacy scale，一般性セルフ・エフィカシー尺度）が使用できる．GSES は，個人が一般的にセルフ・エフィカシーをどの程度高く，あるいは低く認知する傾向があるかという，一般的なセルフ・エフィカシーの強さを測定するために作成されたものであり，16 項目かつ 2 件法の調査票によって，行動の積極性，失敗に対する不安，能力の社会的位置付けの 3 つを指標としてその強弱を調べることができる．森林アメニティの分野では，高山ほか（2009b）によって調査がおこなわれており，森林滞在後には能力の社会的位置付けの感覚が上昇する傾向が認められたことが報告されている．

⑤ TBS

　環境に対する価値観や・環境への関心を調べるための調査票も存在する．その一例として，TBS（Thompson and Barton scale）を紹介する．TBS は，ソンプソンほか（Thompson and Barton（1994））によって開発され，ビャルケほか（Bjerke and Kaltenborn（1999））によってさらに使いやすいように改良された調査票である．被験者が（自然）環境に対してどのような価値観や関心を抱いているのかを調べるために開発された．海外では上記のビャルケほか（1999）やカルティンボーンほか（Kaltenborn and Bjerke（2002））などの北欧の研究者や，シュルツほか（Schultz and Zelezny（1999））などの米国の研究者によって用いられており，国内では高山ほか（2007）が日本語版を開発しその有用性を示している．3 つの環境尺度が設定されており，25 の設問に 7 段階の尺度（1：非常にあてはまらない〜7：非常にあてはまる）で回答を求めることで，自然環境に対する関心度と価値観について調べることができる．価値観の測定には，生態系中心主義性，人間中心主義性の 2 つの指標を用いる．関心度については，環境無関心を指標として用いることで測定する．森林アメニティの分野では，高山（2013）によって森林ボランティア参加前と参加後において，参加者によって自然環境に対する価値観および関心に変化がみられることが報告されている．いくつかバージョンがあるが，25 項目かつ 5〜7 件法の調査票が多く使用されている．

11.4.2　生理尺度

　森林に対してアメニティの場としての期待が高まるにつれ，森林アメニティの効果を客観的・科学的に明らかにして欲しいという社会の要請が急速に高まりをみせた．本来，いくら社会的要請が高まったとしても，技術的に対応できなければ調査・研究は進まないのだが，タイミングよく今世紀初頭の測定手法の開発や機材の小型化などの技術開発が急速に進んだ時期と重なった．このように社会的要請と技術開発の達成という両要件がしなやかな紐帯を得たことで，森林環境という決して測定条件のよくない場所において，科学的な効果の測定が可能になり，生理的なアプローチによって，森林アメニティの生理的効果の測定および視覚化ができるようになった．ここでは，心理尺度と同様に森林アメニティの生理尺度について，短期間の森林滞在によって得られるリラックス効果などに代表される短期滞在効果と，長期間滞在することで得られる免疫改善効果に代表される長期滞在効果の 2 つに分けて紹介する（表 11.3）．

（1）　短期滞在効果の測定

　短期滞在効果が測定可能な生理尺度には，まず，収縮期（心臓が全身に血液を送り出すため収縮した状態）および拡張期（全身から戻った血圧が心臓にたまり拡張している状態）の血圧，1 分間あたりの脈拍数（1 分間あたりの動脈の脈拍の数）がある（写真 11.7）．さらに，唾液中のストレスホルモン（身体的なストレスを測定する尺度であり，唾液中コルチゾール濃度，唾液中アミラーゼ活性などが短

期的滞在における測定の代表的尺度）などもよく測定に用いられる（写真 11.8）.

　また，自律神経系（生体の意志とは無関係に，内臓・血管・腺などの機能を自動的に調節する機能を持つ）のうち，交感神経（外敵や外からの刺激に瞬時に反応できるように体勢を整える機能を持つ）や，副交感神経（緊張した身体を休めて疲れを解消したり，修復したりする機能を持つ）の活動を携帯型の機材によって調べることができる（写真 11.9）. 一方，脳前頭部の血流量を測定することで脳活動の沈静化の状況についても把握することができる（写真 11.10）（森本ほか（2006），大井ほか（2009））.

　近年では機材と調査プロトコルが整えば容易に調査ができるため，生理尺度を用いて森林アメニティの短期滞在効果を調べた研究はこれまでに多くある. 例えば，朴ほか（2007）が 24 ヶ所の森林環境と近場の都市環境にて，約 280 人の被験者に対して実施した大規模な実験を行った結果，森林環境に滞在している間には，15 分程度の短時間であっても，解析対象としたすべての尺度（収縮期血圧，拡張期血圧，脈拍数，副交感神経系活動，交感神経系活動，唾液中コルチゾール濃度）において，森林環境と都市環境の間に有意な差異が認められたことが報告されている.

　生理尺度の短期滞在効果については，非侵襲的な方法で測定できることが多く，持ち運びが可能で操作も容易な測定機材を使って個々人で測定が可能である. 例えば，携帯型の血圧計（市販の巻き付け型

のものなど）を森林内に持ち込むことで，心拍・（拡張期・収縮期）血圧の測定および比較が可能になる. また，携帯型の唾液アミラーゼ測定器（ニプロ社）などを使って，森林内でストレスホルモンの測定ができる. 交感神経活動，副交感神経活動を調べるための心拍変動性の測定についても，以前は非常に機材が高額であったが，近年では数万円から機材の購入が可能になっており，調査研究の需要に対応できる体制が整ってきたといえる. 一方，短期滞在効果を調べるために滞在後に測定を行う場合には，森林散策などの動きのある活動を行った直後ではなく，身体を休めるための安静の時間を確保するために，5〜15 分程度の時間をおいた後で測定するのが望ましい. また短期滞在効果を精確に測定するためには，森林滞在の前後で同じ場所・条件で測定することが肝要である.

(2)　長期滞在効果の測定

　血液を採取するなど侵襲性の高い調査が必要になることもある. ここでは，森林アメニティの長期滞在効果を調べた生理尺度の中で代表的なものとして免疫改善効果について取り上げたい. この種の調査としては，大平ほか（1999）の研究が初期の先駆的な例だといえる. 大平ほかは 20 人を被験者として，森林環境に 8 時間滞在した後には，滞在前に比較して，被験者の NK 細胞活性（ナチュラルキラー細胞：自然免疫の主要因子として働く細胞傷害性リンパ球のこと. 特にガン細胞やウイルス感染細胞の拒絶に重要とされる. NK 細胞活性とは上記細胞の活

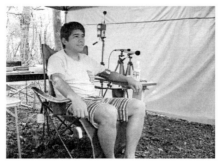

写真 11.7　血圧計を用いた血圧（拡張期／収縮期）・脈拍の測定

携帯型の血圧計（HEM-7011，オムロン）を用いて森林内で血圧・脈拍が測定できる（写真左腕）. 中央奥の器材のうち右側が音圧を測定する騒音計（TM-103）で，左側は温熱環境を測定するアメニティメータ（AM-101）.

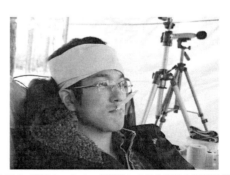

写真 11.8　唾液中アミラーゼ活性による生理的な回復効果の測定

専用のチップによって唾液を収集したのち，携帯型の分析器（唾液アミラーゼモニター，NIPRO）を使って，森林内での唾液中のアミラーゼ活性の測定が可能となる. 唾液中コルチゾール濃度などと比べて個人差が大きい指標でもある.

性度のこと）や，免疫グロブリン（血中に含まれる抗体のことで，IgG，M，A，D，Eの5つのタイプに分類される）A，G，Mの濃度が有意に上昇したことなどを報告した．この報告は，森林環境における滞在によって免疫の改善がなされる可能性があること科学的に示したという点で森林アメニティ分野にとっても大変重要な仕事だったといえる．

その後，本格的な調査が始まり，日本医科大の李ほか（Li et al.(2007)）が，都内の大手企業などに勤める35〜56歳の男性社員12人を被験者とした実験を行っている．この研究では，週末の旅行を想定して，被験者全員に，長野県内にある森林の散策コースを，午前と午後にそれぞれ2時間程度ゆったりと散策させ，2泊3日ほど滞在（この間，毎朝起床後に血液などを採取）させた後，NK細胞を尺度として，免疫改善効果を調べた．その結果，都内にいるときよりもNK細胞の活性度合いが高まること，さらにNK細胞が放出する3種類の抗がんタンパク質，パーフォリン，グランザイム（A/B），グラニューライシンがいずれも増加し，生体の抗がん能力も高まることが示されている．また，李ほか（Li et al.(2007)）は，免疫的な効果の持続性という点についても分析しており，森林環境から帰京し，1週間が経過した段階で，NK活性は森林に行く前より45％高いまま維持されること，また，1ヶ月後においても23％高いまま維持されることなどが報告されている（図11.8）．このように，李ほか（Li et al.(2007，2008)）の研究は，2泊3日の森林滞在

であっても，かなりの免疫活性の改善が期待できることを示した点も重要だが，その持続性についてデータとして示した点についても高く評価されている．つまり，この報告は，1ヶ月に1回程度，2泊3日程度の森林滞在を行えば，もしかしたら，何もしないときよりも高い免疫活性を維持し，ガンや病気になりにくい状態を維持できるかもしれないことを示唆している．また，血液以外にも長期滞在効果を調べるために，対象者の尿を採取してアドレナリンやノルアドレナリンなどを回復効果の尺度として測定することも行われている（Li et al.(2010)，図11.9）．いずれにしても血液や尿を分析対象とする場合，対象者に対する侵襲性が高いこと，および分析には医学系スタッフの助力や外部の専門機関に依頼してデータ化する必要があり，いまだに調査・分析の両面で敷居の高い尺度だといえる（写真11.11）．

11.5　おわりに

本章では，森林アメニティの計測と評価を調べるための尺度について，①森林環境の代表的な環境要因とその計測手法（環境計測のための尺度），②森林環境の評価手法（環境評価のための尺度），③アメニティ効果の測定手法（回復効果の測定のための尺度）の順に紹介した．冒頭に述べた通り，造園学，建築学，森林科学，景観工学，環境心理学，臨床心理学，医学・生理学等の分野で用いられてきた様々な測定尺度や技法を駆使・援用しながら，森林

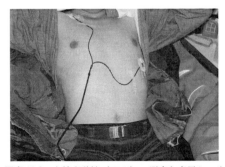

写真 11.9　心拍変動性（HRV）の測定と専用センサ
自律神経活動（交感神経活動・副交感神経活動）の測定のために，非侵襲的で簡便な尺度として心拍変動性（heart rate variability, HRV）が用いられる（Check-My-Heart, Daily Care BioMedical）．生理尺度の中では感度のよい測定手法のひとつである．

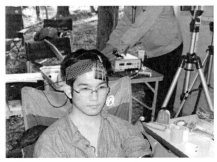

写真 11.10　脳血流量の測定と専用センサ
脳血流量を測定するために被験者の前頭部に専用センサを装着した様子（BOM-L1TRW，Omegawave）．実際の測定時には写真11.8のように，日光などの外光がセンサ内に侵入するのを防ぐため，さらに布などで頭部を覆う．

のアメニティを測定できることがお分かりいただけたのではないかと思う．実のところ，情報を可視化，数値化して客観的に把握した後には，その情報をどのようにして比較・分析し，森林アメニティを理解するのかといった点が問われることになるのだが，紙面の都合上，今回は割愛したいと思う．

　最後に，近年特に回復効果に関する調査・研究を行う際に留意すべき点をあげる．基本的人権や個人情報の保護に配慮すべく，以前から医学および生理尺度を用いた調査・実験を行う際に研究計画を倫理

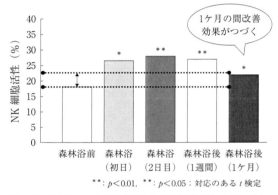

図 11.8　2 泊 3 日の森林滞在による NK 細胞活性の変化（Li et al.（2008）を改変）

わずか 2 泊 3 日の森林滞在であっても，相当程度の免疫細胞の活性度合いが回復していることが分かる．NK 細胞の活性度だけでなく，細胞の数が増えていることも Li et al.（2007, 2008）によって報告されている．

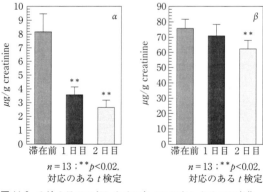

図 11.9　2 泊 3 日のアドレナリンとノルアドレナリンの変化（Li（2010）を改編）

α がアドレナリン，β がノルアドレナリンの各日変化．アドレナリン，ノルアドレナリンともホルモンおよび神経伝達物質として機能しており，ストレスマーカーの 1 つとして考えられる．Li（2007, 2008, 2010）によって，森林環境に滞在する以前よりも 1 日目，さらに 2 日目の方が尿中の両者ともに低下することが明らかにされている．

審査委員会に申請し承認を受けることが求められていたが，2014 年 12 月に「人を対象とする医学系研究に関する倫理指針」が告示されて以降は，心理尺度を用いた調査・実験についても同様の手続きを求める組織・学会が増えている（基本的に倫理審査委員会の承認がないと，どのような素晴らしい調査を計画していても調査・実験はできない）．したがって，心理・生理尺度を問わず，回復効果に関した調査を企画している場合には，まずは所属の組織などに倫理審査委員会があるかどうかを確認し，申請・承認に至る手続きが滞りなく進むように準備をしておくことが望ましい．森林アメニティ学はまだまだ始まったばかりの分野であるが，後発の分野であるメリットを最大限生かして，先行する様々な科学的知見や技術を統合・援用し，森林と私たちの心地よい共生関係を導くための羅針盤として今後も発展していくことになるだろう．願わくば，本書の読者にそのタスキを引き受いで未来へと発展させてくれるような若い力が芽生えるのを関係者のひとりとして期待したい．　　　　　〔高山範理〕

🔖 課題 🔖

(1) 森林アメニティに関わる物理的な環境要素は様々であるが，本章で紹介した以外にはどのような環境要素がアメニティに関与しているだろうか？また，それをどうやって計測したらよいだろうか？

(2) 私たちは自らの五感を使って森林環境から様々な刺激を享受しているが，実のところ五感のう

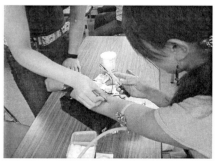

写真 11.11　2 泊 3 日の長期森林滞在時における採血の様子

森林地域に滞在中，毎朝の採血を行っている様子．採血後ただちに大学の研究室や専門機関に持ち込んで血液中の成分を処置・分析する．そのためには綿密な事前準備，現地と分析機関のスタッフ間の連携が重要となる．

ち味覚についてはあまり使っていないことも指摘されている．森林環境内でさらに味覚を活用するためにはどうしたらよいだろうか？またそれをどのように測定・評価すればよいのだろうか？

(3) 免疫・生理・心理的な効果を測定・評価するにあたっては，技術の進歩に比例して色々な手法が用いられるようになっているが，現時点で最も簡便かつ安価に生理測定および心理測定が可能な組み合わせにはどのようなものがあるだろうか？また，将来的にはどのような測定方法が可能になるだろうか？

第**12**章

森林のアメニティ分野における課題と展望

　ここまで，医療，福祉，教育，心理，芸術，評価尺度など，様々な側面から森林のアメニティについてふれてきたが，最後となる本章では，森林のアメニティ分野における現在の課題と，今後の展望について考える.

12.1　学会における現況

　2005 年（平成 17 年）の日本森林学会大会において，筆者らは，「森林環境の持つ保健休養機能の基礎的研究と応用研究」というテーマ別セッションを立ち上げ，2017 年 3 月の同学会の第 128 回大会で12 回目を迎えた（写真 12.1）（上原（2016b））.

　このセッションでは，生理的および心理的なアプローチの基礎的研究と，研究手法，尺度開発，国内外の地域における事例・臨床研究など，多岐にわた

る様々な応用研究の，大きく分けて 2 つの内容の報告・発表が行われてきた.

　基礎的研究では，森林浴や森林景観がもたらすと思われる生理，心理的影響などが（写真 12.2），また応用研究では，保健休養に供する森林環境の整備といったハードの課題や（写真 12.3），治療・保養プログラム作成などのソフトの課題など（写真12.4），いずれも多岐にわたったアプローチからの研究内容になっていることが特徴である. そのため，森林・林業関係者だけでなく，医療，社会福祉，心理，教育など，他領域，かつ多領域の専門家とコラボレーションを行い，多面的，多角的なアプローチを取っていることもまた，同セッションの大きな特色であるといえる.

　そして，身近な森林環境と人間の健康の関わりを考えていく学会として，日本森林保健学会（事務局：東京農業大学造林学研究室内）が 2010 年に発足した（上原（2011f））.

　当学会では，これまで手の届きづらかった地域の身近な森林環境を活用した医療や，福祉，教育，保育などにおける事例を研究し，森林保全や教育，保育分野などとも協調しながら，様々な専門職が実践

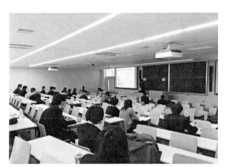

写真 12.1　セッションの発表風景
第 127 回日本森林学会での様子.

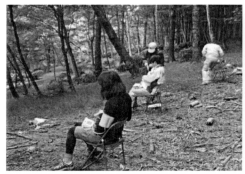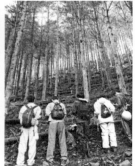

写真 12.2　森林浴の調査・実験風景
血圧や唾液アミラーゼの測定（左），風致評価（右）などがよく行われている.

経験に基づいた情報交流を行い，現在望まれている森林と人間との関わりのあり方を研究，模索し，広めていくことを目的としている．具体的には，各地域における森林環境を活用した疾病予防，疾病治療，リハビリテーション，介護，療育，保育，レクリエーション，休養などについて，またその地域における健康食，生活習慣，労働習慣なども含めた心身の健康保持・増進・回復・成長や，QOL（生活の質）の向上を図るための実践と研究を行い，その成果を広く社会に還元する活動に取り組んでいる．

12.2　森林の保健休養機能研究の特徴と危惧されること

森林浴，森林療法，森林の風致作用など，森林を活用した保健休養機能についての研究は，森林科学研究の中でも，一般市民からの関心が高い分野の1つである．特に昨今の「健康ブーム」の影響を強く受け，日常的な健康増進はもとより，職場における保健衛生や，医療，福祉，教育などの諸分野においても，森林利用のニーズとその可能性は大きい．生活習慣病や心の健康づくりに供する森林，樹木の利用，活用手法などの調査研究は，社会的な要請を背負った代表例ともいえる．

12.2.1　健康ビジネスの台頭と「科学的」という言葉

長期の不況下という社会・経済的な背景もあり，現在は，様々な健康ビジネスも台頭してきている．「○○健康法」，「○○セラピー」など，今やビジネスツール，商品，登録商標にもなっているものも数多い．その百花繚乱の健康ビジネスの中でも，現在の流行の1つに「科学的」という言葉がある．「科学」によって，お墨付きを得られた商品，商法であるという宣伝字句である．例えば，そうした健康ビジネスとしての森林活用のパンフレット，ホームページなどでは，「森林では気持ちが安らぐ」，「リフレッシュする」などの心理的な側面からの数値や，森林浴による高血圧の緩和やストレスの軽減，運動不足解消，生活習慣病の予防など，身体・生理機能のスタビライザー的な側面のデータが足並みを揃えたかのように数多くみられる．だがしかし，大

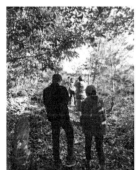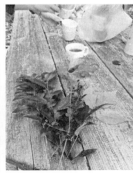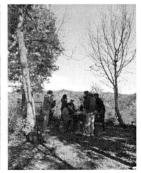

写真 12.3　関西の地域病院における森林での治療プログラムの様子
散策，樹木の芳香を楽しむ，食用樹木を見つける．

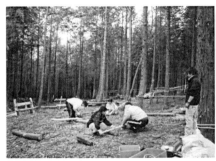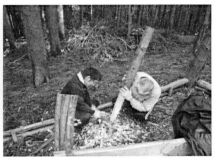

写真 12.4　九州の地域病院における，森林治療空間づくりの様子
病院所有，病院隣接の放置人工林を整備して，リハビリテーション，作業療法の空間などに活用している．

きな注意も必要とされる．それはそのデータがどのような背景，手法によって導き出されたものなのか，ということである．現在においても，市民，庶民の間では，「科学」は依然としてブラックボックスの意味合いが強い．「科学的」といった言葉に盲信，追従してしまうのだ．

12.2.2 定石化，定式化の危うさ

また，そうした様々な玉石混交のデータから，いつのまにか森林の保健休養効果が定石化，定式化されてしまうことにより，肝心の「科学性」を失っていくこともある．「森林に出かけると，ストレスが下がる」などの定石化，定式化が社会的な宣伝効果などを受けて一度進行してしまうと，いつのまにか科学本来の客観的な姿勢を見失い，都市環境（コントロール環境）よりも森林環境において被験者の血圧が上がったり，ストレス変化に有意差が認められなかったりした調査研究の報告には，「そんなはずはない」，「悪いデータである」などと恣意的に一蹴されてしまうようになるからである．実際，森林環境においてストレスがあがる被験者のデータを見て，「そんな人がいるの？」と驚愕する学生や，コントロール環境に比べ，森林において有意なストレスホルモンの低下がみられなかった調査結果について，「すみません」と頭を下げている発表者を学会，研究会で度々見かけたことがある．

「森林は癒される場，健康になれる場である」とした命題が金科玉条のように定着してしまうと，それがビジネスに応用され，「癒されることが前提条件，前提ノルマ」にも転じ，歪んだ営利，ビジネス活動を生じることにもなりかねない．その際，われわれ日本人は単一化しやすいこと，金太郎飴のように一律のものに飛びつき，模倣をしやすい傾向があることも忘れてはならない．村おこし，地域，山村振興の分野においても，「わが地域らしい振興を」などの決まり言葉が繰り返し発せられるが，その言葉自体がすでにステレオタイプであり，実際のところ，「先進地」の視察を行い，その模倣をし，結果的に類似のこころみが各地で林立していくという図式に帰結していくケースが圧倒的に多い．そして，その失敗もまた一斉に，均一的に発生するのである．現在の各地の放置林なども，一斉造林，一斉放

置ともいえ，その轍の代表格であるかも知れない．

12.3　ユニークな研究アプローチの必要性

どんなに小さな森林であっても，その森林環境は一様ではない．例えば「常緑樹林」と「落葉樹林」を取っても，その環境は大きく異なり，森林の整備状況によってもその条件や因子は異なっていく．

その森林同様に，われわれ人間も一様ではなく，性差をはじめ，成育歴，体力，体調，生理・代謝機能，嗜好など，その個人差は大きく，さらに個人の中でも日較差や時期，季節較差などがある．

12.3.1　様々な環境との比較の必要性

ある森林は，ある人が，ある状況下において，その心身のストレスを軽減させる場となりうるかもしれないが，別のある人にとっては，ストレスをむしろ増加させる場となることも当然ながら考えられる．その森林とその人間の相性をはじめ，前記したような何通りもの組み合わせを背景に，論旨を考究することも大切である．それには，「都市環境 vs 森林」という単純な二対比較ではなく，個人宅，自室，職場，カフェ，図書館，緑の植物のある温室，海辺，草原，寺社の境内など，様々な環境との比較を通して，森林独自の効果，特徴を考察する方がより「科学的」であるとも考えられる（上原（2016c））．

12.3.2　人材面の課題

また，森林での保健休養に，仲立ちとなる人材が関与する場合，その人材のパーソナリティも大きな影響を及ぼす．「インストラクター」，「ガイド」，「セラピスト」，「カウンセラー」，「レンジャー」などが主に，現在，森林の保健休養に関わっている．しかし，その肩書や資格と，パーソナリティ，人となりは別問題である．森林の保健休養の仲立ちとなる人材のパーソナリティによって，その保健休養の効果や魅力は大きく異なり，場合によっては，損なうこともある．各地における「俄か森林保養地」がもし経営面で難渋することがあれば，その人材のパーソナリティにその一因があるのではないだろうか？形だけの資格者を揃えることと，実際の保健休養は必ずしもうまくは噛み合わないのである．

12.3.3 テスター，分析機器

　調査・研究の手法，機器，テスターには，その時代の技術が反映されている．ウイルスがかつての光学顕微鏡では捉えることができず，電子顕微鏡の時代になって，その姿を捉えられるようになったように，保健休養の分野においても，実は現在のテスターでは把握できない事象，物質，機構が機序している可能性もある．先に，学会セッションにおける多面的，多角的なアプローチについて述べたが，一見無関係にみえるような意外な事象同士が結び付いて，ある現象を引き起こす場合もあり，そのためには様々な専門性からアプローチを行う視点と姿勢が必要である．また，一般的，あるいはその分野では常識的にかけ離れてみえる分野や，事象からの捕捉でないと問題の本質に辿り着かないことも多々ある．

12.3.4 ユニークな切り口

　「フェルマーの定理」という有名な数学の問題がある．小学生でも理解でき，取り組むことのできる問題であるが，その証明は極めて困難であり，実に350年以上にわたって未解決の難問であった．しかし，その定理の証明には，何のつながりもないように思えた別の未解決問題を解くことが解決につながっていくこととなった．森林の保健休養の研究についても，ユニークな発想の，切り口の異なるアプローチが必要とされる．

　また，森林において，ストレス上昇などの負の影響を表すことがあった場合，それはどんな要素からその数値が導き出されたのかを率直，素直に考察，考究する姿勢が何よりも肝要である．植物ホルモンなどでも一定量ではプラスの促進に作用するものが，一定濃度を超えると抑制のマイナス方向に作用することがある．森林においても，30分程度であれば，リフレッシュ感を感じても，数時間の継続滞在となると，閉塞感，疲労感，抑うつ感に転じることもあるだろう．

　あらためて言うまでもなく，「こうなるはずだ」という先入観にとらわれることなく，そのときに得られたデータからありのままに素直に，謙虚に考察することがこの分野においても基本である．

12.4　最近の学説と保健休養に資する森林の意義

　一般に，われわれヒトは森から生まれたとする説がある．森がサルを生み，ヒトを生んだとする説である．だが，現在では，ヒトは森と平原との境（マージナル）で生まれ，発達したとする説もあり，サバンナのような環境こそがヒトにとって適切な場所（ライトプレイス）であったのでは，とする説もある．たしかに森林がヒトの故郷であり，そこが過ごしやすく快適な場所であるならば，今日の森林公園などでも人々は芝地などよりも木々の繁る中の環境を最も好み，最も数多くそこで過ごしていそうなものだが，実際は，広々と見渡すことのできる緑地を選んで過ごす人が最も多いのではないだろうか．写真12.5は，埼玉県のある森林公園の写真であるが，公園内の樹林内で過ごす人はほとんどおらず，木々と芝地の境界上で過ごす人が多い．これらの人々の選択行動の様子からは，森林の木々の中の空間は，本能的な畏怖感，警戒感，閉塞感をはじめ，陰影，虫類など，常に快適に過ごすことのできる場ではないこともうかがえる．

　また，ホモ・サピエンスは，およそ20万年前にサハラ以南のアフリカで誕生し，6万年ほど前に世界に展開したことが明らかになった，との報告もなされている（篠田（2016））．第127回日本森林学会のセッションでも，「人類の500万年の歴史のうち，99.99％は，森林の中での生活であった．そのため，森林浴は，その森林での生活の歴史の長い人類にとって，今なお効果がある」とする発表もあった

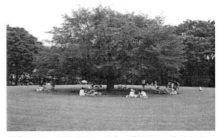

写真 12.5　森林公園の大木の樹冠下で過ごす人々
草地との境界で過ごす人が多く，森林の中で過ごす人は少数派である（埼玉県）．

が，最近の DNA 解析の進歩した研究からは，その従来の論拠を大きく変えることになるだろう．

けれども，森林にはたしかに保健休養の環境要素が多く，海浜，高原などのほかの自然環境と同様に魅力的な場の1つである．

だが，さらにもう一歩思考を進めていった場合，「森林」というよりも，その「空間」，「空間構成」，「生物集合」，「色彩」，「香り」，「気温」，「湿度」，「風景認識」などの要素が保健休養の因子となり，機序していること，さらに抽象的な考察を進めると，高層ビルを代表とするような，縦横の直線が明確な都市環境ではなく，いわゆる「ゆらぎの構造」が森林環境の基盤として作用していることも考えられる．例えば，人工的空間の究極の形態の1つは，無味乾燥の牢獄，監獄である．その空間と森林空間との対比をしてみれば，その「ゆらぎ」のありがたみは，最も分かりやすいだろう．四方を直線の壁に囲まれた単調な空間の住人にとって，あいまいで多様な自然要素やその風致作用，変化因子の多い森林は，まさに心身の感覚，感性に働きかける別世界となる．

12.5　今後の研究の方向性

森林の保健休養研究の現況で，もう一点気になることがある．それはここ数年，事例研究の報告・発表が少なくなったことである．一定の実験フォーマットによる調査をはじめ，室内での写真や映像を使った比較実験など，一定の被験者数を確保でき，また閉じた環境での，データ処理がしやすい研究手法に偏る傾向があるのだが，森林環境での実際の被

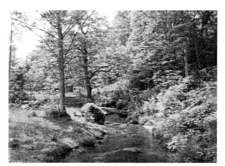

写真12.6　いわゆる「癒し」的な森林の風景
多要素から成立する，「ゆらぎ」の構造を持つ世界である．

験者，対象者を相手にした事例研究には大きな意義がある．

森林，人間ともに千差万別であると前述した．百花繚乱な事物を対象とするのであれば，はじめから一般化することはひとまず置いておき，個々の事例をじっくりと考え，その要素，要因を考察することが重要ではないだろうか．そもそも，一般市民からの実際のニーズは個々のクライエントが抱える悩みの解消，軽減が中心である．

筆者自身，国内外の複数の学会でいくつもの事例を発表してきた．障害者，療育，リハビリ，不登校，抑うつ傾向など，個々の事例はもとより，その活用した森林環境もそれぞれ独立しており，個別であった．しかし，ここで重要なことは，「このような環境条件，人的条件のもとで，このようなプログラム，過ごし方をした結果，今回の対象者にはこのような変容がみられた」という一連のストーリーである．そして，なぜそのような結果に至ったのか，その原因をじっくりと考え，プラスとなる結果であっても，マイナスの結果が得られた場合であっても，その結果を率直に考察する姿勢である．個々の事例における，それぞれのストーリーは特別なものであるが，その特別な事例の中には共通点，共通要素が見出される場合もあるし，あるいは逆にどうしても共通しないものも存在しよう．冒頭で述べたように，「森林に連れていけば，健康になるのだ」という一般的な定式化はできないのである．

そのように曖昧な不確実的な答えしか出せない1つの理由として，人間は，自然環境と自らのつくる人工的環境の2つの世界の間を行き来しながら，そのバランスを個別に保ちながら生活する動物であることが考えられる．この考え方は従来からあり，目新しいものでもない．けれども，その自然環境と人工環境との間のバランスはどの程度のもので，どれくらいの個人差があるものなのだろうか．また，その自然環境（森林環境）のニーズは，普段の人工環境のレベルによってどのくらいの差異や特徴があるのだろうか．それには，やはり個々の事例研究の積み重ねが重要な意義を持つことになる．

活発で自由な雰囲気のもと，定式化にとらわれず，硬直化しない，のびのびとした学会活動を今後も展開していきたい．

12.6 保健休養の視点からの森づくり

12.6.1 多様な森づくり

「生物多様性」の重要性が近年とりわけ指摘されるようになり，その動きの中で，「多様性」そのものの価値の重要性もまた指摘をされてきている．森林・林業界においても，森林の「多面的機能」はもとより，生物多様性の重要性が声高にされるようになり，単一的，画一的でない，多様な視点，手法の森林・林業の重要性が指摘されている．

12.6.2 国民の森林での過ごし方

図 12.1 は，2011 年 12 月に林野庁・内閣府が行った「森林と生活に関する世論調査」の結果から作成したグラフである．景観・風景を楽しむ，心身の気分転換，自然の中でのんびりなどの回答割合が過半数を占め，精神的な気分転換，リラックスなど，静的な過ごし方をする国民が多く，登山，森林づくりボランティアなどの動的なアクティビティで過ごすのは，どちらかといえば少数派であることが示唆されている．かつての登山ブーム，スキーブームなどは現在沈静化し，逆に，のんびり，ゆっくり過ごすことを希望する国民が多いことが現在の趨勢のようである．

また，同調査における，国民の森林の働きに関するイメージの調査結果を図 12.2 に示す．

防災，水源涵養，空気浄化など，環境保全機能を重視する回答が過半数を超えている．以下，保健休養，木材生産，野生動物のすみかなどが続くが，かつては，山，森林といえば，木材生産としてイメージする国民が多かった．筆者もその時代の一人である．しかし，現在その回答は全体の約 9% と低く，僅差ではあるものの，保健休養に期待する回答の方が木材生産を上回っている．前述の図 12.1 の回答結果もふまえ，現在は，森林での保健休養の重要性が高いことがうかがえよう．防災や水源涵養，木材生産を目指した造林，森林生産があるように，保健休養を目的とした森林づくりのあり方も検討，試行していく重要性があることも示されているといえるだろう．

12.6.3 保健休養のための森づくりの実践：各地におけるワークショップ

他章において，各地の社会福祉施設や地域病院における療育，治療，リハビリテーションなどのための森林整備の事例について述べたが，本項では，各地で筆者が取り組んでいる保健休養のための森づくりのワークショップについて紹介したい．

全国津々浦々に，手入れをされないまま，半ば放棄された「放置林」がある．それら放置林を保健休養の場として活用できないかという要望が各地から寄せられる．筆者はもとより森林の保健休養は，「森林と人間がともに健やかになること」をモットーとし，謳ってきた．

人間の勝手な思惑，企てによって，森林から搾取するという一方的な営利活動ではなく，人間同様に「病んだ森林」がもしその地域にあれば，その森林

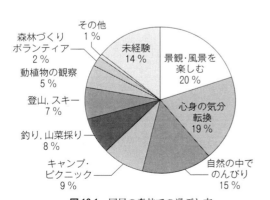

図 12.1 国民の森林での過ごし方
林野庁，内閣府 (2012)「森林と生活に関する世論調査」より作成．

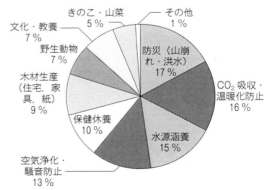

図 12.2 国民の働きに関する国民のイメージ
林野庁，内閣府 (2012)「森林と生活に関する世論調査」より作成．

の健康回復を図り，同時にその健康回復のための森林作業が，作業療法やリハビリテーションとなる．しかもお金をかけずにできるというところが，その

森林における保健休養の特徴的なコンセプトなのである．とどのつまり，放置林は，実は保健休養の格好のフィールドの場の1つといってもよい．

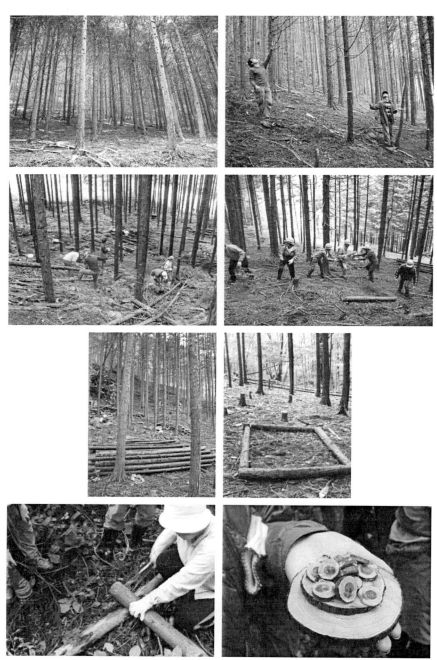

写真 12.7　各地の放置林活用の取り組み
各地に放置林（人工林）がある（1段目左）．毎木調査，踏査を行い，林分状況を把握する（1段目右）．間伐率を決め，間伐を実施する（2段目左）．伐採，玉伐った丸太を手渡しのリレーで搬出する（2段目右）．間伐実施後の林分．見通しの良くなった林間，林相は，不安感を低下させる．また，伐採した立木は，休養空間に利用する（3段目）．余った材の利用（4段目左）．コースターや入浴剤のおみやげとする（4段目右）．

ここでは，各地で行っている放置林活用の取り組みやワークショップを段階的に紹介してみる.

写真 12.7 は，筆者がよく出かける典型的な放置林（人工林）でのケースである.

まずは，依頼を受けるスギやヒノキの放置林がある. ほとんどが戦後の拡大造林によるものであり，林齢は 30〜50 年生前後である.

その放置林においてまずは毎木調査（樹高，胸高直径）を行い，林分密度，林分材積を求め，その結果から，林分密度管理図を使って間伐率を求める. 間伐率は本数間伐率で 20〜40％前後である. 間伐対象木は，場合によっては，枯損木，欠損木，不良木だけでもよい.

次に間伐を実施するが，最も危険な伐倒作業は筆者，もしくは現地の作業者の方と行う. 玉伐り作業から参加者の方に取り組んでいただき，玉伐りされた丸太は参加者の手渡しリレーで搬出する. また，丸太，枝葉からは，コースターや入浴剤となる端材もつくり，お土産として持ち帰る. と，このような流れを踏んでいる.

次に写真 12.8 は，休養空間をつくるワークショップのケースである.

林内の雑然とした場所を 1 つ選び，そこをワークショップの場とする. 参加者には，この地に保養，休憩空間をつくることを説明する.

参加者は 4 人前後で 1 つのグループを形成し，それぞれ林間に入り，下層木の除伐作業を行ってもらう. 面積は 25〜64 m^2 である（最低一坪ほどでも良い）

作業後に，それぞれのグループがつくった保養，休憩空間をみてまわり，肯定的に評価し，その場においてシェアリング（分かち合い）を行う.

たとえ何の変哲もない森林空間であっても，日頃，森林に縁遠い人ほど，自分が働きかけを行ったそのことによって，その森林空間が，「かけがいの場」となることが多々ある. 自分の保健休養の場をつくることが，すなわち自らの保健活動にもなるのである（上原(2017b，c)）.

12.7 ま と め

「保健休養のための森林整備，空間づくり」とい

う命題を持つと，とかく肩に力が入り，それも「放置林」を整備してとのことになると，「これは大仕

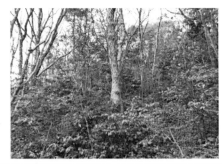
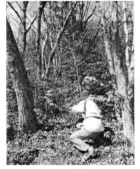
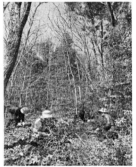
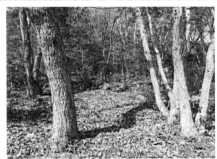
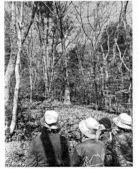
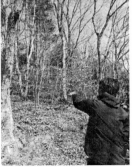

写真 12.8 休養空間をつくるワークショップ
保養空間設置予定地（1 段目）. 参加者でグループごとに除伐作業をおこなう. 面積は 25〜64 m^2 前後（2 段目）. 概観もすっきりして，保養・休憩空間となった林床（3 段目）. それぞれがつくった保養空間をシェアリング（分かち合い）する（4 段目）.

事だ」.「このみすぼらしい林分を一体どのように保
健休養の場に？」と疑問に持たれることは当然のこ
とである. しかしながら, 本項でも紹介したよう
に, いきなり大風呂敷を広げた整備を行うのではな
く, ごく一坪程度の小面積の居場所づくりから始
め, その整備を欲張らずにこつこつと, 自分にでき
るペースで継続していくことが大切なポイントであ
る. 急傾斜や崩壊地, 岩場を伴う放置林ではもちろ
ん困難なケースもあるが, たいていの放置林では,
整備の働きかけを行うことによって, 環境面はもと
より, 心身へのフィードバックが見られる.

　森づくりの多様性の中における,「保健休養のた
めの森づくり」. その保健休養のための森づくりの
多様性の種まき, 開花をこれからも続けて生きたい
(上原(2016d)).
　　　　　　　　　　　　　　　　　〔上原　巌〕

⚙課題⚙

(1) 森林の保健休養効果についての研究での現在の
　課題, 問題には, どのようなものがあるだろう
　か？また, その解決策にはどのような方法が考
　えられるだろうか？
(2) 森林アメニティは, 今後, どのような発展性,
　方向性を持っているだろうか？

参考文献

アイヌ文化振興・研究推進機構ほか（2004）先住民　アイヌ民族，平凡社．

五十嵐顕，太田堯，山住正己，堀尾輝久編（1984）岩波教育小辞典，岩波書店．

井川原弘一（2000）日本の代表的森林タイプにおけるアメニティの比較考察，ランドスケープ研究，**63**(5)，583-586．

石亀泰郎（1999）さあ森のようちえんへ，ぱるす出版．

伊藤精晤（2013）恩師からのバトン　戦後の森林美学から森林風致計画への過程と展望，ランドスケープ研究，**77**(3)，268-271．

伊那谷自然友の会（1990）野山の薬草．農文協．

今泉宜子（2013）明治神宮「伝統」を創った大プロジェクト，新潮社．

今村隆男（2007）：ピクチャレスクの変遷：ギルピン『ワイ川紀行』と『ニューフォレスト森林風景，滋賀大学彦根論叢，**364**，17-33．

岩下豊彦（1983）SD 法によるイメージの測定—その理解と実施の手引—，川島書店．

巌谷國士（2011）森と芸術，平凡社．

R. F. ヴァイス（1991）植物療法，八坂書房．

E. O. ウィルソン（2008）バイオフィリア　人間と生物の絆，筑摩書房．

上田裕文，高山範理（2011）森林浴イメージを構成する空間条件に関する研究，ランドスケープ研究（オンライン論文集），**4**，1-6．

上原　巌（1995）奥信濃・内山和紙について，森林技術，1995 年 8 月号，29-31．

上原　巌（1996a）療育活動としての森林作業の試み，レジャー・レクリエーション研究，**38**，47-54．

上原　巌（1996b）自然散策とカウンセリング（I），日本カウンセリング学会第 29 回大会発表論文集，234-235．

上原　巌（1996c）奥信濃・内山和紙について，林業技術，1996 年 7 月号．

上原　巌（1997a）自然散策とカウンセリング（II），日本カウンセリング学会第 30 回大会発表論文集，62-63．

上原　巌（1997b）自然散策が医療・保養に取り込まれているドイツのクナイプ療法，森林科学，**19**，84-87．

上原　巌（1998a）TEACCH プログラムによる自閉症者の野外体験療育，日本環境教育学会第 9 回大会研究発表要旨集，**39**．

上原　巌（1998b）新設された精神薄弱者更生施設における野外療育活動の試み，平成 10 年度日本造園学会関東支部大会研究・報告発表要旨，1-2．

上原　巌（1998c）自閉症者との多角的アプローチによるカウンセリング，日本カウンセリング学会第 31 回大会発表論文集，172-173．

上原　巌（1998d）ドイツ・バート・ウエーリスホーフェン市における森林レクリエーション，日本林学会論文集，**109**，223-226．

上原　巌（1999a）地域の自然環境を生かした知的障害者の療育活動，日本環境教育学会第 10 回大会研究発表要旨集，**182**．

上原　巌（1999b）森林療育活動の意義と効果，森林科学，**28**，52-54．

上原　巌（1999c）森林療法の構築をめざして，第 110 回日本林学会大会学術講演集，406-407．

上原　巌（2000）知的障害者療育における野外活動の意義に関する考察，環境教育，**9**(2)，4-32．

上原　巌（2001a）知的障害者の療育における野外活動の効果に関する考察，信州大学農学部演習林報告，**37**，31-162．

上原　巌（2001b）ドイツ・バート・ウエーリスホーフェン市における保養地形成過程，ランドスケープ研究，**64**(5)，493-496．

上原　巌（2003a）森林療法序説—森の癒しことはじめ，全国林業改良普及協会．

上原　巌（2003b）高等学校教職員の森林保健休養に関する意識—長野県佐久地域を対象として—，中部森林研究，**51**，141-144．

上原　巌（2003c）市民グループにおける森林療法研究の試み，中部森林研究，**51**，137-140．

上原　巌（2004）森林内におけるセルフカウンセリングの効果，中部森林研究，**52**，127-129.

上原　巌編（2005a）事例に学ぶ森林療法のすすめ方，全国林業改良普及協会.

上原　巌（2005b）身近な森林環境を利用したトラウマ関連疾患治療の試み—浜北市天竜病院の森林療法プロジェクト，第 116 回日本森林学会学術講演集（CD-R）.

上原　巌（2005c）子どものための森林療法の可能性，子どもの健康科学，**6**(1)，36-39.

上原　巌（2006a）住宅地における里山の再生と福祉利用の試み，第 117 回日本森林学会学術講演集（CD-R）.

上原　巌（2006b）住宅地の二次林再生と森林療法の融合の試み—神戸市北区の社会福祉施設の事例，第 57 回日本森林学会関西支部大会発表要旨集.

上原　巌（2006c）森林の持つ保健休養機能の新たな活用の方向性—「森林療法」の可能性を考える，森林科学，**48**，4-8.

上原　巌（2007a）森林療法のてびき，全国林業改良普及協会.

上原　巌（2007b）著名人の森林保養，森林散策の事例—夏目漱石，神谷美恵子，ベートーベンの事例から—，中部森林研究，**55**，225-226.

上原　巌（2007c）森林環境の持つ保健休養の解明アプローチとその活用，森林技術，2007 年 5 月号，22-23.

上原　巌（2007d）ドイツの自然保護地ゲーレン，現代林業，2007 年 7 月号，1-6.

上原　巌（2007e）森林療法を中心とした地域コミュニティ創造の可能性，環境情報科学，**35**(4)，20-25

上原　巌（2008a）教員のための森林療法，現代林業，2008 年 9 月号，38-41.

上原　巌（2008b）森林療法あらかると，201-234，全国林業改良普及協会.

上原　巌（2008c）森林療法とアートとの融合，現代林業，2008 年 10 月号，36-39.

上原　巌（2008d）森林ワークショップにおける心理，生理変化 —東京都分収林を利用しての事例—，中部森林研究，**56**，181-185.

上原　巌（2008e）森林公園を利用した森林療法ワークショップの事例 —都市部ビジネスマンを対象として—，中部森林研究，**56**，186-189.

上原　巌（2009a）実践 上原　巌が行く森林療法最前線，全国林業改良普及協会.

上原　巌（2009b）教員対象の森林療法ワークショップの試み，中部森林研究，**57**，101-105.

上原　巌（2009c）山林作業と森林療法の融合の可能性，関東森林研究，**60**，257-260.

上原　巌（2010a）山村の植物の薬用利用（I）—長野県の木本植物を中心として—，中部森林研究，**58**，131-136.

上原　巌（2010b）樹木のヒーリング（I）—樹木を活用したヒーリングの概要—，中部森林研究，**58**，137-138.

上原　巌（2010c）森林の保健休養効果評価の一モデル，日本森林学会関東支部大会学術講演集.

上原　巌（2010d）森林療法とは何か，森林技術，**819**，2-9，日本森林技術協会.

上原　巌（2010e）森林環境における保健休養および医療福祉利用，森林技術，2010 年 5 月号，20-21.

上原　巌（2010f）放置林を活用した森林療法ワークショップの事例，関東森林研究，**61**，233-236.

上原　巌（2011a）樹木のヒーリング（II）—ドイツにおける樹木を活用したヒーリングの概要—，中部森林研究，**59**，149-152.

上原　巌（2011b）地域の公立森林公園を活用した障がい者施設の森林療法の 1 事例，中部森林研究，**59**，153-156.

上原　巌（2011c）森林を活用した保健休養—森林療法の事例と課題—，山林，2011 年 4 月号，2-11.

上原　巌（2011d）樹木のヒーリング（II），中部森林研究，**59**，145-148.

上原　巌（2011e）山村の植物の薬用利用（II）—長野県の木本植物を中心として—，中部森林研究，**59**，143-148.

上原　巌（2011f）森林と人間相互の健康を目指して 日本森林保健学会の活動，現代林業，2011 年 11 月号，2-6.

上原　巌（2012a）森林を活用した保健休養—森林療法の事例と課題—，山林，**1523**，2-11.

上原　巌（2012b）英国の BTCV およびグリーンジムの活動について，山林，**1540**，44-49.

上原　巌（2013）森林の保健休養機能の 1 モデル，山林，**1552**，38-44.

上原　巌（2015）関西の地域病院における森林療法の導入，第 126 回日本森林学会大会学術講演集（CD-R）.

上原　巌（2016a）海外における森林での保健休養の取り組み，現代林業，2016 年 1 月号，1-6.

上原　巌（2016b）森林環境の持つ保健休養機能の基礎的研究と応用研究，森林科学，**77**，43-46.

上原　巌（2016c）"癒しの場" としての都市近郊林の利用の現状と実態—各地における都市近郊林を活用した保健休養の事例—，環境情報科学，**45**(2)，9-14.

上原　巌（2016d）森林保健研究の概況と今後の展望，森林保健研究，**1**，3-5.

上原　巌（2017a）里山林を活用した保健休養の可能性，里山林の持続的利用を通じた再生手法に関する調査，18-

24．日本林業協会.

上原　巌（2017b）保健休養の視点からの森づくり，森林技術，**900**，28-31.

上原　巌（2017c）保健休養のための森づくりの実践：各地におけるワークショップ，森林技術，**903**，22-25.

上原　巌，瀧澤紫織，菊池知子，草苅　健（2012）北海道の病院における広葉樹二次林を活用した森林療法の事例，関東森林研究，**63**(1)，127-130.

上原　巌，瀧澤紫織，高井義文，藤田　梓，藤田隼人，五條智久（2012）病院隣接の公立森林公園を活用した森林療法の事例，関東森林研究，**63**(1)，131-134.

上原　巌，瀧澤紫織，前田　哲，岩崎善輝，山中良介，現王園公臣，新谷久美子，田中祐介，出水　毅（2012）九州の病院におけるスギ・ヒノキ放置林を活用した森林療法の事例，関東森林研究，**63**(1)，123-125.

上原　巌，竹内啓蒙恵（2012）埼玉県秩父市役所職員を対象とした森林療法ワークショップの事例，関東森林研究，**63**(2)，153-157.

上原　巌，モニ・ホッペンターラー（2001）ドイツにおけるヴァルト・キンダーガルテンについて―自然・森林環境を利用した幼児教育の事例―，中部森林研究，**49**，112-113.

上原　巌，ゲアハルト・リンマー（2001）ドイツ・クナイプ保養地バート・ウエーリスホーフェン市の緑地環境形成，中部森林研究，**49**，109-110.

上原　巌監修，NPO法人日本森林療法協会編（2008）森林療法あらかると，全国林業改良普及協会.

遠藤ケイ（2006）熊を殺すと雨が降る　失われゆく山の民俗，筑摩書房.

大井　玄，宮崎良文，平野秀樹編（2009）森林医学 II，朝倉書店.

大石康彦，金濱聖子，比屋根哲，田口春孝（2003）森林空間が人に与えるイメージと気分の比較― POMS および SD 法を用いた森林環境評価，日本森林学会誌，**85**(1)，70-77.

大石康彦，比屋根哲，田口春孝，村井　宏（1994）森林環境下における心理構造の解析 - 保健休養機能試験林における SD 法の適用，森林計画学会誌，**23**，33-44.

大塚晃志郎（1999）ヒポクラテスの医学とストレス，河野友信・久保千春編，ストレス研究と臨床の軌跡と展望，214-224，至文堂.

大平辰朗（2007）森林大気中のフィトンチッド，農林水産技術研究ジャーナル，**30**(7)，24-29.

大平英樹，高木静香，増井香織，大石麻由子，小幡亜希子（1999），森林浴と健康に関する精神神経免疫学的研究，東海女子大学紀要，**19**，217-232.

岡崎文彬（1973）風致林施業の歴史と今後の技術的課題，林業技術，**375**，7-10.

小笠原道雄，（2000），フレーベル，清水書院.

岡田一郎（2010）リゾート法と地域社会，東京成徳大学研究紀要，**17**，135-143.

奥　敬一，田中伸彦（1999），森林景観―もつれた糸をほどくには，森林科学，**27**，2-9.

尾崎勝彦，藤田綾子（2008）日本語版注意回復尺度の開発，大阪大学大学院人間科学研究科紀要，**34**，145-164.

科学技術庁資源調査会（1966）自然休養地としての森林の保全開発に関する勧告，科学技術庁資源調査会勧告，第19号.

加藤誠平（1947）レクリエーションと森林，山林，**766**，2-5.

綛谷珠美，奥村　憲，吉田祥子，高山範理，香川隆英（2007），様々な里山景観での散策による生理的・心理的効果の差異，ランドスケープ研究 **70**(5)，569-574.

綛谷珠美，高山範理，朴　範鎮，古谷勝則，香川隆英，宮崎良文（2008），森林散策路の光・温熱環境と森林浴における主観評価との関係，ランドスケープ研究，**71**(5)，713-716.

狩野　誠（1979）クスリになる野菜と野草と，健康生活舎.

刈米達夫（1936）原色薬用植物図譜，三省堂.

関西地区林業試験研究機関連絡協議会育苗部会（1980）樹木のふやし方，農林出版.

北川フラム（2015）ひらく美術―地域と人間のつながりを取り戻す―，筑摩書房.

ジェーン・ギフォード（2003）ケルトの木の知恵，東京書籍.

久保道徳・福田真三・勝城忠久（1980）薬草入門，保育社.

ジェイムズ・グリック（1991）カオス―新しい科学をつくる―，新潮社.

グロッセ世津子（1993）園芸療法，日本地域社会研究所.

厚生労働省（2013）平成 25 年版　障害者白書，厚生労働省.

國分康孝編（2001）現代カウンセリング事典，金子書房.

小杉正太郎編著（2002）ストレス心理学—個人差のプロセスとコーピング，川島書店．

小林　正（2006）景観法—特に農業・林業地域の景観保全・形成に留意して—，国立国会図書館調査及び立法考査局レファレンス，**56**(10)，5-17．

齋藤　馨，本條　毅，熊谷洋一，藤原章雄（2000）森林環境情報の可視化手法に関する研究，環境情報科学学術論文集，**14**，289-294．

坂野雄二（1989）一般性セルフ・エフィカシー尺度の妥当性の検討，早稲田大学人間科学研究，**2**，91-98．

坂野雄二，福井知美，熊野宏昭，堀江はるみ，川原健資，山本晴義，野村　忍，末松弘行（1994）新しい気分調査票の開発とその信頼性・妥当性の検討，心身医学，**34**，629-636．

佐古和廣，白井和歌子，德光直樹，相沢　希（2008）北海道北部における脳出血の実態調査—道北脳卒中共同研究4年間のデーターより—，脳卒中，**30**(3)，484-489．

佐々木正美（1992）自閉症のトータルケア，ぶどう社．

佐藤潤平（1965）家庭で使える薬になる植物，創元社．

佐藤　德，安田朝子（2001）日本語版 PANAS の作成，性格心理学研究，**9**(2)，38-39．

讃井純一郎，乾　正雄（1986）レパートリグリッド発展手法による住環境評価構造の抽出，認知心理学に基づく住環境評価に関する研究（1），日本建築学会計画系論文報告集，**367**，15-21．

塩田敏志（1883）環境情報処理と造園計画：景観デザインにおける電算機適用の展望，造園雑誌，**46**(4)，270-277．

塩野谷博山（1985）野生木芸の創造—塩野谷博山の世界—創樹社美術出版．

信濃生薬研究会（1979）信州の薬草，信濃毎日新聞社．

信濃生薬研究会（1983）信州薬草百科，信濃毎日新聞社．

信濃生薬研究会（1995）信州　身近な薬草，信濃毎日新聞社．

篠田謙一（2016）人類史とゲノムが示唆する相互理解への道，科学，**86**(4)，295．

芝田征司，畑　倫子，三輪佳子（2007）日本語版 Perceived Restorativeness Scale（PRS）の作成とその妥当性の検討，人間・環境学会誌，**21**，1-10．

清水裕子，川崎圭造，伊藤精晤（2003）人工林の風致間伐による林相変換の可能性（平成15年度日本造園学会全国大会 研究発表論文集(21)），ランドスケープ研究，**66**(5)，517-520．

清水裕子，美馬菜穂子，澤畠拓夫，小林　元，伊藤精晤（2008）林相の異なるアカマツ-ヒノキ二段林における林分構造，林内環境と快適性の関係，ランドスケープ研究，**71**(5)，921-928．

下村彰男（1998）農とレクリエーションの特集にあたって，レジャー・レクリエーション研究，**38**，25．

白藤清伸，比屋根哲，國崎貴嗣，大石康彦（2002）写真と現地における森林景観のイメージの相違，森林計画学会誌，**36**，1-9．

サイモン・シン（2006）フェルマーの最終定理，新潮社．

菅原明子（2003）マイナスイオンの秘密—心を癒し健康をつくる，PHP 研究所．

祐宗省三（2007）S-H 式レジリエンス検査手引書，竹井機器工業株式会社．

住友和弘，前田冷子，土屋里美，猪苅冬樹，茨木康彦，長谷部直幸，菊池健次郎（2006）森林療法は高血圧治療代替療法となりうるか，森林科学，**48**，21-25．

ジョエル・スワードロウ（2000）世界に広がる薬用植物，ナショナルジオグラフィック日本版 2000年4月号，128-147，日経ナショナルジオグラフィック社．

全国林業改良普及協会編（2002）森と健康，30-31，全国林業改良普及協会．

荘司雅子（1975）フレーベルの生涯と思想，玉川大学出版部．

総理府（1996）平成10年度版障害者白書．

高山範理（2002）生活域周辺の自然環境と自然眺望景観の認知・評価構造との関連についての考察，ランドスケープ研究，**65**(5)，627-632．

高山範理（2007）森林セラピーロードを構成する環境要因の特徴，農林水産技術研究ジャーナル，**30**(7)，30-33．

高山範理（2012a）エビデンスからみた森林浴のストレス低減効果と今後の展開—心身健康医学の視点から—，新興医学出版社．

高山範理（2012b）森林環境の回復効果に関する国内研究の動向，人間・環境学会誌，**15**(2)，8-12．

高山範理（2013）成人を対象とした森林管理活動による関心度および自然観の変化，関東森林研究，**64**(1)，105-106．

高山範理（2015）日本語版活力感指標（SVS-J）の開発と検証，環境情報科学学術研究論文集，**29**，33-36．

高山範理（2017）：中期滞在の都市近郊林滞在におけるストレスコーピング・レジリエンス・気分の変化，日本森林学会大会発表データベース，**128**.

高山範理，香川隆英，朴　範鎮（2009b）森林浴がセルフ・エフィカシー（自己効力）尺度に与える影響，関東森林研究，**60**，85-86.

高山範理，川口哲也，綛谷珠美，朴　範鎮，香川隆英（2009a）オンサイトにおける森林環境の評価因子の抽出と環境要因との関係，ランドスケープ研究，**72**(5)，669-672.

高山範理，喜多　明・香川隆英（2007）生活域の自然環境が身近な森林に対するふれあい活動・管理活動に与える影響，ランドスケープ研究，**70**(5)，585-590.

高山範理，斎藤　馨（2016）4泊5日の都市近郊林滞在におけるQOLと気分の経時的変化，日本森林学会大会発表データベース，**127**，773.

瀧　邦雄（1997）精神薄弱者施設における園芸作業等の現状調査結果・その2，グリーンエージ，**288**，27-33.

瀧澤紫織（2005）森にはぐくまれる「生きる力」，（上原　巌編著「事例に学ぶ森林療法のすすめ方」）46-56，全国林業改良普及協会.

瀧澤紫織（2006）認知療法の場としての森林療法，森林科学，**48**，13-16.

竹中明夫（1997）植物は形で勝負する—光資源獲得のための形—，科学，**67**(8)，616-623.

田崎美也子，中根允文（2007）WHOQOL26手引き（改訂版），金子書房.

フランチェスカ・タタレッタ（2014）環境アートの新しい発見，BNN新社.

谷口幸男，福嶋正純，福居和彦（1981a）ヨーロッパの森から　ドイツ民俗誌，日本放送協会.

谷口幸男，福嶋正純，福居和彦（1981b）図説　ドイツ民俗学，同学社.

徳光直樹，白井和歌子，相澤　希，佐古和廣（2006）北海道・道北地域における脳卒中症例の検討　道北脳卒中共同研究3年間のデータより，脳卒中，**28**(4)，554-559.

中川重年（1998）福祉施設における森林総合利用の取り組み2，日本環境教育学会第9回大会研究発表要旨集，81.

中沢新一（1992）森の思想　南方熊楠コレクションV，河出書房新社.

中島一徳（2006）教員のメンタルヘルスQ&A，ぎょうせい.

難波恒雄，久保道徳（1972）薬になる植物，保育社.

難波恒雄，御影雅幸（1982）身近な薬用植物，保育社.

新島善直，村山醸造（1918）森林美学，成美堂

日本健康心理学研究所（2007）ストレスコーピングインベントリー＆自我態度スケール—実施法と評価法（共通マニュアル），実務教育出版.

日本高血圧学会高血圧治療ガイドライン作成委員会編（2014）高血圧治療ガイドライン2014，日本高血圧学会.

日本自閉症者協会（1993）自閉症の手引き.

日本森林保健学会（2012）回復の森—人・地域・森を回復させる森林保健活動，川辺書林.

日本専門医機構，総合診療専門研修プログラム整備基準.
http://www.japan-senmon-i.jp/program/doc/comprehensive170707rev2.pdf

林　進（1988）森林資源の新しい管理方式に関する試論　—森林のレクリェーション利用に対応して—，岐阜大学農学部研究報告，**53**，15-24.

朴　範鎮，平野秀樹，香川隆英，宮崎良文（2007）森林セラピーの生理的効果—全国24箇所の森林セラピー実験から，日本衛生學雑誌，**62**(2)，277-280.

服部雅史，小島治幸，北神慎司（2015）基礎から学ぶ認知心理学—人間の認識の不思議，有斐閣.

半田良一（1990）林政学，文永堂出版.

アルバート・バンデューラ，重久　剛訳（1985）自己効力（セルフ・エフィカシー）の探究，社会的学習理論の新展開（祐宗省三，原野広太郎，柏木恵子，春木　豊編），103-141，金子書房.

美術手帖（1979）特集　現代美術の部屋，1979年4月号，美術出版社.

ヒポクラテス（1963）古い医術について，岩波書店.

ルーカス・フォグリア（2016）自然に癒される，ナショナルジオグラフィック日本版，28-49，日経ナショナルジオグラフィック社.

藤澤　翠，高山範理，小山泰弘，加藤正人（2008）針葉樹人工林を対象とした林内照度のゆらぎと男子学生の心理的評価との関係，ランドスケープ研究，**71**(5)，709-712.

藤澤　翠，高山範理（2014）日本語版回復感指標（ROS-J）の開発とオフサイト森林浴の心理的効果の測定，環境情

報科学学術研究論文集，**28**，316-366.

パトリス・ブーシャルドン（1999）木のヒーリング，産調出版.

ギーゼラ・プロイショフ（2000）木の癒し，飛鳥新社.

ペーター・ヘフナー（2009）ドイツの自然・森の幼稚園，公人社.

ヨースト・ヘルマント，山縣光晶訳（1999）森なしには生きられない―ヨーロッパ・自然美とエコロジーの文化史，築地書館．[Hermand, J. (1993) Mit den Bäumen sterben die Menschen Zur Kulturgeschichte der Ökologie, Böhlau-Verlag GmbH]

本郷高徳（1921）明治神宮境内林苑計画，明治神宮造営局.

前田　哲（2010）森林療法に期待する老人・認知症医療の効果，第121回日本森林学会学術講演集（CD-R）.

増田和夫（2006）自分で採れる薬になる植物図鑑，柏書房.

ゲルハルト・マダウス（1974）ドイツの植物療法，日本古医学資料センター.

松居竜五（2007）クマグスの森　南方熊楠の見た宇宙，新潮社.

溝口周道，熊谷洋一（1987）森林立地・林況情報を活用した保健休養機能評価，造園雑誌，**50**(5)，215-220.

武者利光（1998）ゆらぎの発想，NHK ライブラリー，日本放送出版協会.

村尾行一（2017）森林業（ドイツの森と日本林業），築地書館.

アルフレート・メーラー，山畑一善訳（1984），恒続林思想，都市文化社．[Möller, A. (1922) Der Dauerwaldgedanke-Sein sinn und seine bedeutung, J. Springer]

茂木俊彦（1990）障害児と教育，岩波書店.

本明　寛，野口京子監訳（1997）激動社会の中の自己効力，金子書房．[Bandura, A. (1997) Self-Efficacy in Changing Societies, Cambridge University Press]

森本兼曩，宮崎良文，平野秀樹編著（2006）森林医学，朝倉書店.

文部科学省（2007）公立学校教職員の人事行政の状況調査について.

谷田貝光克（2005）フィトンチッドってなに？―植物の知られざる働き，第一プランニングセンター.

矢野憲一（1995）伊勢神宮とヒノキ　花と樹木ものしり百科，241-251，新人物往来社.

山岡貞夫（1992）自律神経　森林浴の生理的意義～ヒトの免疫能に及ぼす作用～，Aromatopia，**1**(1)，10-15.

山口昭彦（1987）健康づくりの効果も抜群の身近な薬草―効能・見つけ方から料理法まで，婦人生活社.

山崎晃資ほか（1988）自閉症詳説，安田生命社会事業団編.

山根　寛（2004）精神障害と作業療法，三輪書店.

山根　寛（2010）精神障害と作業療法（第3版），三輪書店.

山本　聡，長谷川紀子，藤原道郎，岩崎　寛（2006）地域景観保全の観点から捉えた牧草地の認識特性，ランドスケープ研究，**69**(5)，695-698.

山本　聡，前中久行（2003）視線解析装置を用いた棚田景観の視認特性に関する研究，ランドスケープ研究，**66**(5)，675-678.

養父志乃夫（1990）野生草花による林床景観の育成・管理に関する生態学的研究，造園雑誌，**54**(1)，35-42

横山和仁（2006）POMS 短縮版―手引と事例解説，金子書房.

吉岡太郎（1994），日本画の手法を用いたコンピューターグラフィックスによる森林風景の再現，造園雑誌，**57**(5)，265-270.

吉岡徳仁，篠田太郎，栗林　隆（2010）ネイチャーセンス，平凡社.

スザンネ・フィッシャー・リチィ（1992）樹　バウム，あむすく.

林業土木コンサルタンツ（2001）生活環境保全林整備事業第1号工事報告書，長野県上伊那郡南箕輪村.

林政総合協議会（1980）日本の造林百年史，日本林業調査会.

林野庁（2004）平成15年度森林の健康と癒し効果に関する科学的実証調査報告書.

林野庁，内閣府（2012）森林と生活に関する世論調査.

リチャード・ループ（2006）あなたの子どもには自然が足りない，早川書房.

アルブレヒト・レーマン（2005）森のフォークロア　ドイツ人の自然観と森林文化，法政大学出版局.

労務行政研究所（2006）メンタルヘルス対策の最新実態.

アレッサンドロ・ロッカ（2008）ナチュラルアーキテクチャー，BNN 新社.

アンドルー・ワイル（1990）ナチュラルメディスン，春秋社.

Bjerke, T., Kaltenborn, B. P. (1999) The relationship of ecocentric and anthropocentric motives to attitudes toward large carnivores, *Journal of Environmental Psychology*, **19**, 415–421.

Brüggemann, W. (1972) Kneipp-therapy in prevention of vascular diseases, *Pharmazie in Unserer Zeit*, 1(4),109–115.

Carter, M. J. (1995) Therapeutic recreation, Waveland Press.

Chang, C. (1998) Effects of landscape on psychological and physical responses, *Journal of Therapeutic Horticulture*, **9**, 73–76.

Food and Agriculture Organization of the United Nations (2011) Yearbook of forests products 2011.

Froehlich, H. J. (2005) Alte Liebenswerte Baeume in Deutschland, Nikol Verlagsgesellschaft mbH & Co. KG.

Gilder, S.S.B. (1987) Kneipp therapy is alive and well and living in Germany, *South African Medical Journal*, **71**(6), 345.

Häfner, P. (2002) Natur-und Waldkindergarten in Deutschland -eine Alternative zum Regelkindergarten inder vorschulischen Erziehung, Doktor. Disertation Uni. von Heidelberg.

Hammock, R. G., Schroeder, S. R., Levine, W. R. (1995), The effect of vcozapline on self-injurious behavior, *Journal of Autism and Developmental Disorders*, **25**(6), 611–639.

Harting, T., *et al.* (1997) Further development of a measure of perceived environmental restorativeness (working paper No. 5), Uppsala University.

Hippocrates (1923) HIPPOCRATES VOLUME 1, Loeb Classical Library, Harvard University Press.

Hippokrates (1994) Ausgewaehlte Schriften, Philipp Reclam.

Hollis, F. F. (1982) 心身障害児の体育・スポーツ，ぎょうせい．

Hoster, H., *et al.* (2010) Bewegungsspass mit Wirkung! — Erfahrungen und Perspektiven der psychomotorrischen Foerderung —, Foederverein Psychomotorik Bonne.

Intersalt Cooperative Research Group, (1988) Intersalt: an international study of electrolyte excretion and blood pressure. Results for 24 hour urinary sodium and potassium excretion, *The British Medical Journal*, **297**, 319–328.

Kaltenborn, B. P., Bjerke, T. (2002) Associations between environmental value orientations and landscape preferences, *Landscape and Urban Planning*, **59**, 1–11.

Kaplan, H., Sadock, B. (1996) Pocket handbook of clinical psychiatry, Williams & Wilkins.

Kaplan, R. (1993) The role of nature in the context of the workplace, *Landscape and Urban Planning*, **26**, 193–201.

Kaplan, R., Kaplan, S. (1989) The experience of nature — A psychological perspective —, Cambridge University Press.

Kirsten, B. (2001) Der Waldkindergarten, NordenMedia.

Korpela, K. M. *et al.* (2008) Determinants of resorative experiences in everyday favorite places, *Health and Place*, **14**, 636–652.

Korpela, K. M. *et al.* (2010) Favorite green, waterside and urban environments, restorative experiences and perceived health in Finland, *Health Promotion International*, **25**, 200–209.

Laudert, D. (2004) Mythos Baum.

Li Q., *et al.* (2007) Forest bathing enhances human natural killer activity and expression of anti-cancer proteins, *International Journal of Immunopathology and Pharmacology*, **20**, 3–8.

Li Q., *et al.* (2008) Visiting a forest, but not a city, increases human natural killer activity and expression of anti-cancer proteins, *International Journal of Immunopathology and Pharmacology*, **21**, 117–127.

Li Q. (2010) Effect of forest bathing trips on human immune function, *Environmental Health and Preventive Medicine*, **15**, 9–17.

Louv, R. (2005) Last child in the woods, Algonquin Paperbacks.

McGimsey, J. F., Favell, J. E., (1998) The effects of increased physical exercise on disruptive behavior in retarded persons, *Journal of Autism and Developmental Disorders*, **18**(2), 167–179.

McNair, D. M. *et al.* (1964) An analysis of mood in neurotics, *Journal of Abnormal and Social Psychology*, **69**(6), 620–627.

McNair, D. M., *et al.* (1971) Manual for the profile of mood states, Educational and Industrial Testing Services.

Miklitz, I. (2000) Der Waldkindergarten — Dimensionen eines paedagogischen Ansatzes —, Luchterhand.

Nilsson, K., *et al.* (2010) Forests, trees, and human health, Springer Verlag.

Pflanz, M., Brüggemann, W. (1972) Kneipp studies on the prevention of coronary diseases. Results and problems of preliminary studies in 226 subjects, *Munchener Medizinische Wochenschrift*, 114(11), 491-496.

Portmann, R. (2006) Froehlich, stark und ganz sie selbst — wie erziehung gelingt —, Don bosco.

Reimann, H. J., Brock, F. E. (1991) So hilft Kneipp bei Stress — Ruhig und ausgeglichen durch einfache Wasseranwendungen, Verlag Orac.

Ryan, R. M., Frederick, C. M. (1997) On energy, personality and health — Subjective vitality as a dynamic reflection of well — being, *Journal of Personality*, **65**, 529-565.

von Salisch, H., Cook Jr,W.L. and Wehlau D., Trans. (2008) Forest Aesthetics, Forest History Society. [von Salisch, H. (1885) Forstästhetik, J. Springer].

Schultz, P. W., Zelezny, L. (1999) Values as predictors of environmental attitudes? — Evidence for consistency across 14 countries, *Journal of Environmental Psychology*, **19**, 255-265.

Sumitomo, K., *et al.* (2015), *Mass Spectrom*（*Tokyo*）, 4(1), A0042.

Takayama, N., *et al.* (2014) Emotional, restorative and vitalizing effects of forest and urban environments at four sites in Japan, *International Journal of Environmental Research and Public Health*, **11**, 7207-7230.

Taylor, I. M., Lonsdale, C. (2010) Cultural differences in the relationships among autonomy support, psychological need satisfaction, subjective vitality, and effort in British and Chinese physical education, *Journal of Sport and Exercise Psychology*, **32**(5), 655-673.

Thompson, S. C. G., Barton, M. A. (1994) Ecocentric and anthropocentric attitudes toward the environment, *Journal of Environmental Psychology*, **14**, 149-157.

Uehara, I. (1999) An attempt of multiple counseling approaches to a client with autistic disabilities, カウンセリング研究, **32**(3), 301-310.

Uehara, I. (2006) Effects of structured group encounter（SGE）on outdoor treatment activities of developmental disabilities by utilizing community forests, 景観園芸研究, **7**, 95-104.

Uehara, I. (2008) Effects of counseling workshops utilizing familiar woodland. Proceedings of the 8th International People-Plant Symposium on Exploring Therapeutic Powers of Flowers, Greenery and Nature International Society for Horticultural Science, 283-288.

Uehara, I. (2014) Healing effects of urban green environment, 中部森林研究, **62**, 163-164.

Uehara, I., Gabriel, M. (2000) Instructing staff's estimation about outdoor activities at a treatment institution for developmental disabilities-A case study of a rural institution in Nagano Prefecture, 中部森林研究, **48**, 89-92.

Uehara, I., Itoh, S. (2000) Importance of multiple outdoor activities for persons with mental disabilities. Journal of Therapeutic Horticulture, **10**, 22-27

Uehara, I., Sasaki, K. (1999) The possibility of forest activities in the autistic disabilities treatment by utilizing the rural forest, レジャーレクリエーション研究, **40**, 59-67.

Uehara, I., Sasaki, Y., Yamada, C. (1999) Effects of forest recreations in the treatment of mental disabilities, 中部森林研究 , **47**, 167-170.

Bezdek, U., Bezdek, M., Bezdek, P. (2001) Herbst mit kindern durchs jahr, Bosco, D.

Van Bourgondien, M. E., Reichle, N. C. (1993) An example of the TEACCH approach to residential and vocational training for adults with autism, Division TEACCH of University of North Carolina at Chapel Hill.

Watson, D., *et al.* (1988a) Positive and negative affectivity and their relation to anxiety and depressive disorders, *Journal of Abnormal Psychology*, **97**, 346-353.

Watson, D., *et al.* (1988b) Development and validation of brief measures of positive and negative affect — The PANAS Scales, *Journal of Personality and Social Psychology*, **47**, 1063-1070.

Werke, K. (1997) Wegweiser zu den KNEIPP Mitteln. Sebastian Kneipp Gesundheitsmittel -Verlag GmbH.

Wermer, W. (1985) Leben in der Landschaft Zur Gesundheit und Gesunderhaltung des Menschen, Einhorn-Presse Verlag.

円空, http://www.ablecomputer.co.jp/enque/

Gap Light Analyzer, http://www.caryinstitute.org/science-program/our-scientists/dr-charles-d-canham/gap-light-analyzer-gla

おわりに

「立春の卵事件」という出来事がかつてあったことをみなさんはご存じだろうか？ 雪の結晶の研究で名高い中谷宇吉郎先生がそのことを書き残している（中谷宇吉郎，立春の卵，創元社，1951）．

「立春の卵事件」とは，戦後まもない1947年（昭和22年），「立春の日には，卵を立てられる」との噂が巷に流布し，中国，アメリカをはじめ，各国で2月3日に卵を立てる実験が行われ，新聞やラジオでも報道がなされた，という一連の出来事のことである．

日本でも，東京の中央気象台予報室で卵を立てる実験が行われた．

当時の新鋭科学者が，立春の日に卵を立てられる理由として，

「太陽と地球との角度によって」

「卵の重心が低くなるから」

などの理由を述べたそうである．

そして2月3日の「科学的実験」の結果，見事に卵は立ち，立春の日には卵が立てられることが，「科学的に立証された」と報道された．しかし，実際には，卵は立春などの時節にかかわらず，いつでも立てられるものなのである．ちなみに，写真は，私の自宅の台所で卵を試しに立ててみた

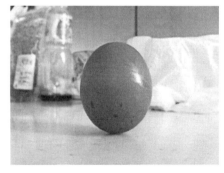

写真である．これは，私たちには日頃の先入観から，また「科学的」という言葉から幻惑されてしまうことが多々あることの一例である．

また，「立春の卵事件」が起きた頃は，「農業の科学化」が声高に叫ばれ，トラクターなどの機械化農業が大いに推進された時代でもあった．しかし，ここでも「科学化」と「機械化」を混同していること，農業機械を使う必要がない場合は，使わない方がむしろ科学的であり，使う必要がないときにまで使うのは非科学的なことであることなどを中谷先生は指摘されている．

「立春の卵」の頃からちょうど70年の年月が経った．しかし，「科学」が錦の御旗となり，「科学的」と言われると，それ以上考究をストップしてしまうこと，たとえナンセンスな手法の実験であっても，ひとたび「科学的実験」といわれると，安易に盲従してしまう私たちの知性，巷の風潮，マスコミ報道などはさほど変化をしていないようにも感じられる．

本書「森林アメニティ学」もまた，その科学の卵をながめ，敷衍することを試みた．端的に言って，森林の保健休養効果，森林のアメニティには，科学のテーブルの上で立てられる次元のものもあれば，科学のテーブルの上では滑ってしまい，なかなか立てられないものもある．けれども，森林の保健休養効果，森林のアメニティは確かに存在し，実在している．この一冊がその卵を立てるテーブルとなることを末筆ながら願っている．

本書「森林アメニティ学」の発刊にあたって，朝倉書店編集部の皆様の多大なご支援をいただいた．ここにあらためて大きな謝意を表したい．

2017年　信州の寓居の台所にて　　　　　　　　　　　　　　　　　　　上原　巌

索　引

著者略歴

上原　巖（うえはら　いわお）

1964 年　長野県に生まれる
2000 年　岐阜大学大学院連合農学研究科修了
現　在　東京農業大学地域環境科学部森林総合科学科教授
　　　　博士（農学）

清水裕子（しみずゆうこ）

1967 年　兵庫県に生まれる
2005 年　岐阜大学大学院連合農学研究科修了
現　在　森林風致計画研究所副理事長
　　　　博士（農学）

住友和弘（すみともかずひろ）

1966 年　北海道に生まれる
1996 年　獨協医科大学卒業
現　在　東北医科薬科大学地域医療学教室・東北医科薬科大学病院総合診療科准教授
　　　　医学博士

高山範理（たかやまのりまさ）

1972 年　埼玉県に生まれる
2002 年　東京大学大学院農学生命科学研究科博士後期課程退学
2011 年　人間総合科学大学心身健康科学研究科修了
現　在　国立研究開発法人森林研究・整備機構森林総合研究所主任研究員
　　　　博士（農学），博士（心身健康科学）

森林アメニティ学
―森と人の健康科学―

定価はカバーに表示

2017 年 9 月 25 日　初版第 1 刷
2022 年 6 月 25 日　　　第 2 刷

著　者　上　原　　　巌
　　　　清　水　裕　子
　　　　住　友　和　弘
　　　　高　山　範　理
発行者　朝　倉　誠　造
発行所　株式会社　朝　倉　書　店

東京都新宿区新小川町 6-29
郵 便 番 号　162-8707
電　話　03(3260)0141
ＦＡＸ　03(3260)0180
https://www.asakura.co.jp

〈検印省略〉

シナノ印刷・渡辺製本

好評の事典・辞典・ハンドブック

価格・概要等は小社ホームページをご覧ください.